图解常见病经穴按摩疗法

张思云　张兴田　编著

天津科技翻译出版公司

图书在版编目(CIP)数据

图解常见病经穴按摩疗法 / 张思云,张兴田编著. —天津:天津科技翻译出版公司,2010.8
ISBN 978-7-5433-2750-4

Ⅰ. ①图… Ⅱ. ①张…②张… Ⅲ. ①常见病-按摩疗法(中医)-图解 Ⅳ. ①R244.1:64

中国版本图书馆 CIP 数据核字(2010)第 133827 号

出　　版:天津科技翻译出版公司
出 版 人:蔡　颢
地　　址:天津市南开区白堤路 244 号
邮政编码:300192
电　　话:022-87894896
传　　真:022-87895650
网　　址:www.tsttpc.com
印　　刷:天津泰宇印务有限公司
发　　行:全国新华书店
版本记录:787×1092　16 开本　21.75 印张　300 千字
2010 年 8 月第 1 版　2010 年 8 月第 1 次印刷
定价:28.00 元

前言

现代社会，物质生活已经很丰富了，大多数人都在追求精神生活和健康享受所带来的快乐。现在什么都可以有，就是别有病，有了病生活就失去了乐趣。但是人吃五谷杂粮怎能不生病，如果你一旦得了病就需要及时地治疗。有些常见病也不是一下子就能治愈的，需要长期地吃药打针，俗语说“是药三分毒”，大部分的药多少会有点副作用，因此，最好的方法是不吃药就能把病治好。现在我们向你推荐一种不吃药的经穴按摩疗法，希望能帮助你消除病痛，增加快乐！

本书主要介绍一些常见病的经穴按摩疗法，诸如骨伤、外科疾病：颈椎病、肩周炎、骨质疏松症、类风湿性关节炎等；内科疾病：高血压、冠心病、糖尿病、慢性肝炎、溃疡性结肠炎等；妇科疾病：痛经、闭经、慢性盆腔炎、白带过多症等；五官科疾病：老花眼、慢性鼻炎、牙痛、耳鸣、初期白障等；小儿科疾病：小儿感冒、发热、呕吐、腹泻，肌性斜颈，小儿慢性支气管炎等等。本书采取图文并茂的方式，文字通俗，浅显易懂，图片清晰，方便广大的读者或按摩爱好者学习与应用，也可作为专业推拿按摩者的参考书。

由于我们时间紧张，书中如有不当之处，恳请有关专家、广大的读者批评指正，我们将非常感谢！

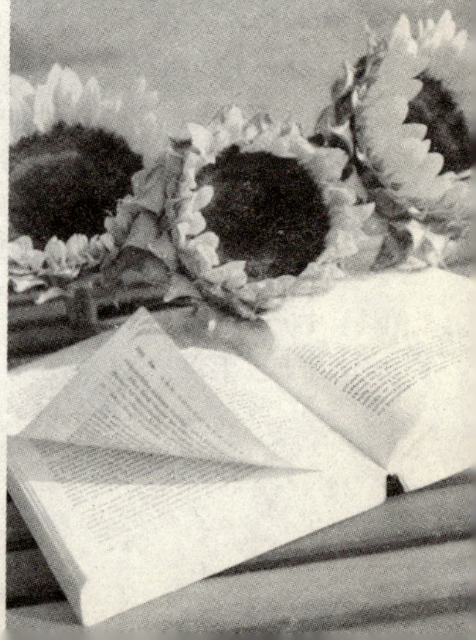

编者

目录

第1部分

经穴疗法的基础知识

一、中医学对经穴疗法的简介

在我国的中医学理论中，自古以来便以其独特的思维方式来解释经穴按摩法的疗效。早在《黄帝内经·素问》中就有“气血不顺百病生”的记载。所谓的气血是指支配内脏的一种能量，如果这种能量流动混乱了就会引发各种疾病。

我们这里所说的“穴位”位于能量流动的通路上。这种通路中医学上称之为“经络”，穴道的正确称法应是“经穴”或者“穴位”。人体的内脏如果有了异常，就会反应在位于那些有异常的内脏经络上，更进一步说会反应在能量不通顺的经穴上。因此，通过给予穴位刺激，使能量的流动顺畅，使内分秘系统均衡地流动，从而达到治病的效果，这就是经穴按摩法的目的。经穴疗法对疾病有很好的治疗效果，这早已被现代的医学科学所证实，而且也被人们广泛地接受和应用。

二、人身体上穴位的找寻方法

在我们身体上如何找寻穴位呢？当你轻抚所示穴位周围的皮肤，你就可以发现其附近有肤质粗糙、肤色苍白、偶尔带有红色或有灼热感的异样部位，这正是反应力强的穴位所在。用拇指及食指捏起这个部位，将会感到刀割样的刺痛，再以指头轻轻压按其他部位，找出点状的硬块肌肉。触摸看看皮肤表面的反应，然后捏起轻压，皮下组织较硬的部位就是施治的部位，也就是施治的穴位所在。

在中华中医学中，穴位的位置以分、寸为表示单位，但并非我们一般所说的大众的计量尺寸单位。经穴疗法所说的“寸”是指受治者的：①大拇指最宽部分；②中指大拇指指尖触接成轮状时，中指第二节皱纹两端之间的距离。一寸即为五分。有的图示并非表示固定经穴部位，而仅表示大概位置，是手指与尺度。如下图所示：

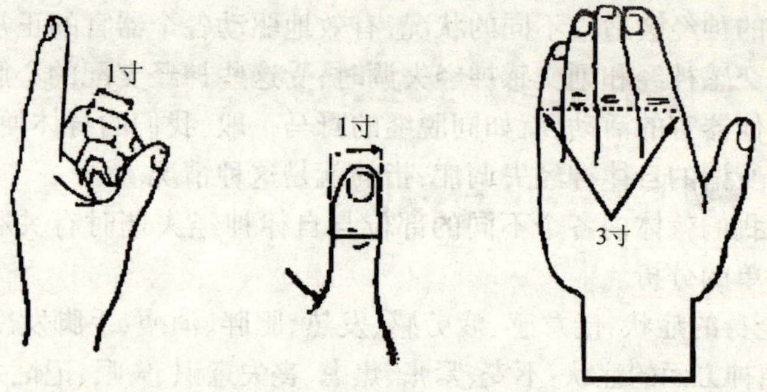

图1－1

三、揭密神奇的经穴疗法

现在很多人都知道经穴疗法对疾病十分有效，这已经得到人们的一致肯定。事实上，环顾四周，在我们身边不乏借助于针灸、按摩等治疗好疾病的人，或使病情好转的例子。此外，也有些人因为亲身体验过它的神奇效果，而热衷于经穴按摩疗法。经穴疗法对疾病的治疗的确有极高的效果，这已经得到大家的认同，而且最近也逐渐借助科学的方法剖析其效果。简单地说，经穴疗法的功效就是借助穴位刺激而调整自律神经，从而达到强身健体目的的运动。中医认为人体内的循环系统如果发生紊乱就会生病，而这就是所谓能量紊乱的状态。换句话说，就是自律神经平衡失调的状态。通过按摩刺激穴位使气血通畅，可以使自律神经恢复平衡状态，我们才不会生病。

四、自律神经失调是百病之源

在我们人体所有的神经中，自律神经并不为人们的意志所操控，而是自动地调节人体的消化或血液循环、呼吸、排泄等全身功能。自律神经可以分为交感神经与副交感神经，借助这两种神经的相互抗衡、相互谐调，从而达到全身机能的平衡。

具体来说，在交感神经紧张时，可以促进心脏的跳动，而使脉搏速度加快、血管收缩、血压上升。相反，在交感神经受到抑制时，副交感神经紧张，心脏跳动就会变得缓慢、脉搏减少、血管扩张、血液循环不佳、血压降低。我们在吃饭后唾液、胃液的分泌自然就会增多，胃的消化活动加强，因为我们的神经会适应不同的状况，有效地驱动各个器官的正常运行。

但是交感神经和副交感神经失调时，受这些神经支配的心脏、胃、肠、血管及其他器官的活动，就如同脱缰的野马一般，我们的身体便会出现各种症状。所谓的自律神经失调症，指的就是这种情况。

下面我们就体内各个不同的部位与自律神经失调时有关联的症状，做一些简单的分析。

1. 全身的症状：倦怠感、疲劳感、发热、肥胖、消瘦、手脚发冷等。

2. 精神方面的症状：不安、紧张、焦虑、丧失意识、失眠、记忆力减退等。

3. 肌肉或神经方面的症状：头重、头痛、肩膀酸痛、腰痛、手脚发麻等。

4. 循环器官方面的症状：心悸、呼吸困难、脉搏不规律、手脚发冷、高血压、浮肿等。

5. 呼吸器官方面的症状：气喘、咳嗽、打嗝等。

6. 胃肠方面的症状：食欲不振、腹痛、下痢、便秘、胃有重压感等（自律神经失调也容易引起胃溃疡）。

7. 皮肤方面的症状：多汗症、无汗症、特应性皮肤炎、圆形脱发等。

8. 泌尿、生殖器方面的症状：尿频、夜尿、阳痿、生理不顺、更年期障碍等。

9. 耳、鼻、口方面的症状：目眩、耳鸣、神经性鼻炎、流鼻血、唾液分泌异常等。

“身心病症”也是和自律神经失调有很大关系的疾病。身心病症会危及全身，例如近期常成为话题的过敏性肠胃综合征、眼睛疲劳、心脏神经症等，都是典型的身心病症。

总的来说，在被冠以“现代病”的疾病中，大多数都和人体的自律神经失调有或多或少的关系。

五、经穴疗法有神奇的效果

在我国的中医学中，经穴疗法是有其发展渊源的。很早以前所说的“温度记录器”，曾将其导入测定体表温度的装置，不断地持续研究。使用这种装置，便可以详细地记录皮肤的温度变化，并确认经穴疗法的效果。

例如，如果在你肩上的穴位扎入针，则肩上的皮肤温度会上升，通过温度记录器可以明显看到颜色的变化，尤其是在以前所称的穴位之处，温度呈较高的状态，但这是健康人的状况。内脏有异常的人，这种差异则不是很明显。

还有，如果在你的穴位上扎针后皮肤温度立即上升，这意味着交感神经的紧张受到抑制。正如前面所说，交感神经一紧张末稍血管便会收缩，皮肤的温度便会下降。不过，一刺激穴位，交感神经的紧张就会受到抑制，副交感神经便处于优势，血管扩张、血液流动加快，皮肤温度上升。而刺激穴位会觉舒适欲眠，这也是副交感神经处于优势而使你身心都放松的缘故。

六、为什么经穴疗法会有奇效？

经穴和自律神经有非常密切的关系。如果某一个内脏有异常，支配内脏的血管便会紧张，而其异常表现包括皮肤表面上会有压痛（即按压皮肤所感到的痛感）等反应，这种现象称为“内脏皮肤反射”。用医学的观点来看，会出现内脏皮肤反射之处则是穴道，即穴位所在。

我们人类的皮肤无法简单地通电，但交感神经的紧张一增强就容易通电。这种容易通电之处，在医学上称为“良导点”。而这种良导点和自古以来传统穴道的位置是完全一致的。那么，如果刺激这些穴位，又会怎么样呢？穴位一受刺激，呈紧张状态的交感神经就会受到抑制，可以恢复自律神经的平衡，起到调整不正常的内脏作用。所以，经穴疗法非常有效。

七、经穴疗法也并非万能之法

我们所说的“经穴疗法”的目的在于调整自律神经的平衡，所以并非任何疾病都可以此方法来治疗。像癌症、赤痢、霍乱等细菌性的传染病，就无法治疗。由脑血管所引发的症状，虽然用此法可以减轻，但也无法治愈。

经穴疗法对由自律神经失调症、身心症等引起的头痛、肩膀酸痛、目眩、耳鸣、倦怠感、手脚发冷、失眠等症状有效。而且，及早医治慢性疾病，对其症状的改善也会有极大的作用。实际上，这些症状及疾病都是现代医学中不擅长的部分。在日常生活中，我们应该可以看到许多无法确定的病因，如因没有食欲、头重脚轻、无故身体发软等而感到不适。对这类可谓是“半患者”的人们，应用经穴疗法就会十分有效。

现代医学与中国中医学相比，两者各有所长或所短，只是理论不同罢了。现代医学是先诊断出病因，再加以治疗；中国中医学则注重症状，致力于症状的消除。也就是说，须视疾病或症状的状况，而分别施以穴位治疗。

八、怎样掌握经穴疗法的技巧

在现代社会中，经穴保健按摩已经成为一种常见的保健方式，洗浴城、会所、美容院等到处都挂上了保健按摩的招牌，一时间按摩场所遍布大街小巷。对此，不少专家也深感忧虑：按摩本身是一种有效的传统疗养方式，但是，胡乱按摩所导致的健康问题也是绝对不可忽视的。

养生专家提醒大家：想要得到优质的穴位按摩治疗，一定要慎重。首先要考虑是否适合按摩，如果身体不适或某个部位有酸胀疼痛应先到医院就诊，排除不适合按摩的疾病后再进行按摩，切不可不加选择地去接受按摩。

中医按摩医师告诉大家，各主要部位的按摩技法大概如下：

⊙ 1. 按摩头皮

对疲劳、掉发、老化尤其有效。从头的后方开始，由颈背凹处起，往上按摩到头顶。用左手的拇指，自颈部左方往中央按去，按摩整个颈背，再用另一只手按另一边。之后往上揉擦头的后方，用双手手指按摩整个头盖骨，彷佛非常用力洗头一般，皮肤会慢慢松弛。

⊙ 2. 按摩太阳神经丛与胃

太阳神经丛位于肋骨所夹的上腹部中心，只要将擦上油的一只手按在此处，以顺时针方向按摩（特别说明：反时针方向似乎无效）。在胃部处依同样的方式进行，手的热度有助于油的吸收。怀孕的女性不可以做这项按摩。

⊙ 3. 腿与脚部的按摩

（1）将拇指按在大腿背部，目的是为了促进血液循环。

（2）用拇指指压脚踝的内侧脚背，能促进血液循环、消除水肿、改善膀胱的疾病。

（3）使用双手的手指，同时按摩小腿内外侧的脚踝背侧，能舒缓脚背的扭伤。

（4）用一只手的指关节，从足弓按到脚跟，指压移动的速度要平均，功效是可以促进血液循环。

⊙ 4. 背部与颈部的按摩

（1）先将精油擦在颈部，一直沿颈部涂到背部。之后用一只大拇指，沿颈部一次一边平均地指压。

（2）在脊椎的一侧同时用两个大拇指，从颈部下方沿着脊椎按摩。

（3）按摩背部的时候，压距脊椎 1 厘米处。快速地按能达到刺激的功效，缓慢地按则有助松弛。

（4）按到尾骨的时候即完成第一阶段，之后照刚才的方式按脊椎的另一侧，指压的点尽量平行。

（5）两个拇指分别按在脊椎的两侧，往下向外慢慢地移动，从尾椎开始按到颈部下方为止，目的是缓慢地从指压点散发能量。

（6）用揉捏的方式按摩肩膀，目的是消除肩膀累积的压力。

（7）大拇指压在脊椎的两侧，在距脊椎 1 厘米左右处，轻轻地往下按压。从颈部的下方开始，与第 5 步相反，按到尾椎为止。

九、告诉你找寻穴位的密诀

在我国中医学的经穴按摩疗法中，最难的就是穴位的找寻方法了。但是，大多数人并不知道如何找寻穴位，因此穴位没有被人们广泛地认识和使用。另一方面，关于经穴疗法的书虽然出版了不少，可惜的是，简单并且准确地介绍找寻穴位的密诀的书并不多见。这使得外行人即使想到要利用经穴疗法，也无法如愿。因此，我们的养生专家在严格地筛选特别有效穴位的同时，也尽可能详细地介绍任何人都能简便地找到穴位的方法。

找寻穴位的密诀，在下面各个具体病症的经穴疗法中都有详细的介绍。在此仅就一般找寻穴位的密诀或诀窍做一个简单的介绍。

穴位，也就是出现反应的地方。身体有异常，穴位上便会出现各种反应。这些反应包括：

1. 用手指一压，会有痛感（或压痛）。
2. 以指触摸，有硬块（或硬结）。
3. 稍微一刺激，皮肤便会感觉到刺痒（感觉敏感）。
4. 出现黑痔、斑（色素有沉淀）。
5. 和周围的皮肤产生温度差（温度有变化）等。

是否出现上述这些反应，是有无穴位的重要标志。要想找到我们所说的穴位，先压一压、捏一捏皮肤。如果出现上述的反应，即可以断定有穴位存在。

另外，在找寻穴位的方法中，频频出现“两指宽”、“三指宽”等字眼，这是计算穴位具体位置时的基准，有“同身尺寸”之说。例如，“一指宽”是指大拇指最粗部分的宽度；“两指宽”则是指食指与中指并列，第二关节（是指从指尖算起的第二个关节）部分所量的宽度（请参阅上面“人身体上穴位的找寻方法中的图示”）。我们手指的大小和宽度，依年龄、体格、性别而有极大的不同。在用这个方法确定穴位的位置时，请一定要以患者的指宽度为标准，这是最为标准和正确的方法。

十、人体经络和穴位图示

⊙ 1. 人体的经络究竟是什么

我们所说的人体“经络”，是一个中医学用了几千年的医学名词。人们早在几千万年前就发现，有一些人生病时身体会出现红色发烫的线条，按摩那些线条就可以治疗相关的疾病。这种人在医学上一般称之为经络人，但只有很少人有这种情形。因此，可以说经络学说是从治疗经验中发展出来的，是我国传统中医学上最重要的一个组成部分，也是中华中医之瑰宝。

⊙ 2. 人体经络的本质内容是什么

我们可以从两种意义上来说明：从广义上说，它是人体功能的联络、调节、反应系统。人体的各个系统都是实现经络调节的物质基础，如果不包括肌肉、血管、神经，那么它就不可能实现经络调控的整个过程。从狭义上说，就是十四经的循经路线、调控规律、相关的物质基础。人体的经络理论对指导中医各科临床实践有着决定性的作用。

⊙ 3. 人体经络的概要是什么

我们所说的经络是经脉和络脉的总称，是人体联络、运输和传导的体系。

经，有路径的含义，经脉贯通上下，沟通内外，是经络系统中的主干；络，有网络的含义，络脉是经脉别出的分支，较经脉细小，纵横交错，遍布全身。经络内属于脏腑，外络于肢节，沟通于脏腑与体表之间，将人体脏腑组织器官联系成为一个有机的整体；并借以行气血，营阴阳，使人体各部的功能活动得以保持协调和相对的平衡。经络对生理、病理、诊断、治疗等各方面都有十分重要的意义。

在中医理论中，经络学说是研究人体经络系统的循行分布、生理功能、病理变化及其与脏腑相互关系的一种理论。多少年来一直指导着中医各科的诊断与治疗，其与针灸学科关系尤为密切。发现经络的途径是多方面的，各种认识互相补充、相互佐证、相互启发，从而使人们对经络的认识逐步完善。从现存的文献来看，经络学说在2000多年前就早已基本形成了，这也是我们祖先的经验总结。

人体的经络系统由十二经脉、奇经八脉和十二经筋、十二经别、十二皮部，以及十五络脉和浮络、孙络等所组成。经络在内能连属于脏腑，在外则连属于筋肉、皮肤等等。

（1）人体经络系统的构成

<table>
<tr><td rowspan="8">经络系统</td><td rowspan="5">经脉</td><td rowspan="4">正经十二
（十二经脉）</td><td>手三阴经</td><td>手太阴肺经
手厥阴心包经
手少阴心经</td></tr>
<tr><td>手三阳经</td><td>手阳明大肠经
手少阳三焦经
手太阳小肠经</td></tr>
<tr><td>足三阴经</td><td>足太阴脾经
足厥阴肝经
足少阴肾经</td></tr>
<tr><td>足三阳经</td><td>足阳明胃经
足少阳胆经
足太阳膀胱经</td></tr>
<tr><td colspan="3">奇经八脉
十二经别</td></tr>
<tr><td>络脉</td><td colspan="3">十五络脉
孙络
浮络</td></tr>
<tr><td colspan="4">十二经筋</td></tr>
<tr><td colspan="4">十二皮部</td></tr>
</table>

(2) 十二经脉中的气血运行是循环无端的,其流注次序见下图:

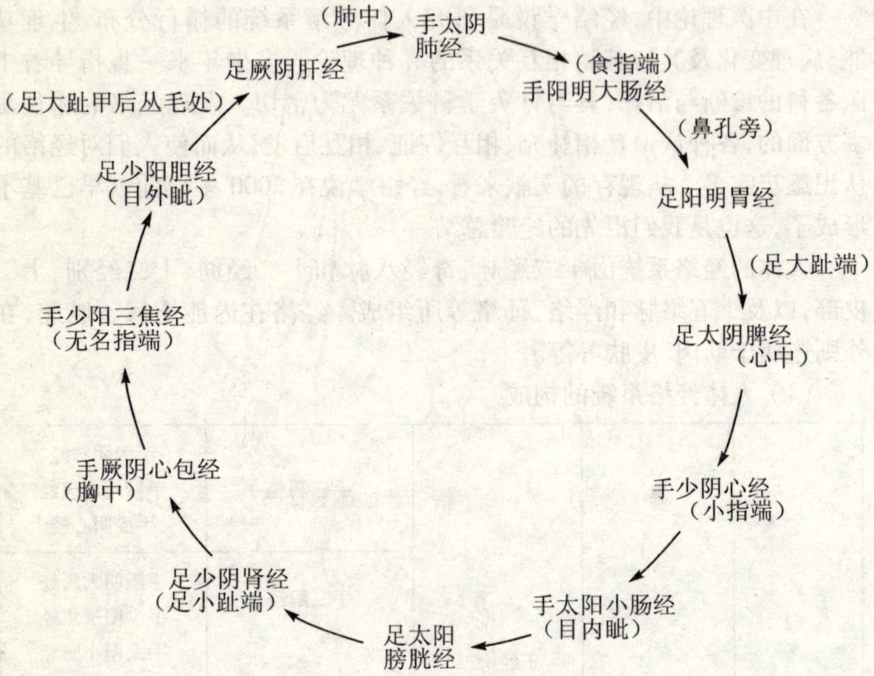

图 1-2

手太阴肺经--> 手阳明大肠经 --> 足阳明胃经--> 足太阴脾经 --> 手少阴心经 --> 手太阳小肠经--> 足太阳膀胱经--> 足少阴肾经--> 手厥阴心包经--> 手少阳三焦经--> 足少阳胆经--> 足厥阴肝经

⊙ 4. 人体十四经脉的循行线路是怎样的

人体十四经脉是指十二经脉及督脉、任脉的总称。十二经脉是经络系统中的重要组成部分,它们的特点是:各条经脉的分布有一定的规律,每条经脉都有内属脏腑与外络肢节两个部分,每条经脉隶属于一个内脏,在脏与脏之间有表(腑)里(脏)相互属络关系。每条经脉在经气发生病里变化时都有其特殊的症候群表现:各条经脉在体表相应处都有腧穴的分布等。各经脉对于维持人体的生命活动、调整机体虚实、治疗疾病等方面都有着十分重要的意义。

人体的十四经脉中各经上的穴位以及循行图示如下:

(1)手太阴肺经

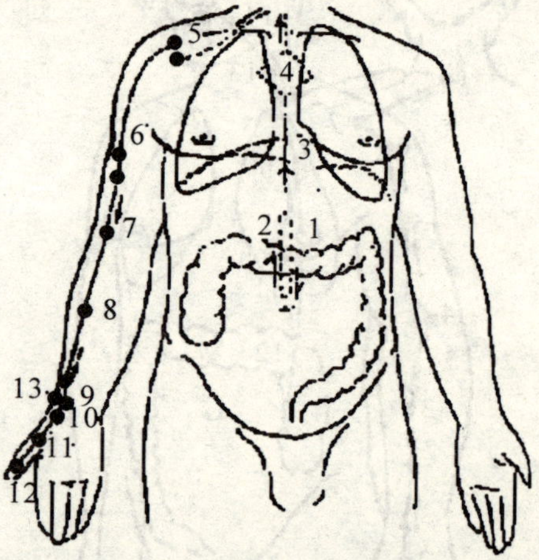

图1-3 手太阴肺经的循环图示

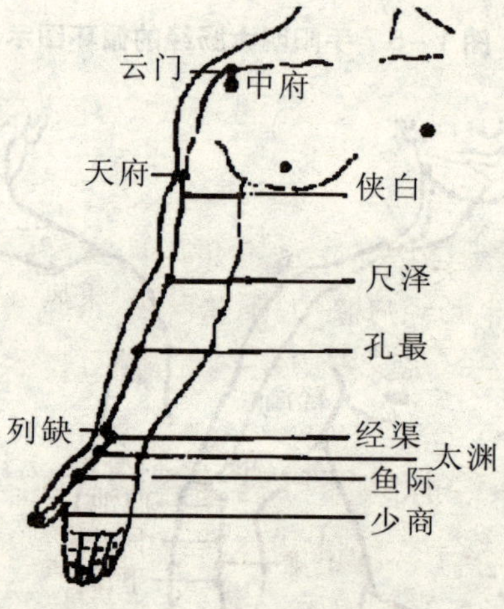

图1-4 手太阴肺经上的穴位图

手太阴肺经共11穴:中府、云门、天府、侠白、尺泽、孔最、列缺、经渠、太渊、鱼际、少商。

(2) 手阳明大肠经

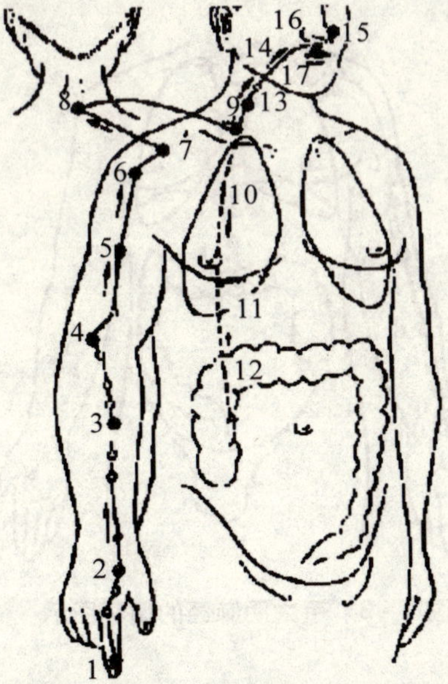

图1-5　手阳明大肠经的循环图示

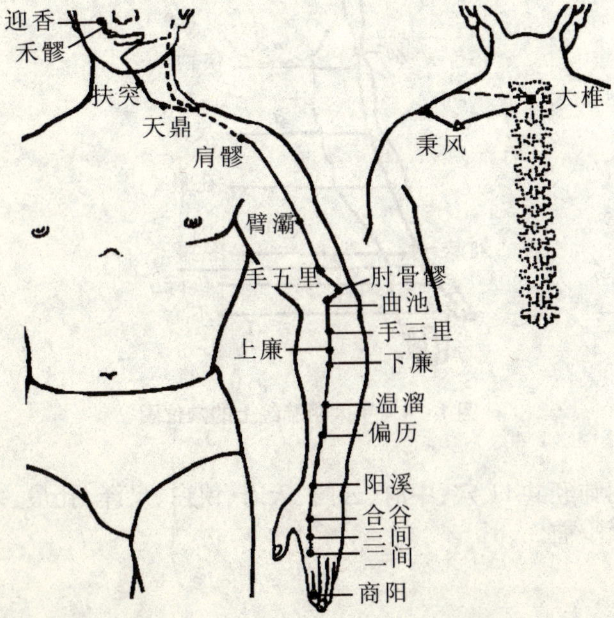

图1-6 手阳明大肠经的穴位图

手阳明大肠经共 19 穴：商阳、二间、三间、合谷、阳溪、偏历、温溜、上廉、下廉、手三里、曲池、肘骨髎、手五里、臂臑、肩髎、天鼎、扶突、禾髎、迎香。

（3）足阳明胃经

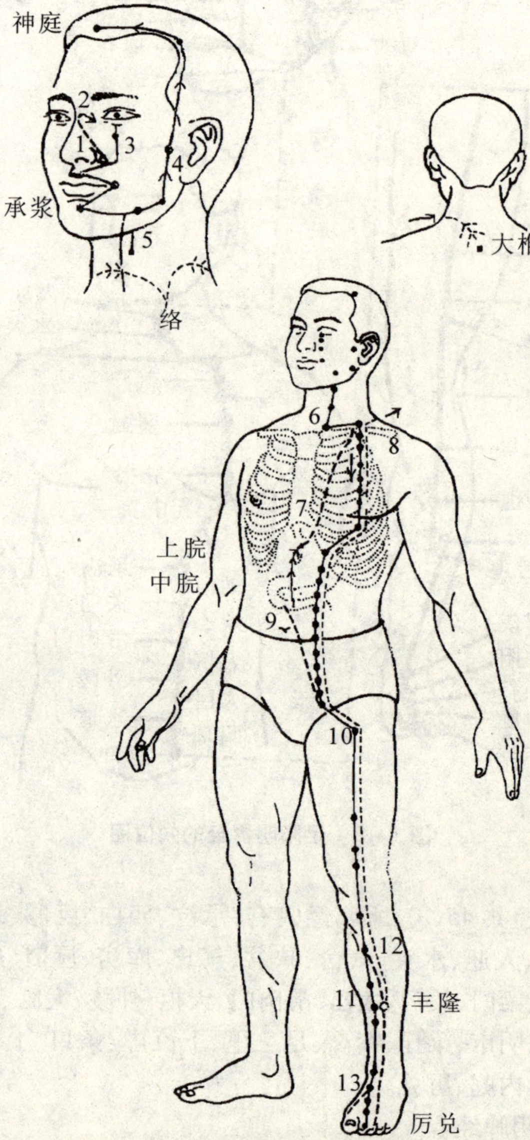

图 1－7　足阳明胃经的循环图示

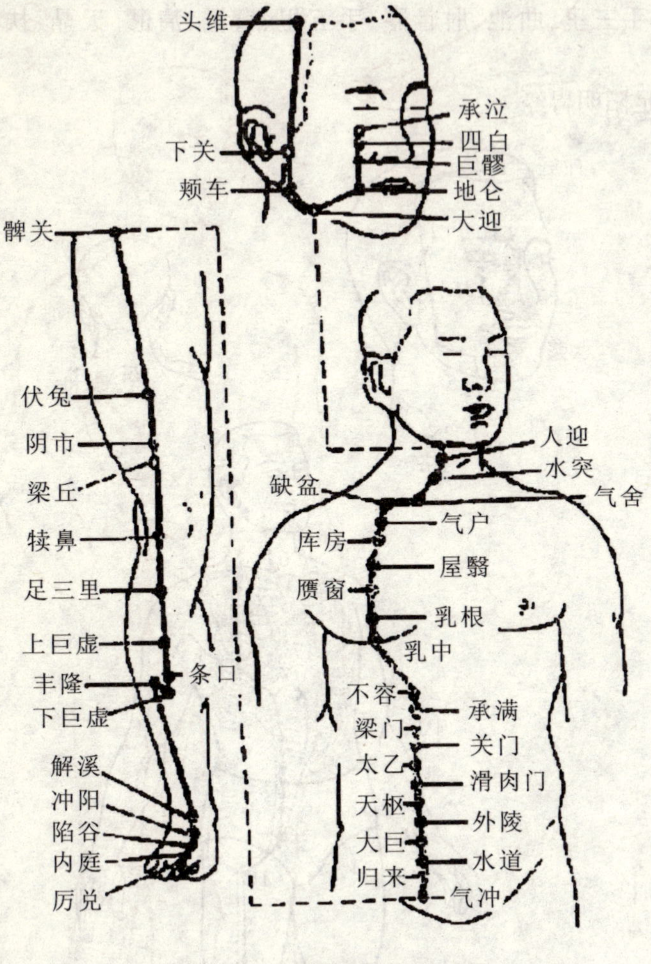

图1－8　足阳明胃经的穴位图

足阳明胃经共45穴，所属经穴有：承泣、四白、巨髎、地仓、大迎、颊车、下关、头维、人迎、水突、气舍、缺盆、气户、库房、屋翳、膺窗、乳根、乳中、不容、承满、梁门、关门、太乙、滑肉门、天枢、外陵、大巨、水道、归来、气冲、髀关、伏兔、阴市、梁丘、犊鼻、足三里、下巨虚、条口、上巨虚、丰隆、解溪、冲阳、陷谷、内庭、厉兑。

（4）足太阴脾经

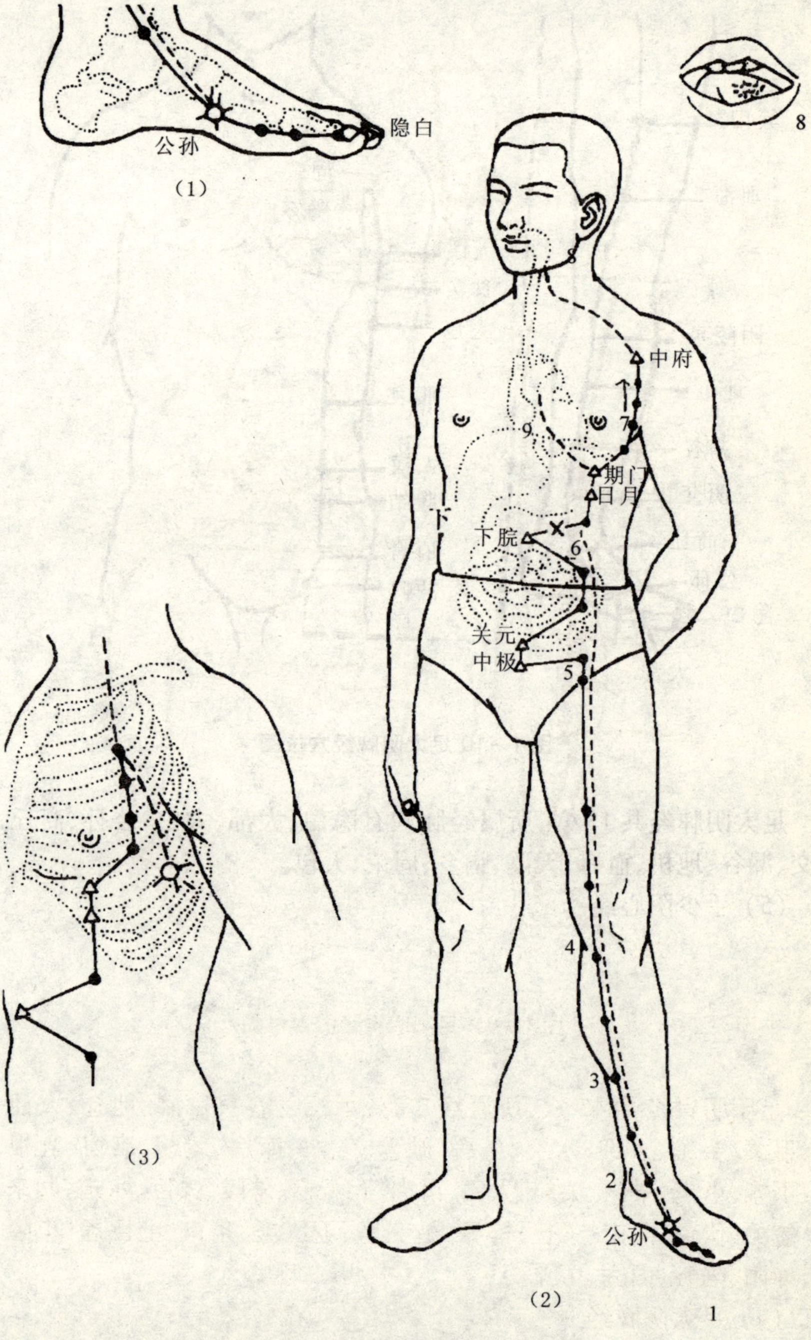

图 1-9 足太阴脾经的循行图示

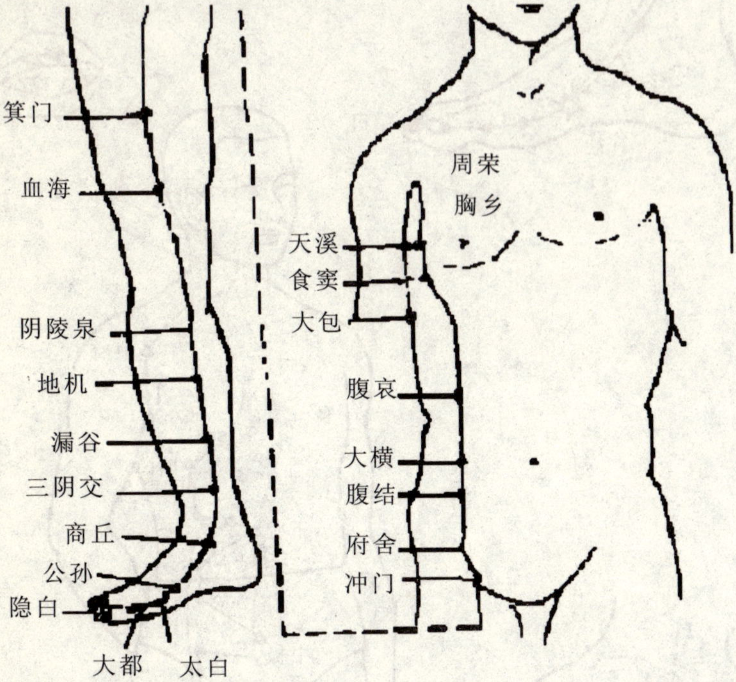

图1－10 足太阴脾经穴位图

足太阴脾经共13穴：所属经脉穴有隐白、大都、太白、公孙、商丘、三阴交、漏谷、地机、血海、天溪、胸乡、周荣、大包。

（5）手少阴心经

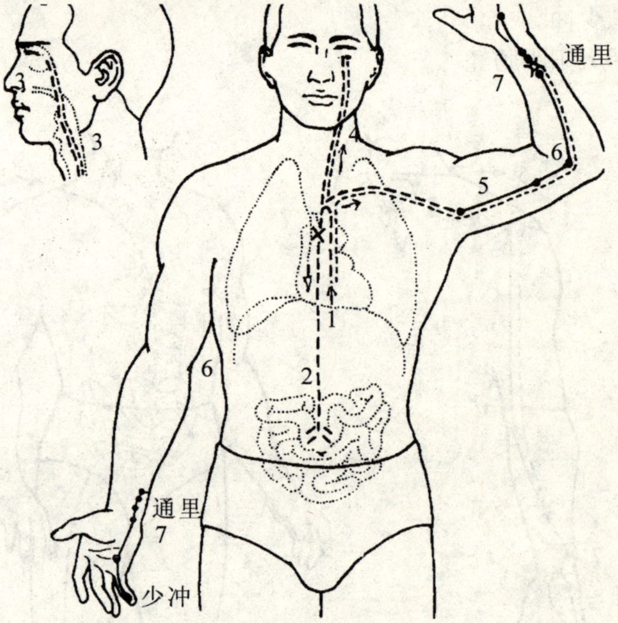

图 1－11 手少阴心经的循行图示

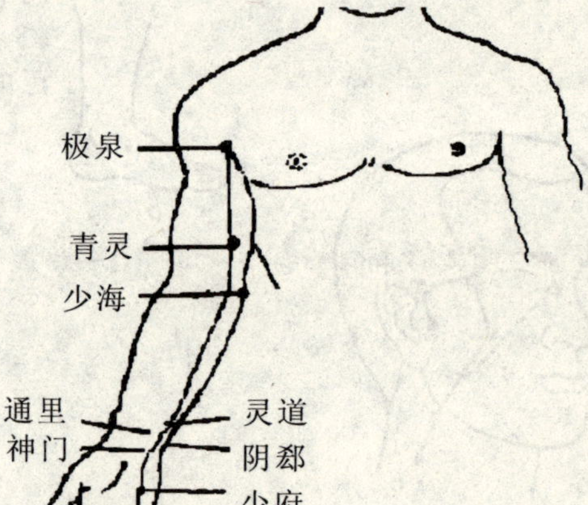

图 1－12 手少阴心经的穴位图

手少阴心经共 9 穴，所属经穴有：极泉、青灵、少海、灵道、通里、阴郄、神门、少府、少冲。

（6）手太阳小肠经

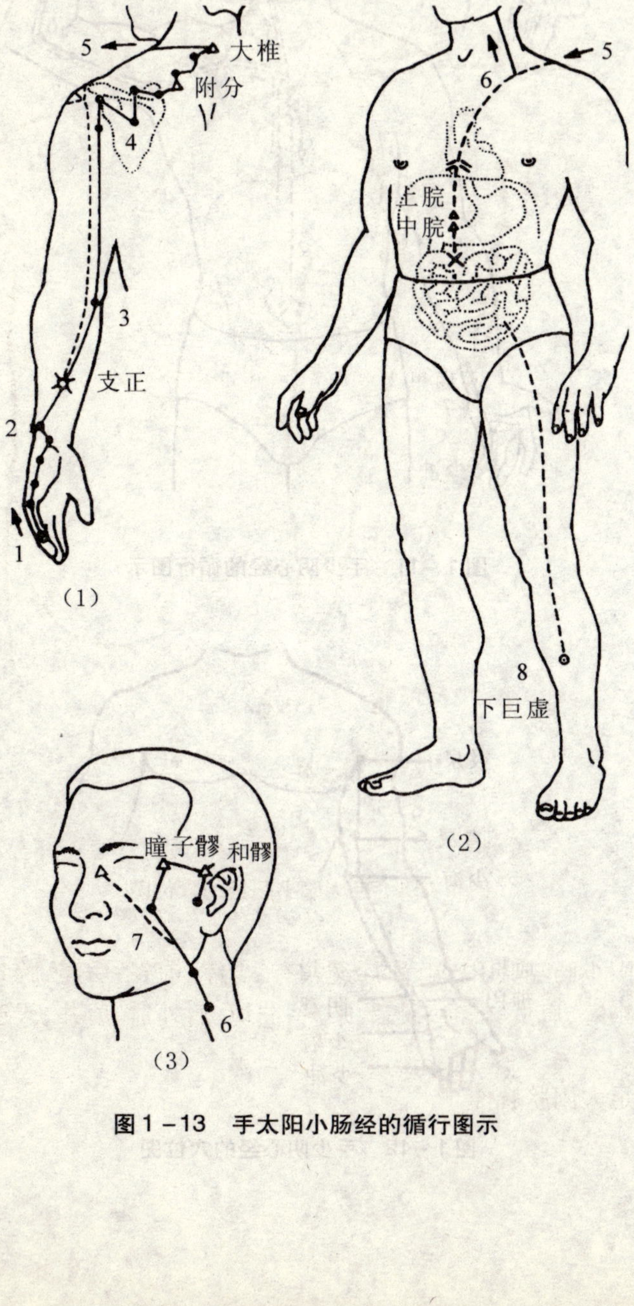

图 1－13 手太阳小肠经的循行图示

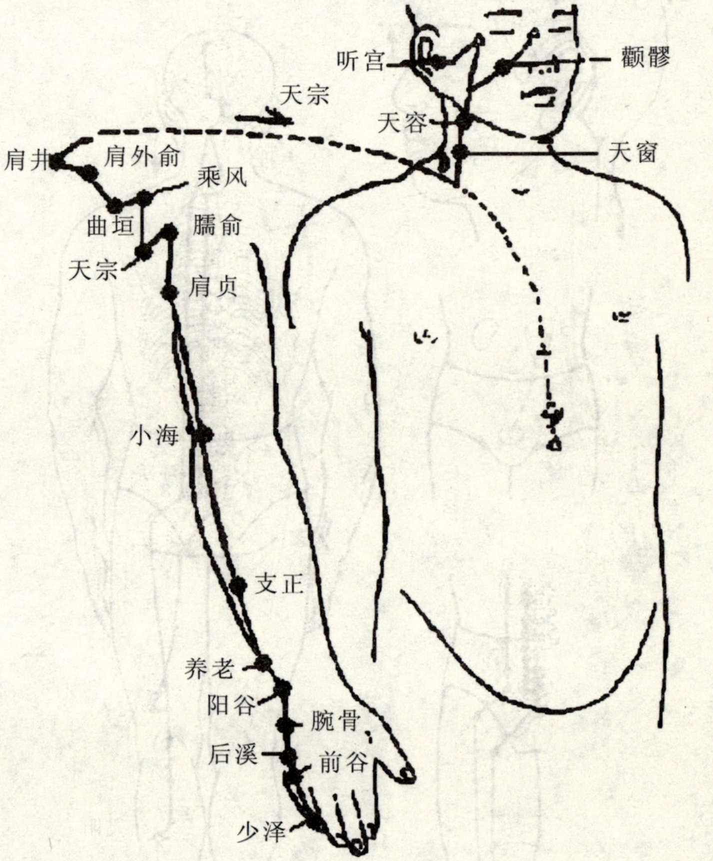

图 1－14　手太阳小肠经的穴位图

手太阳小肠经共 19 穴，所属经穴有：少泽、前谷、后溪、腕骨、阳谷、养老、支正、小海、肩贞、臑俞、天宗、乘风、曲垣、肩外俞、肩井、天窗、天容、颧髎、听宫。

（7）足太阳膀胱经

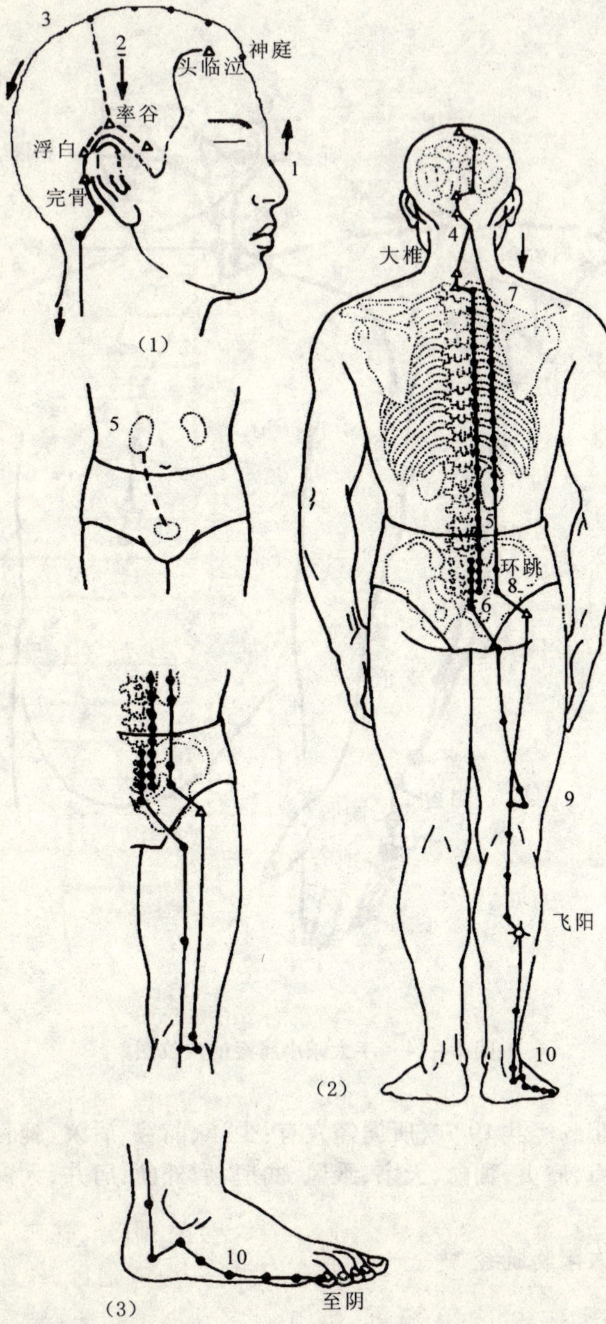

图1－15　足太阳膀胱经的循行图示

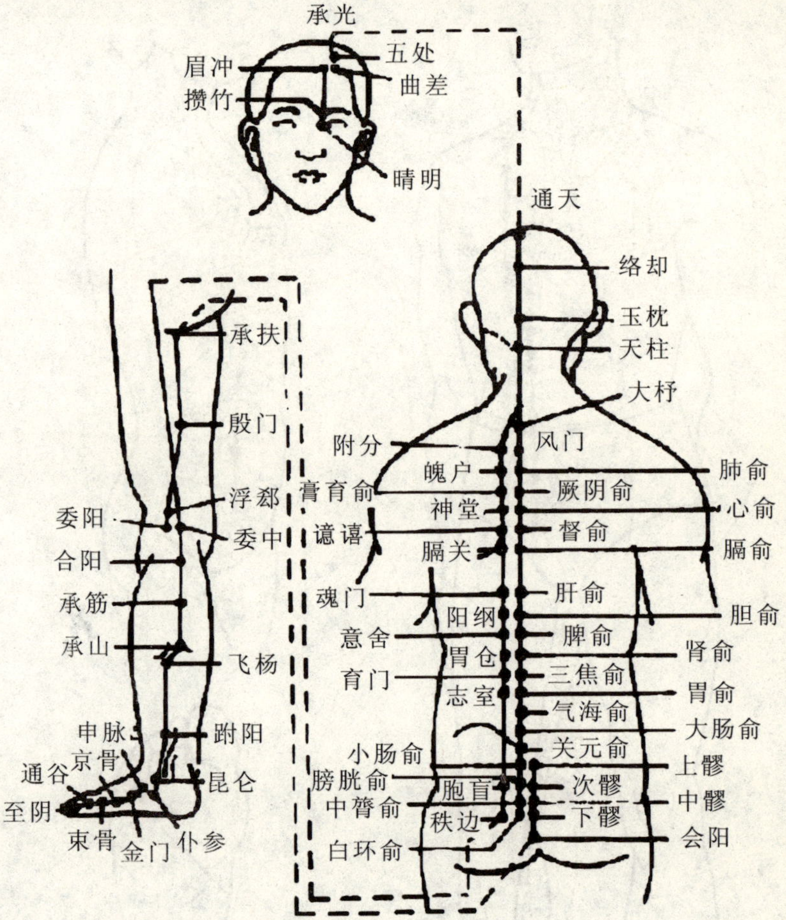

图 1－16　足太阳膀胱经的穴位图

足太阳膀胱经共 67 穴，所属经穴有：睛明、攒竹、眉冲、曲差、五处、承光、通天、络却、玉枕、天柱、大杼、风门、肺俞、厥阴俞、心俞、督俞、膈俞、肝俞、胆俞、脾俞、肾俞、三焦俞、胃俞、气海俞、大肠俞、关元俞、小肠俞、膀胱俞、中膂俞、白环俞、上髎、次髎、中髎、下髎、会阳、附分、魄户、膏肓俞、神堂、谚语、膈关、魂门、阳纲、意舍、胃仓、育门、志室、胞肓、秩边、承扶、殷门、浮郄、委阳、委中、合阳、承筋、承山、飞杨、跗阳、昆仑、仆参、申脉、金门、京骨、束骨、通谷、至阴。

(8) 足少阴肾经

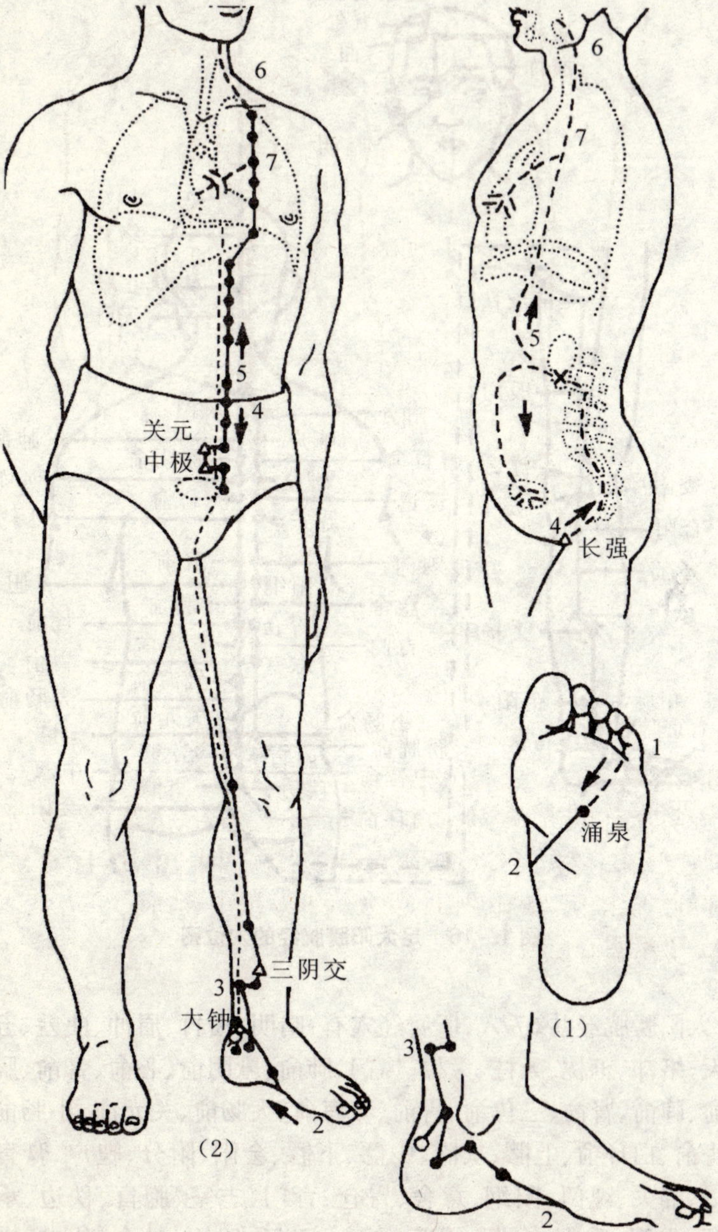

图1-17 足少阴肾经的循行图示

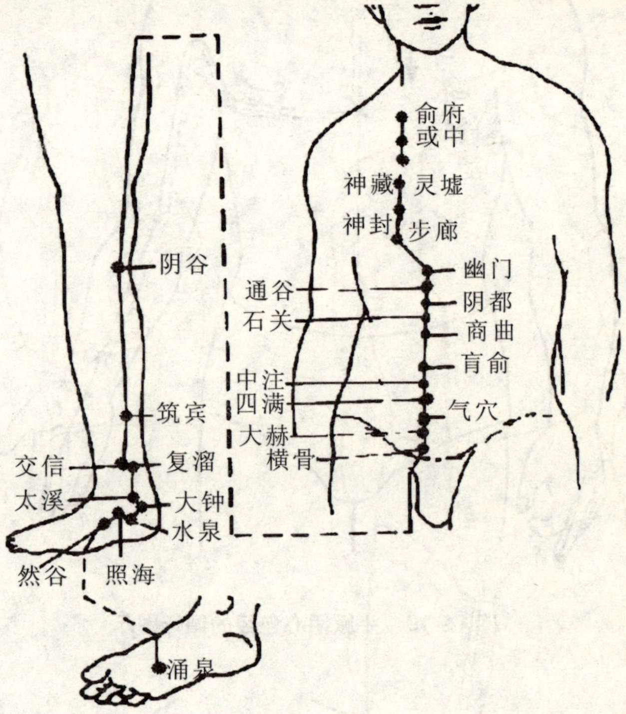

图 1－18　足少阴肾经的穴位图

足少阴肾经共 27 穴，所属经穴有：涌泉、然谷、太溪、大钟、水泉、照海、复溜、交信、筑宾、阴谷、横骨、大赫、气穴、四满、中注、肓俞、商曲、石关、阴都、通谷、幽门、步廊、神封、灵墟、神藏、或中、俞府。

（9）手厥阴心包经

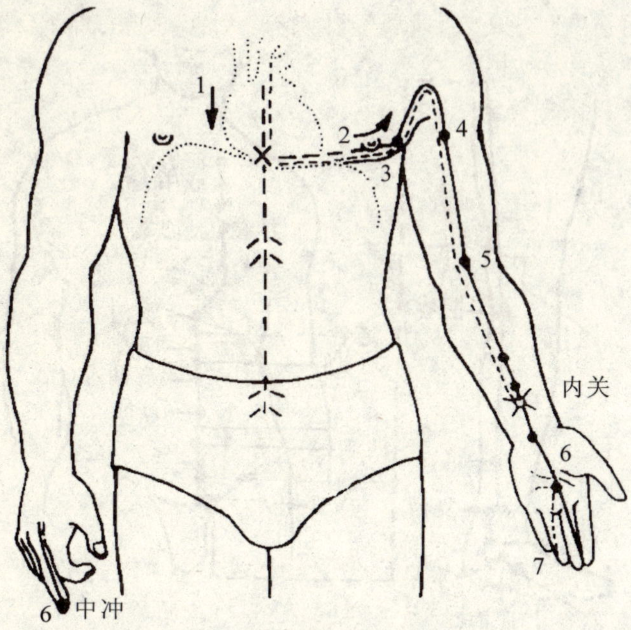

图1－19　手厥阴心包经的循行图示

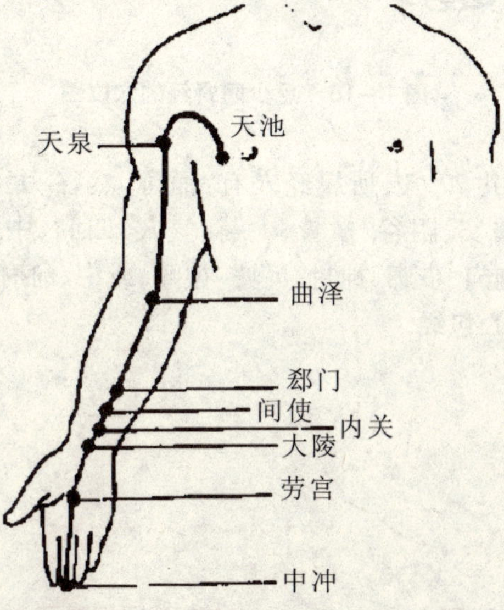

图1－20　手厥阴心包经的穴位图

手厥阴心包经共9穴，所属经脉穴有：天池、天泉、曲泽、郄门、间使、内关、大陵、劳宫、中冲。

（10）手少阳三焦经

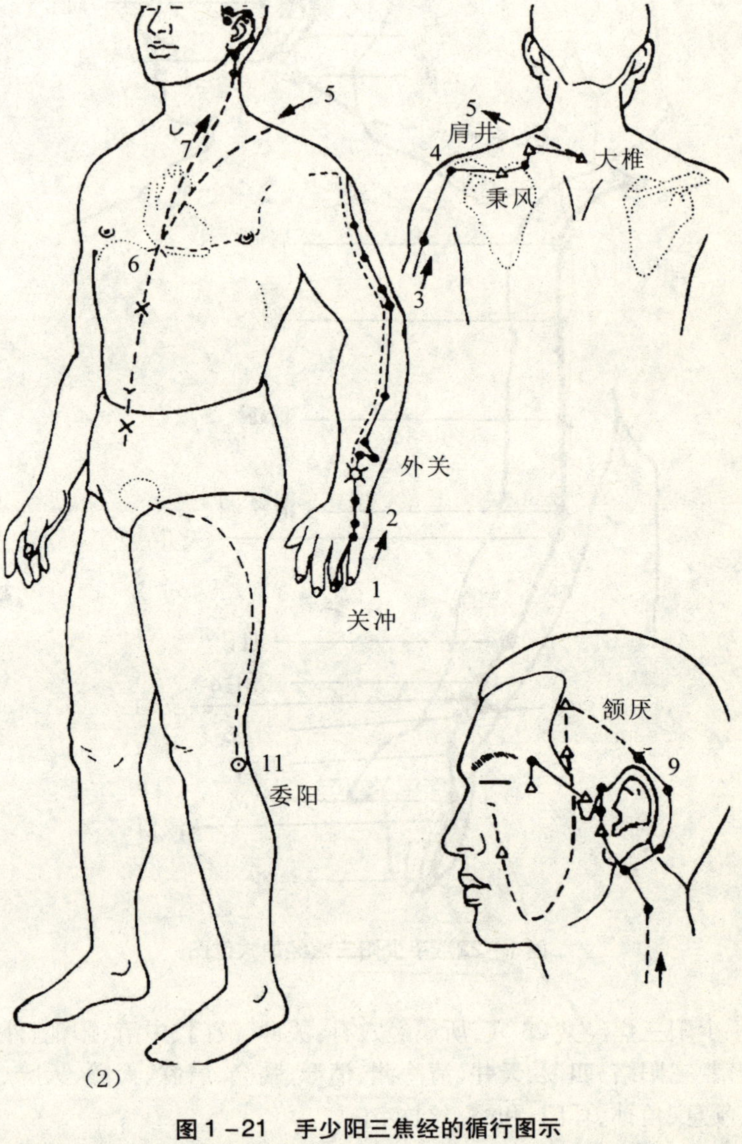

（2）

图1－21　手少阳三焦经的循行图示

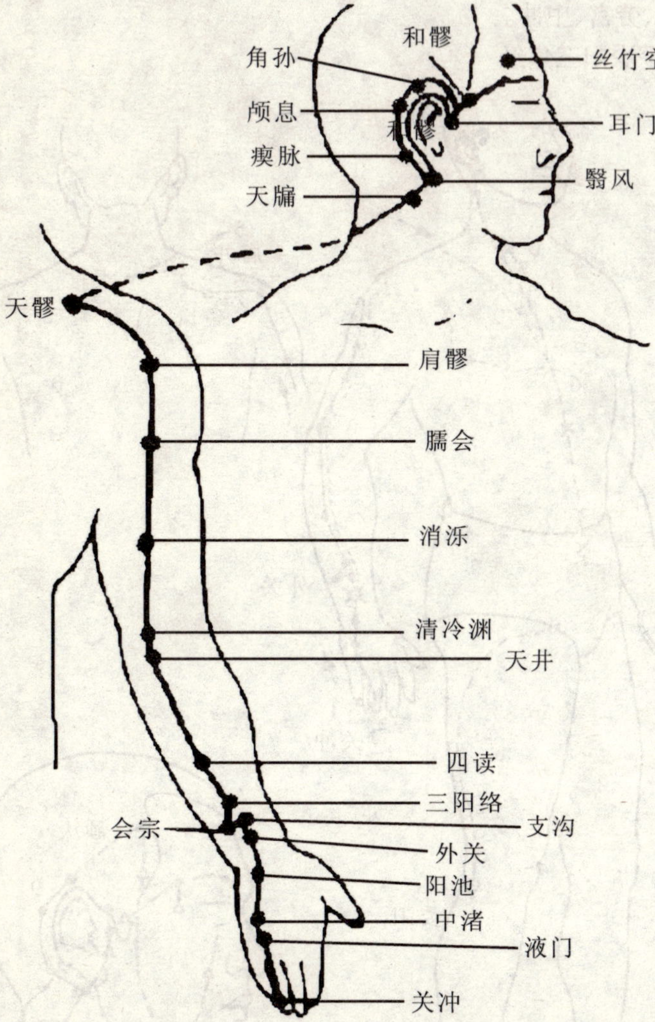

图1－22 手少阳三焦经的穴位图

手少阳三焦经共23穴，所属经穴有：关冲、液门、中渚、阳池、外关、支沟、会宗、三阳络、四读、天井、清冷渊、消泺、臑会、肩髎、天髎、天牖、翳风、瘈脉、颅息、角孙、耳门、和髎、丝竹空。

(11)足少阳胆经

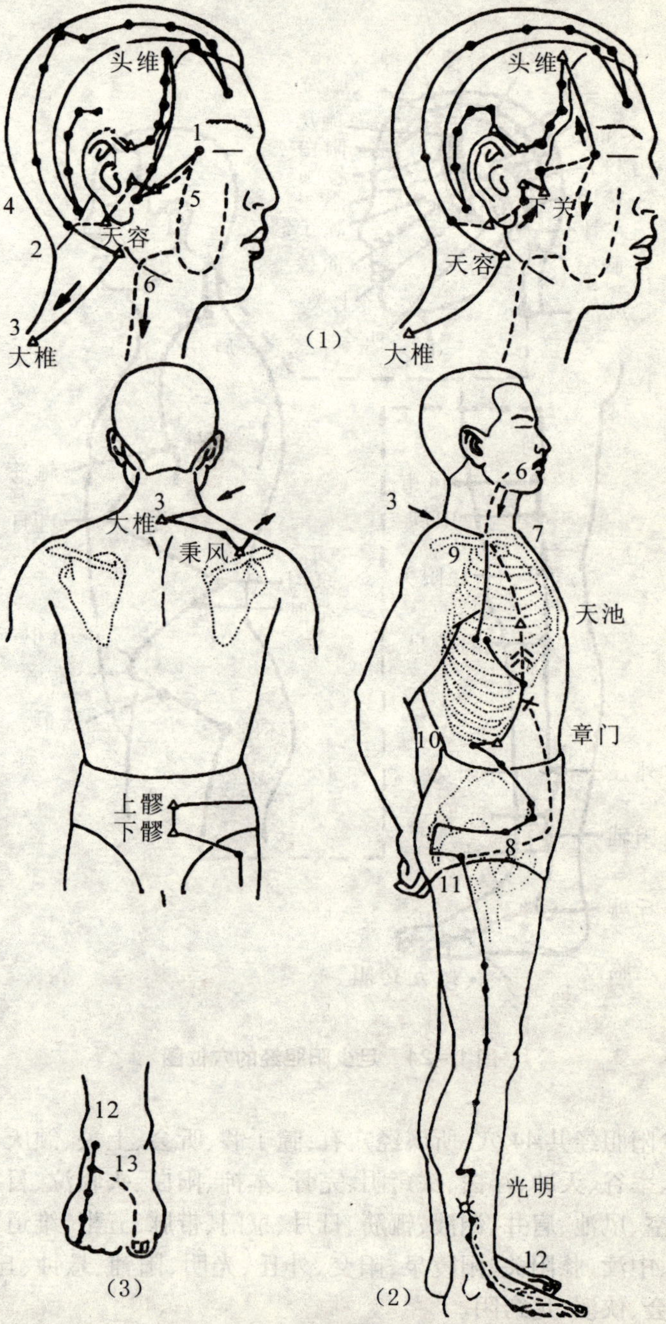

图1－23 足少阳胆经的循行图示

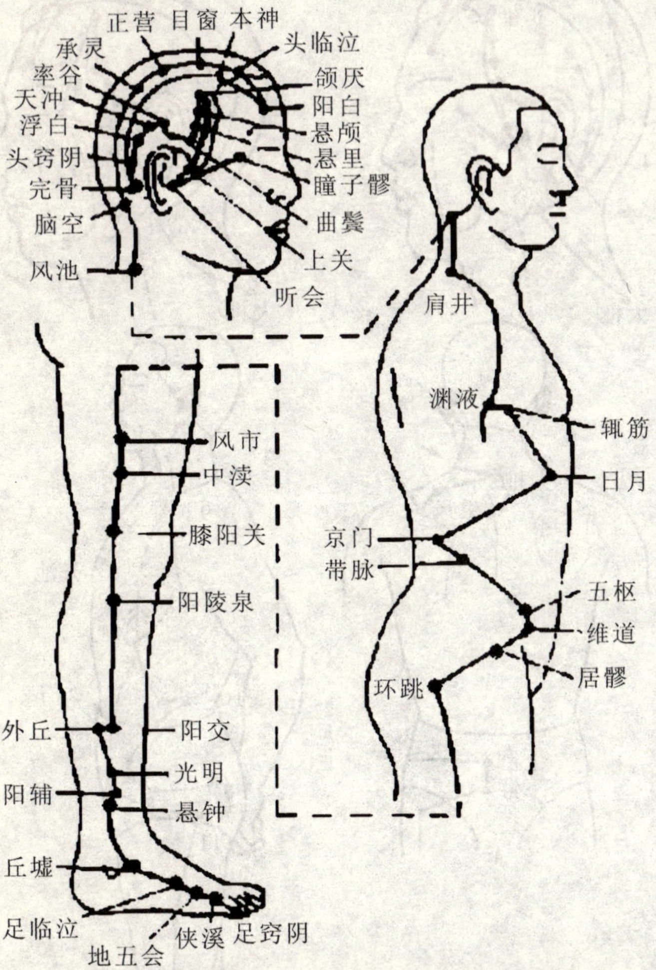

图 1－24　足少阳胆经的穴位图

足少阳胆经共 44 穴，所属经穴有：瞳子髎、听会、上关、颔厌、悬颅、悬里、曲鬓、率谷、天冲、浮白、头窍阴、完骨、本神、阳白、头临泣、目窗、正营、承灵、脑空、风池、肩井、渊液、辄筋、日月、京门、带脉、五枢、维道、居髎、环跳、风市、中渎、膝阳关、阳陵泉、阳交、外丘、光明、阳辅、悬钟、丘墟、足临泣、地五会、侠溪、足窍阴。

(12)足厥阴肝经

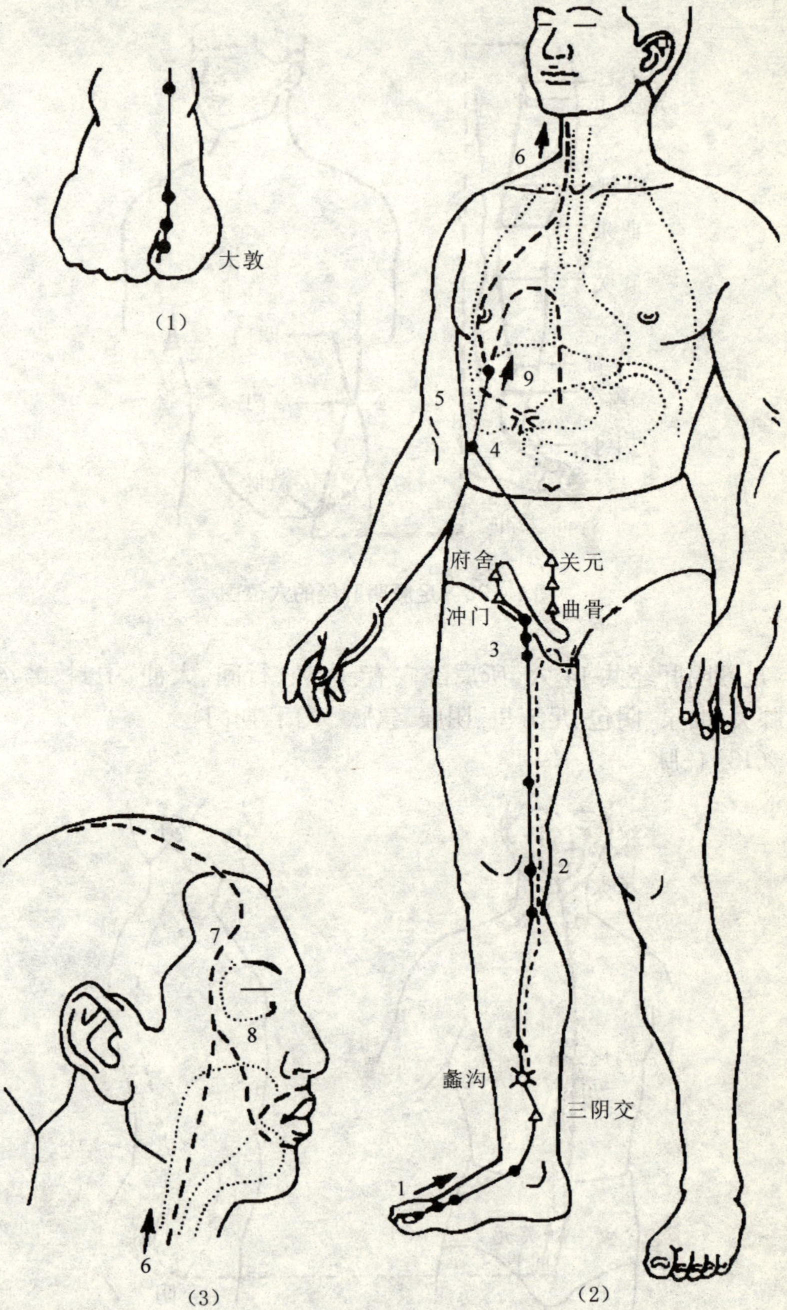

图 1－25 足厥阴肝经的循行图示

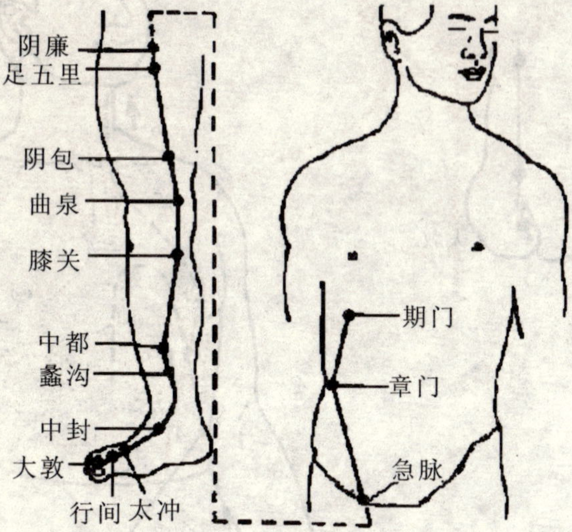

图 1－26　足厥阴肝经的穴位图

足厥阴肝经共 14 穴，所属经穴有：大敦、行间、太冲、中封、蠡沟、中都、膝关、曲泉、阴包、足五里、阴廉、急脉、章门、期门。

（13）任脉

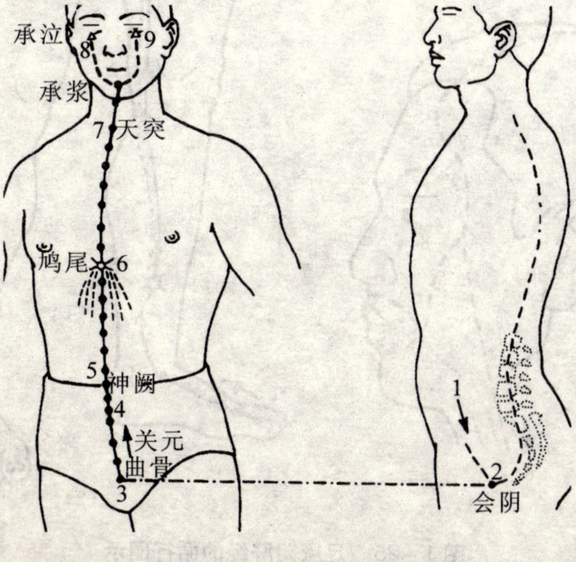

图 1－27　任脉的循行图示

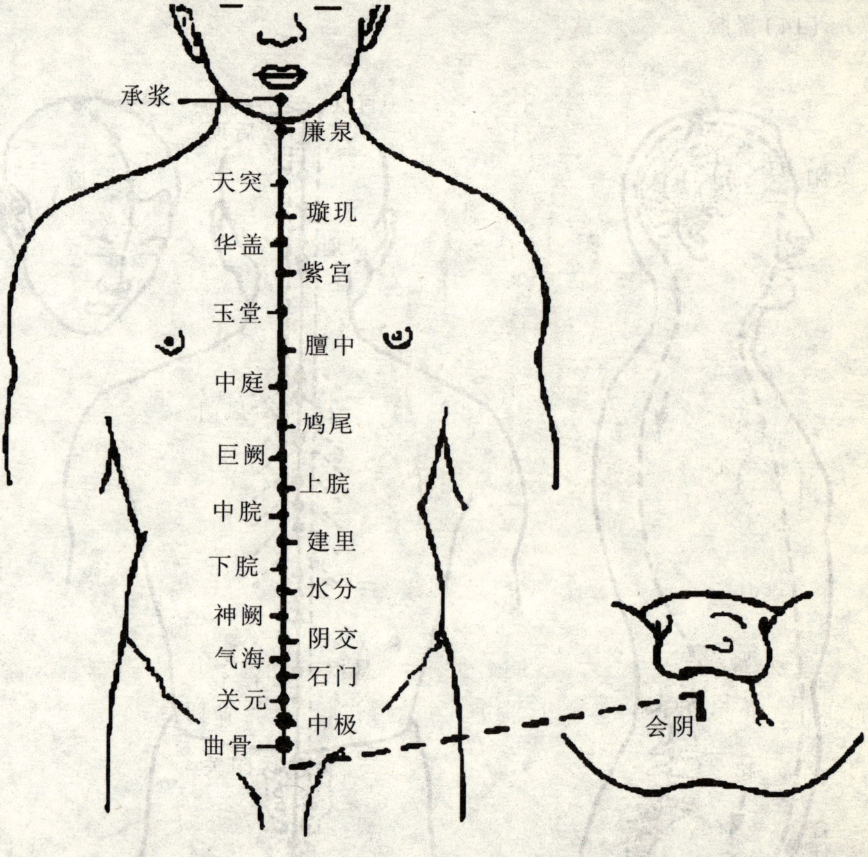

图 1-28 任脉的穴位图

任脉共 24 穴，所属腧穴有：会阴、曲骨、中极、关元、石门、气海、阴交、神阙、水分、下脘、建里、中脘、上脘、巨阙、鸠尾、中庭、膻中、玉堂、紫宫、华盖、璇玑、天突、廉泉、承浆。

(14)督脉

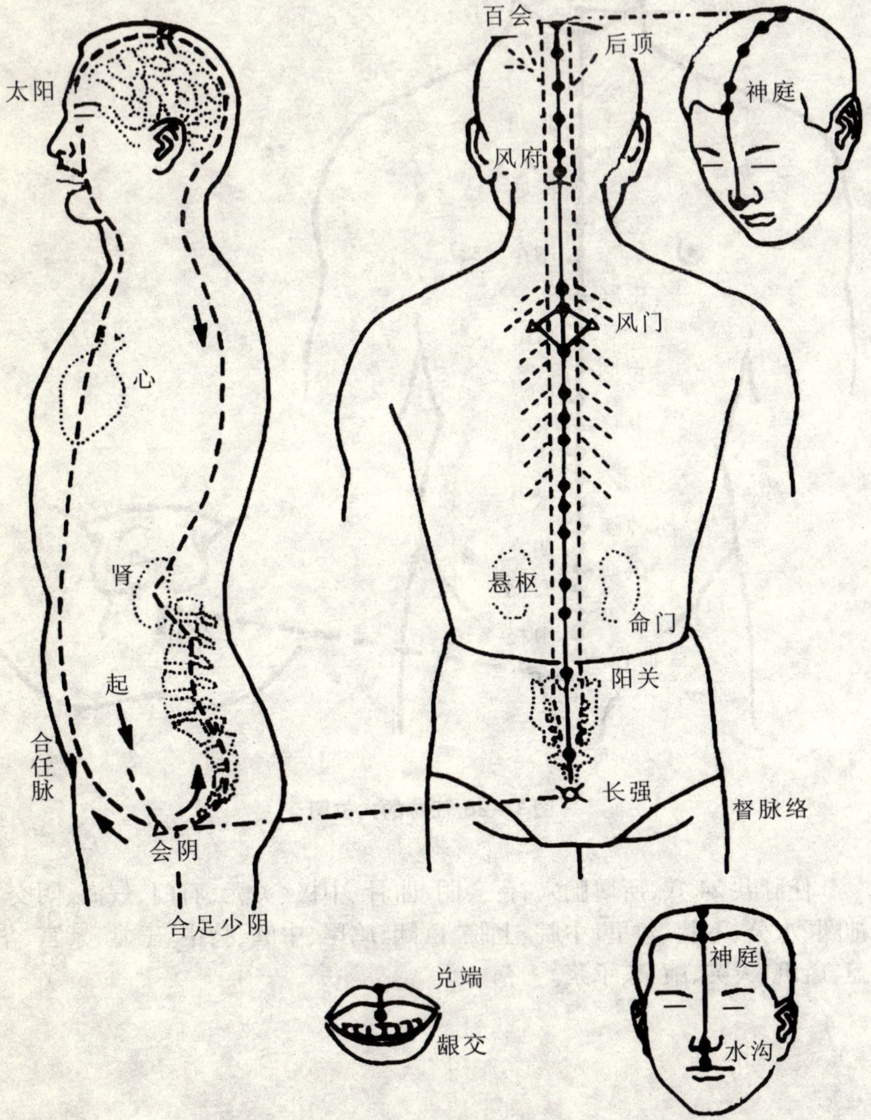

图1-29 督脉的循行图示

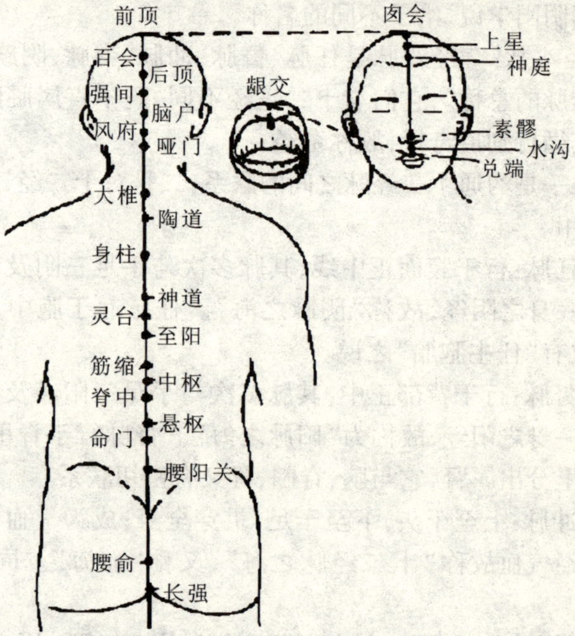

图1－30 督脉的穴位图

督脉共28穴，所属腧穴：长强、腰俞、腰阳关、命门、悬枢、脊中、中枢、筋缩、至阳、灵台、神道、身柱、陶道、大椎、哑门、风府、脑户、强间、后顶、百会、前顶、囟会、上星、神庭、素髎、水沟、兑端、龈交。

人体中各经脉息息相联，时时刻刻循环流动，如此就构成了一个“阴阳相贯，如环无端”的循行径路。

⊙ 5. 人体各经络的分布及其主治的病症

（1）经脉：经脉可以分为正经和奇经两类。正经有十二，即手足三阴经和手足三阳经，合称“十二经脉”，是气血运行的主要通道；奇经有八条，即督、任、冲、带、阴跷、阳跷、阴维、阳维，合称“奇经八脉”，有统率、联络和调节十二经脉的作用。十二经别，是从十二经脉别出的经脉，主要是加强十二经脉中相为表里的两经之间的联系，还由于它通达某些正经未循行到的器官与形体部位，因而能补正经之不足。

（2）十二经脉：十二经脉又名十二正经，是经络系统的主体。其命名是根据其阴阳属性，所属脏腑、循行部位综合而定的。它们分别隶属于十二脏腑，各经用其所属脏腑的名称，结合循行于手足、内外、前中后的不同部位，并依据阴阳学说，给予不同的名称。

(3) 奇经八脉：奇经八脉是任脉、督脉、冲脉、带脉、阴跷脉、阳跷脉、阴维脉、阳维脉的总称。它们与十二正经不同，既不直属脏腑，又无表里配合关系，其循行别道奇行，故称奇经。

其功能：一是沟通十二经脉之间的联系；二是对十二经气血有蓄积渗灌等调节作用。

1) 任脉：行于腹面正中线，其脉多次与手足三阴及阴维脉交会，能总任一身之阴经，故称"阴脉之海"。任脉起于胞中，与女子妊娠有关，故有"任主胞胎"之说。

2) 督脉：行于背部正中，其脉多次与手足三阳经及阳维脉交会，能总督一身之阳经，故称为"阳脉之海"。督脉行于脊里，上行入脑，并从脊里分出属肾，它与脑、脊髓、肾又有密切联系。

3) 冲脉：上至于头，下至于足，贯穿全身；成为气血的要冲，能调节十二经气血故称"十二经脉之海"，又称"血海"。同女性的月经有关。

4) 带脉：起于季胁，斜向下行到带脉穴，绕身一周，如腰带，能约束纵行的诸脉。

5) 阴跷脉、阳跷脉：跷，有轻健跷捷之意。有濡养眼目、司眼睑开合和下肢运动的功能。

6) 阴维脉、阳维脉：维，有维系之意。阴维脉的功能是"维络诸阴"；阳维脉的功能是"维络诸阳"。

(4) 十二经别：十二经别是十二正经离、入、出、合的别行部分，是正经别行深入体腔的支脉。十二经别都是从十二经脉的四肢部位别出，阳经经别合于本经，阴经经别合于相表里的阳经。

它的生理功能：一是加强了十二经脉中相为表里的两条经脉在体内的联系；二是别络对其他络脉有统率作用，加强了人体的内部联系；三是灌注气血濡养全身。

(5) 络脉：络脉是经脉的分支，有别络、浮络和孙络之分。别络是较大的和主要的络脉。十二经与督脉、任脉各有一支别络，再加上脾之大络，合为"十五别络"。

(6) 十五络脉：十二经脉和任督二脉各自别出一络，加上脾之大络，共计十五条，称为十五络，分别以十五络所发出的腧穴命名。其主要作用是加强阴阳、表里经之间在体表的联系。

（7）孙络：从别络分出最细小的分支称为“孙络”，它的作用同浮络一样输布气血，濡养全身。

（8）浮络：在全身络脉中，浮行于浅表部位的称为“浮络”，它分布在皮肤表面。其主要作用是输布气血以濡养全身。

（9）十二经筋：十二经筋是十二经脉之气结聚于筋肉、关节的体系，是十二经脉的外周连属部分。其功能活动有赖于经络气血的濡养，并受十二经脉的调节，故将其划分十二个系统，称为“十二经筋”。经筋的作用主要是约束骨骼，利于关节屈伸活动，以保持人体正常的运动功能。

（10）十二皮部：十二经脉及其所属络脉，在体表有一定的分布范围，与之相应，全身的皮肤也就划分为十二个部分，称十二皮部。皮部是十二经脉之气散布之所在，由于它居于人体最外层，所以是机体的卫外屏障。

⊙ 6. 人体全身的经穴

（1）你知道人体全身共有多少个穴位吗？

我们所说的穴位，位于“经络”能量的通路上。而在人体中，五脏六腑“正经”的经络有 12 条（左右对称共有 24 条）。另外，在身体的正面中央有“任脉”，身体背面中央有“督脉”，各有一条特殊经络，纵贯全身。这 14 条经络上所排列着的人体穴位，称为“正穴”，全部共有 365 处。其他地方也有穴位。经络以外的人体穴位称为“辅穴”，后来又陆续发现了“新穴”，这些穴位如果全部包括，人体全身上所有的穴位总数远远超过 1000 个，治疗常见病只需要记住一些特别而又经常用的穴位就行了。

事实上，只要熟知相关的人体穴位，以正穴为中心，配合症状或疾病特点，便可以充分地进行穴位按摩了。最重要的是，只有事先清楚具体的穴位位置方可施治。

（2）需要记住的人体骨骼组织

要了解有关人体骨骼组织的概况，没必要背诵详细的人体骨骼名字，只要知道我们的身体上哪一部位有何种骨骼存在就可以了，这对于找出穴位还是十分有利的，特别是我们的脊椎骨。

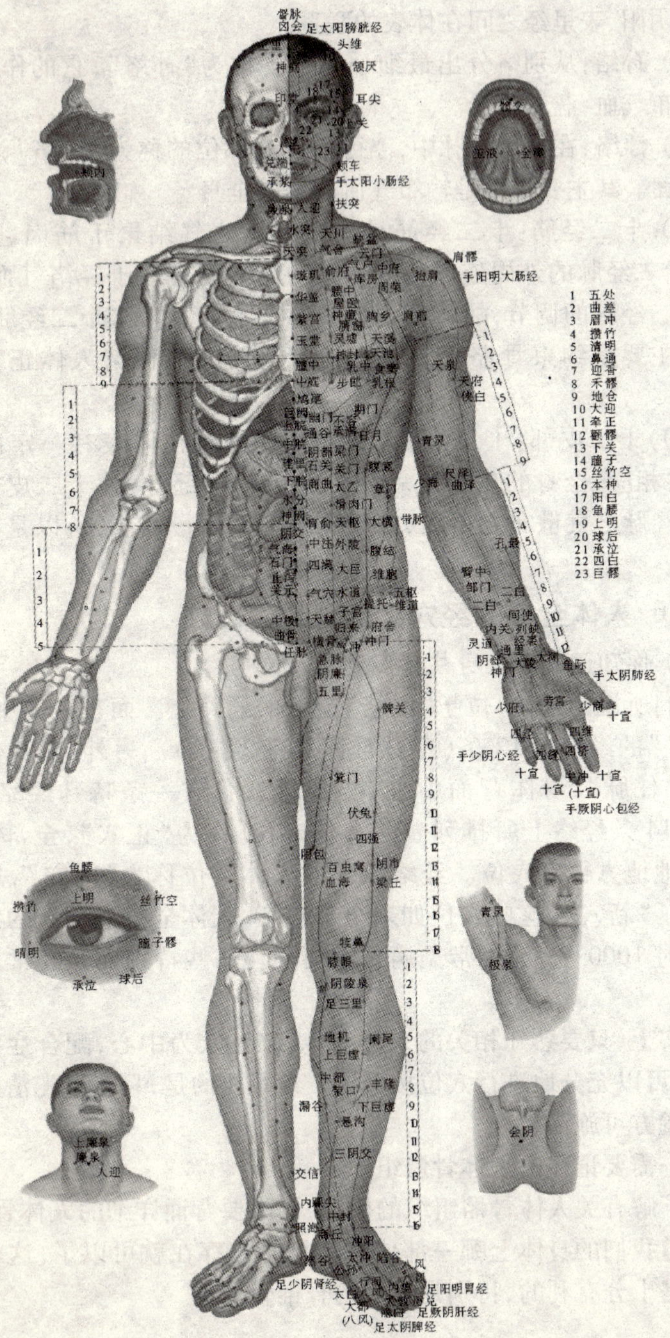
督脉
囟会
足太阳膀胱经
头维
额厌
耳尖
手太阳小肠经
扶突
肩髎
手阳明大肠经
手太阴肺经
手少阴心经
手厥阴心包经
十宣
足少阴肾经
足阳明胃经
足厥阴肝经
足太阴脾经
会阴
极泉
青灵
上廉泉
廉泉
人迎
鱼腰
上明
丝竹空
攒竹
睛明
瞳子髎
承泣
球后
金津
玉液

图1－31

脊椎骨是由颈部至臀部贯穿身体中央的骨，由上而下，依次是颈椎（7个）、胸椎（12个）、腰椎（5个）、骶骨、尾骨。脊椎骨上有可从外部触摸得到的凸骨，这是找穴位时的重要依据。找脊椎部的穴位时，数凸骨就可发现穴位，而不需要总是都从最上面颈椎的凸骨开始数起。

也可以找出作为基准的棘突。当你的头部往前低下时，脖子后面所露出的一块骨，就是第七颈椎骨。而第七颈椎骨下面的一个背骨突出处，即是第一胸椎骨。若以线连结左右两边肩胛骨的下端，正好是第七胸椎骨和第八胸椎骨间的突起处。

在腰部的左右两边，有极突出的“髂骨”（亦称“髋骨”），而连接其左右侧上端之线，则为第四腰椎棘突之突起处，这也是系腰带的位置。其他如锁骨、肩胛骨、肋骨、尺骨、髌骨（膝盖骨）、胫骨等的位置，请参阅下面的人体骨骼图：

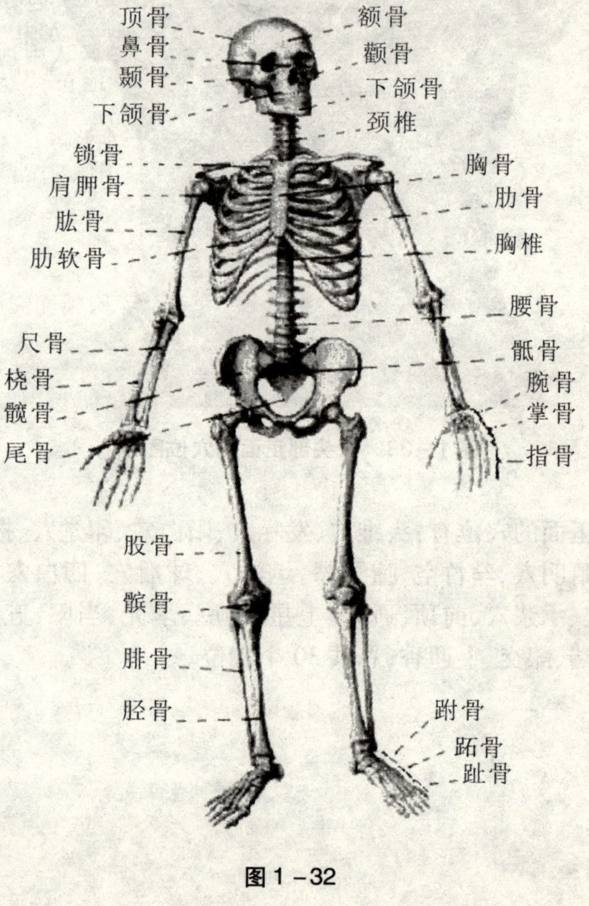

图1－32

⊙ 7. 人体各肢体部分的穴位图示：

(1) 人头部的穴位图示

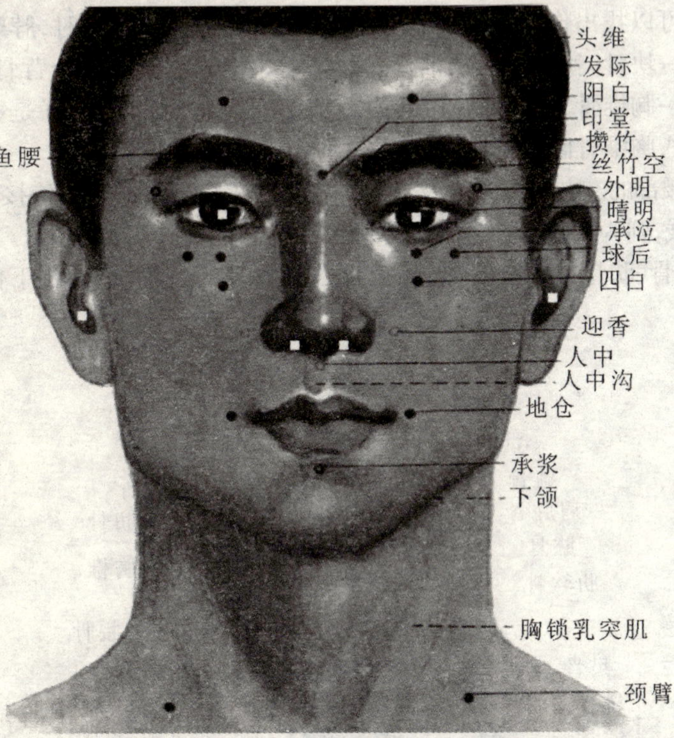

图 1－33 人头部正面的穴位图示

人头部正面的穴位有：头维穴、发际穴、阳白穴、印堂穴、攒竹穴、鱼腰穴、外明穴、睛明穴、丝竹空、瞳子髎、承泣穴、球后穴、四白穴、迎香穴、人中穴、地仓穴、承浆穴、前顶、通天、上星、神庭、承光、当阳、五处、曲差、眉冲、素髎、兑端、龈交、上迎香，总共 30 个穴位。

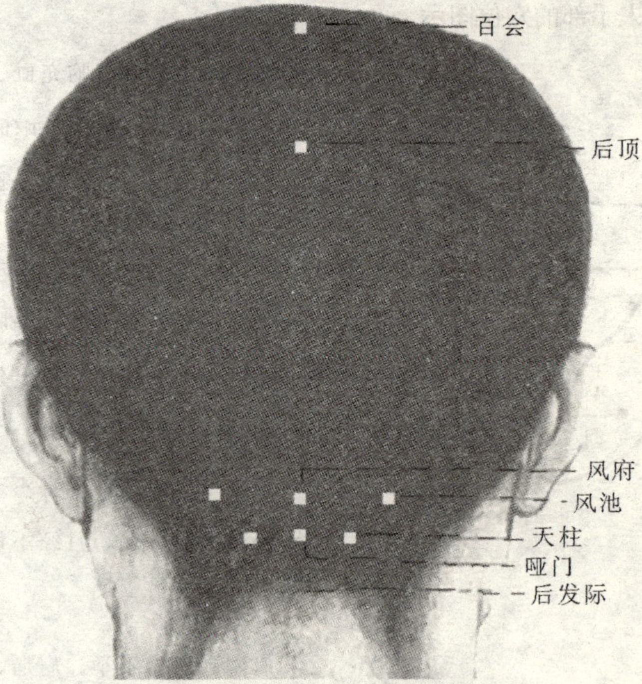

图 1－34 人头部背面的穴位图示

人头部侧背面的穴位有：百会穴、后顶穴、风府穴、风池穴、天柱穴、哑门穴、下关穴、客主人、耳门穴、听宫穴、风穴、颊车穴、大迎穴、人迎穴、四神聪、强间、脑户、目窗、正营、率谷、承灵、脑空、头窍阴、完骨、天冲、颔厌、头临泣、悬颅、悬厘、听会、和髎、角孙、颅熄、玉枕等总共 35 个穴位。

(2) 人手部的穴位图示

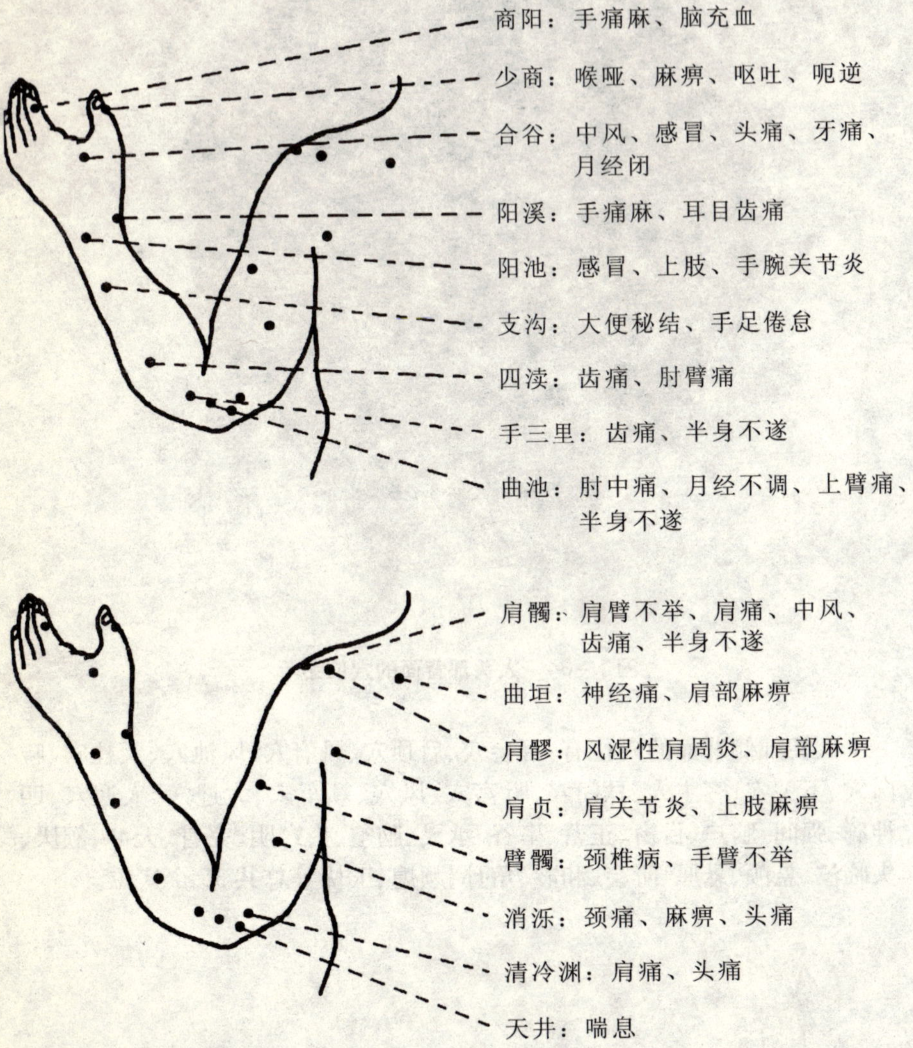

图1－35 人手部背面的穴位图

手部背面的穴位有：商阳、少商、合谷、阳溪、阳池、支沟、四渎、手三里、曲池、曲垣、肩贞、消泺、清冷渊、天井等总共17个穴位。

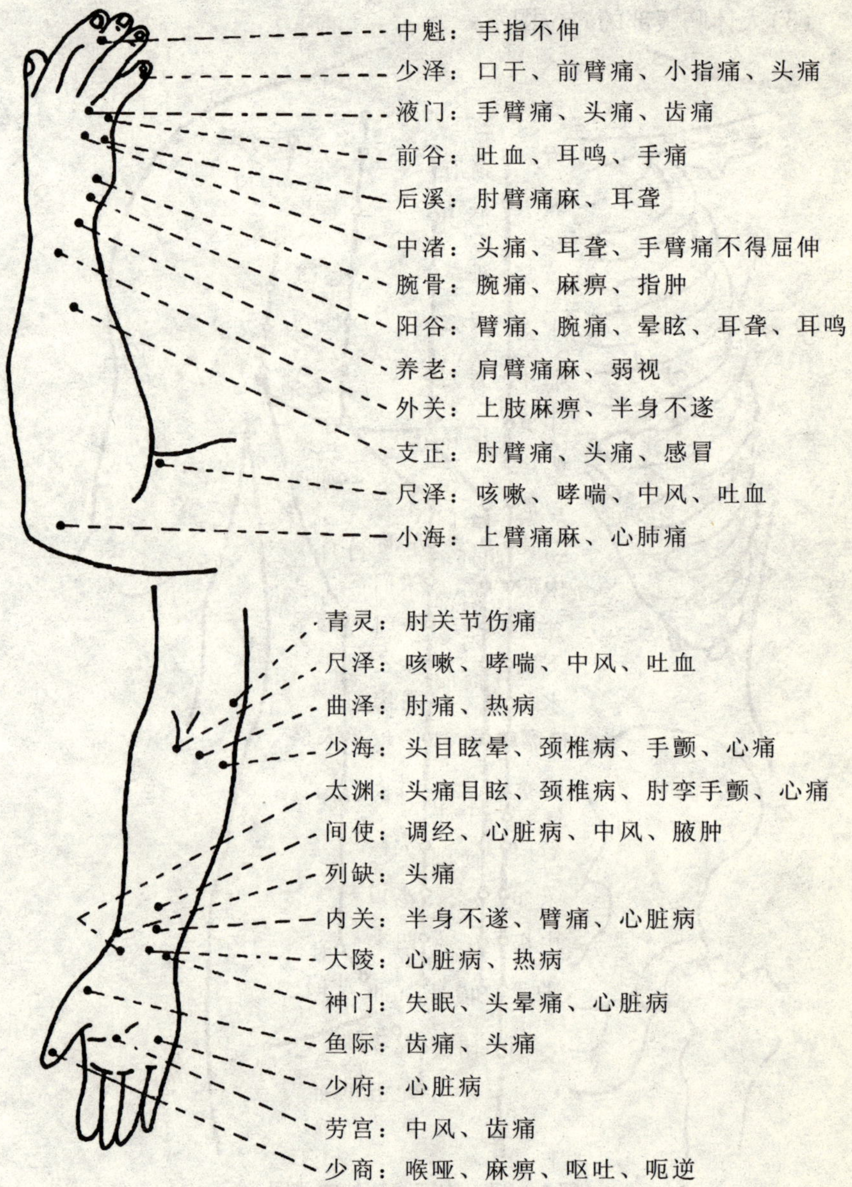

图 1－36　人体手部侧正面的穴位图

手部侧正面的穴位有：中魁、少泽、液门、前谷、后溪、中渚、腕骨、阳谷、养老、外关、支正、尽泽、曲泽、太渊、间使、少海、列缺、内关、大陵、神门、鱼际、少府、劳宫、少商等总共 27 个穴位。

(3)人体胸腹部的穴位图示

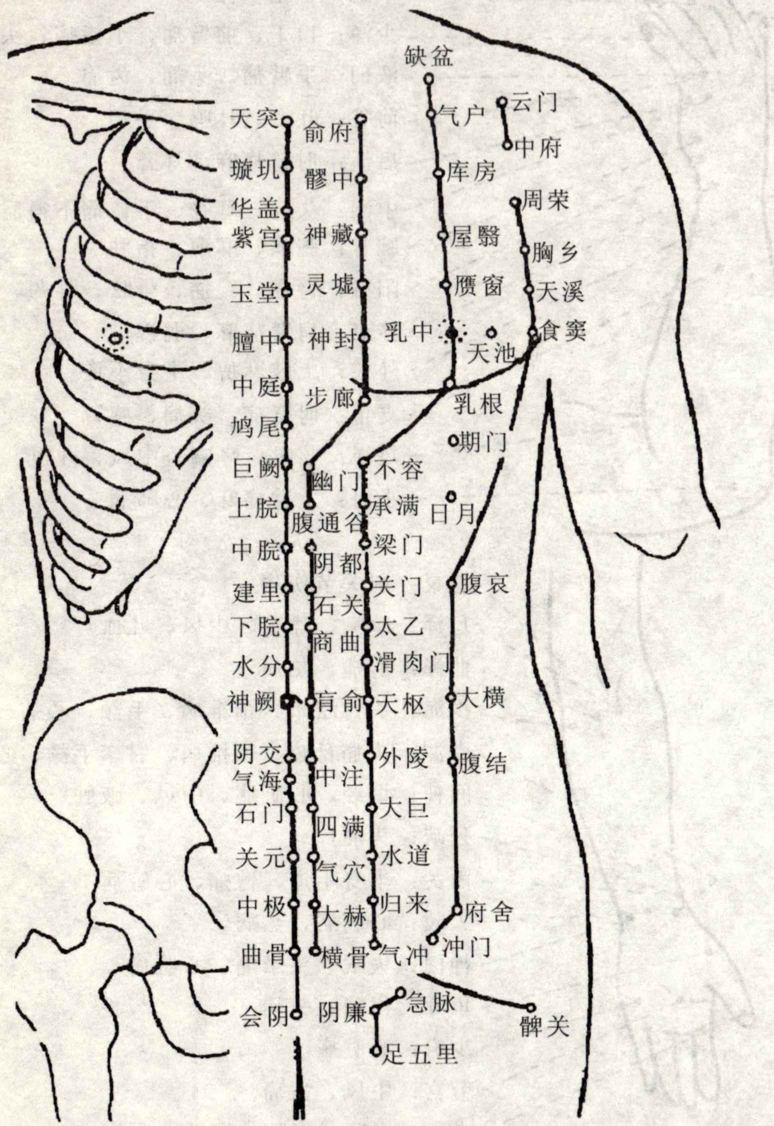

图1－37 胸部腹部的穴位图

人体胸部腹部的穴位共有：天突、璇玑、华盖、紫宫、玉堂、膻中、中庭、鸠尾、巨阙、上脘、中脘、建里、下脘、水分、神阙、阴交、气海、石门、关元、中极、曲骨、会阴、横骨、大赫、气穴、四满、中注、肓俞、商曲、石关、阴都、腹通谷、幽门、步廊、神封、灵墟、神藏、彧中、俞府、缺盆、气户、库房、屋翳、膺窗、乳中、乳根、不容、承满、梁门、关门、太乙、滑肉门、天枢、外陵、大巨、水道、归来、气冲、髀关、足五里、阴廉、急脉、冲门、府舍、腹结、大横、腹哀、日月、期门、天池、食窦、天溪、胸乡、周荣、中府、云门，总共76个穴位。

（4）人体背部的穴位图示

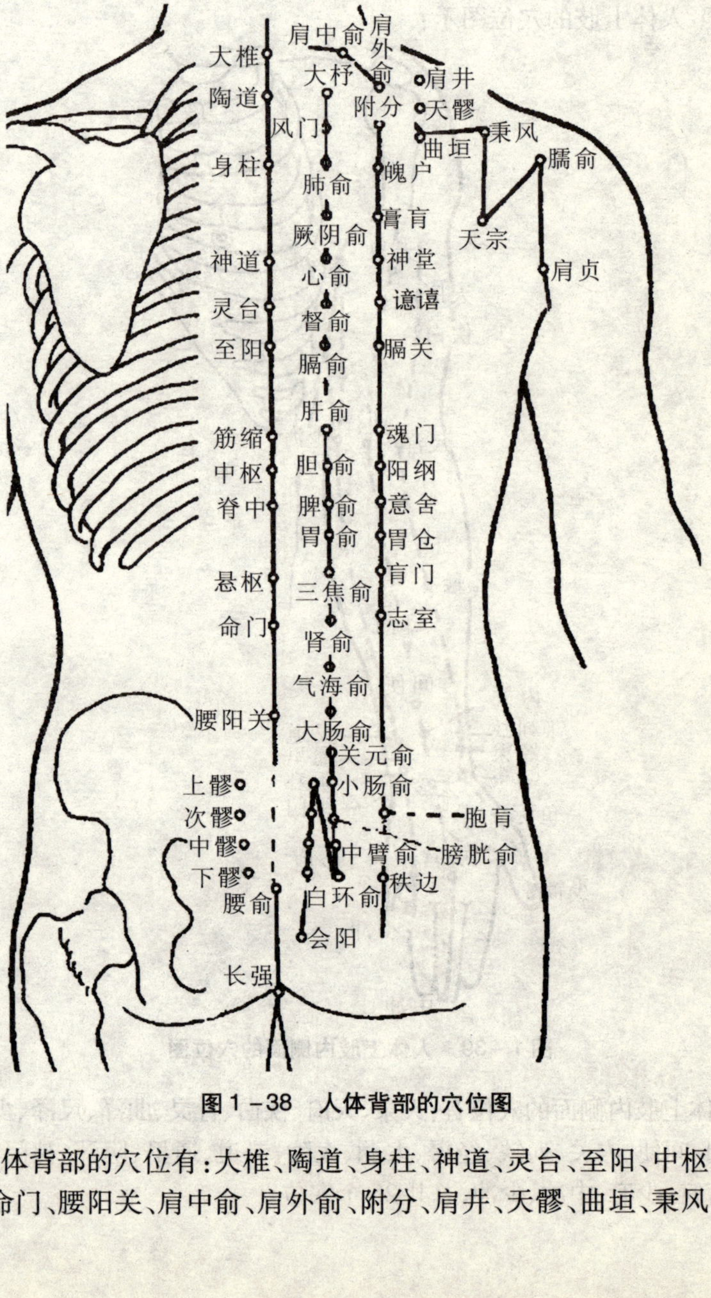

图1－38　人体背部的穴位图

人体背部的穴位有：大椎、陶道、身柱、神道、灵台、至阳、中枢、脊中、悬枢、命门、腰阳关、肩中俞、肩外俞、附分、肩井、天髎、曲垣、秉风、天宗、臑俞、肩贞、大杼、风门、肺俞、厥阴俞、心俞、督俞、膈俞、肝俞、胆俞、脾俞、胃俞、三焦俞、肾俞、气海俞、大肠俞、关元俞、小肠俞、膀胱俞、上髎、次髎、中髎、下髎、腰俞、会阳、长强、魄户、膏肓、神堂、膈关、魂门、阳纲、意舍、胃仓、肓门、志室、胞肓、秩边、白环俞等总共59个穴位。

（5）人体上肢的穴位图示：

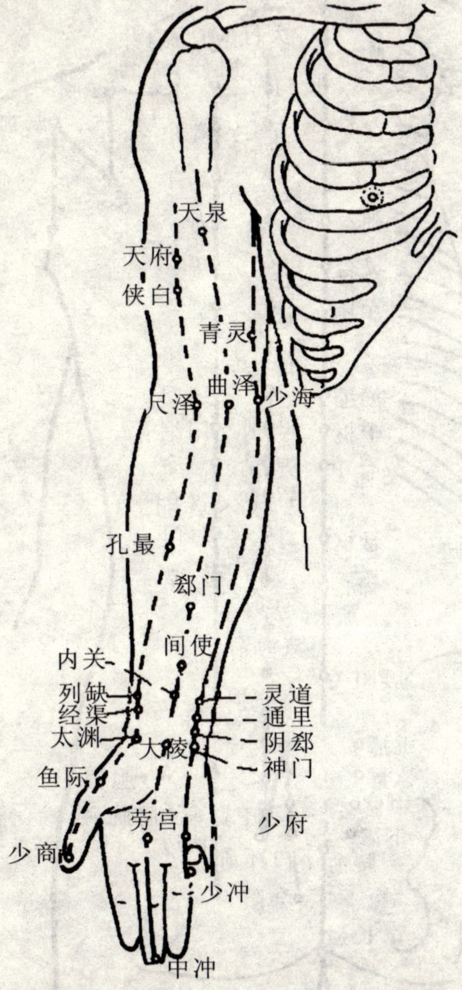

图1－39 人体上肢内侧面的穴位图

人体上肢内侧面的穴位有：天泉、天府、侠白、青灵、曲泽、尺泽、少海、孔最、郄门、间使、内关、列缺、经渠、太渊、大陵、灵道、通里、阴郄、神门、鱼际、少商、劳宫、少府、中冲、少冲，总共25个穴位。

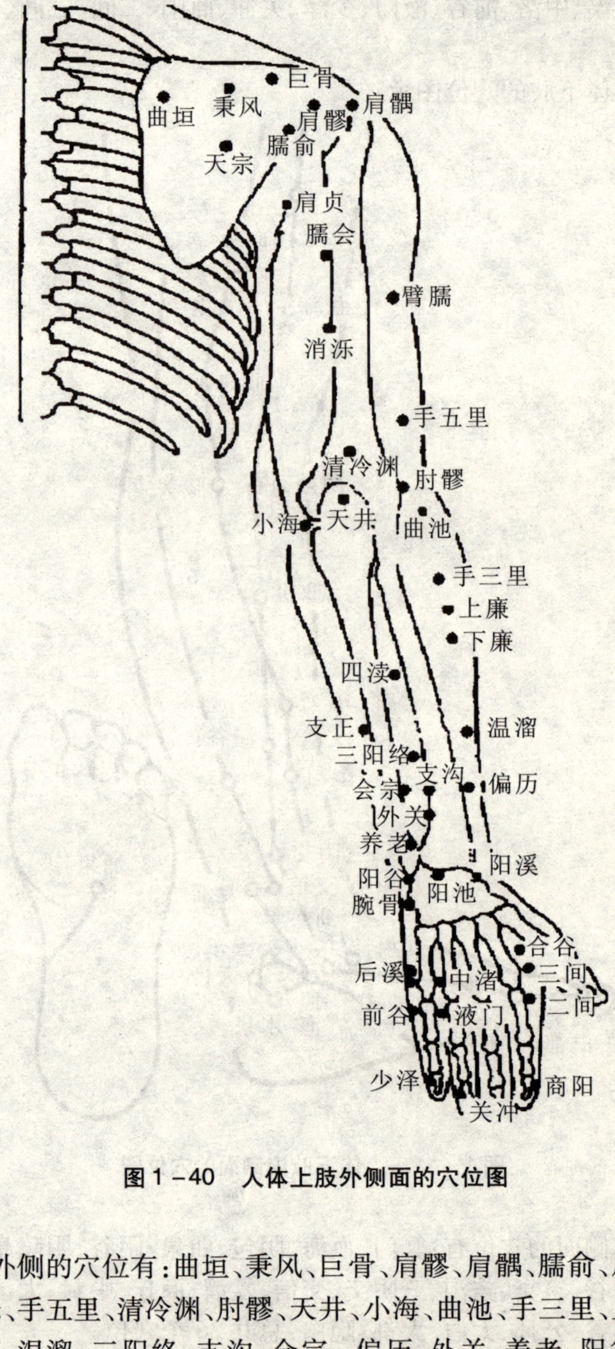

图 1-40　人体上肢外侧面的穴位图

上肢外侧的穴位有：曲垣、秉风、巨骨、肩髎、肩髃、臑俞、肩贞、臑会、臂臑、消泺、手五里、清冷渊、肘髎、天井、小海、曲池、手三里、上廉、下廉、四渎、支正、温溜、三阳络、支沟、会宗、偏历、外关、养老、阳谷、阳池、阳溪、腕骨、后溪、中渚、前谷、液门、少泽、关冲、商阳、二间、三间、合谷，总共42个穴位。

（6）人体下肢的穴位图示：

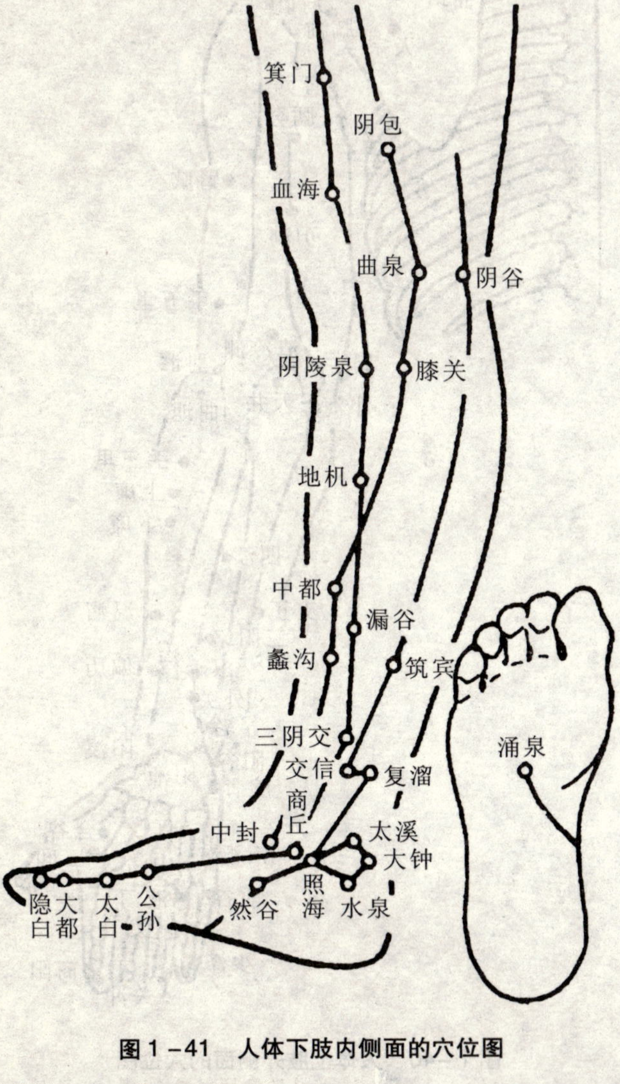

图1－41　人体下肢内侧面的穴位图

下肢内侧面的穴位有：箕门、血海、阴包、曲泉、阴谷、阴陵泉、膝关、地机、中都、漏谷、筑宾、蠡沟、三阴交、交信、复溜、商丘、中封、太溪、大钟、水泉、照海、然谷、公孙、太白、大都、隐白，总共26个穴位。

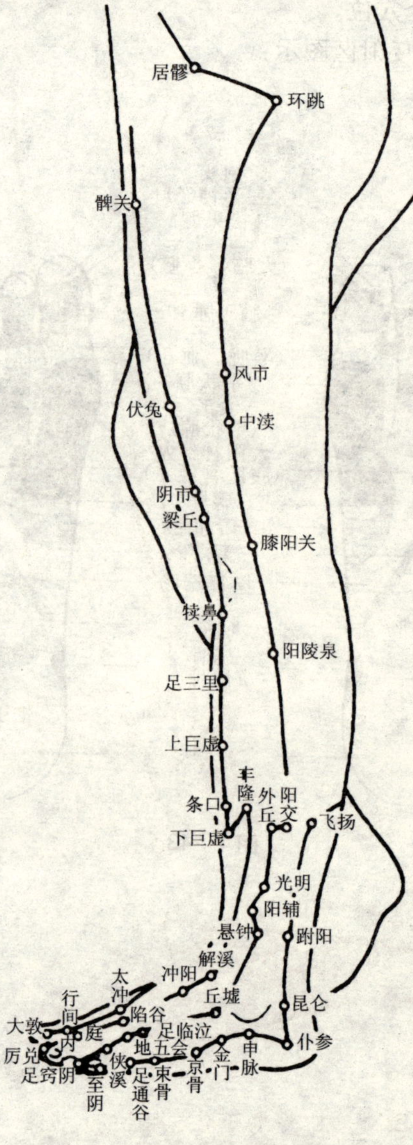

图 1－42 人体下肢外侧面的穴位图

下肢外侧面的穴位有：居髎、环跳、髀关、风市、中渎、伏兔、阴市、梁丘、膝阳关、犊鼻、阳陵泉、足三里、上巨虚、条口、丰隆、外丘、阳交、飞扬、光明、阳辅、悬钟、跗阳、解溪、冲阳、丘墟、太冲、陷谷、足临泣、第五地、内庭、行间、大敦、厉兑、足窍阴、至阴、侠溪、足通谷、束骨、京骨、金门、申脉、仆参、昆仑，总共43个穴位。

（7）人体脚底部反射区图示：

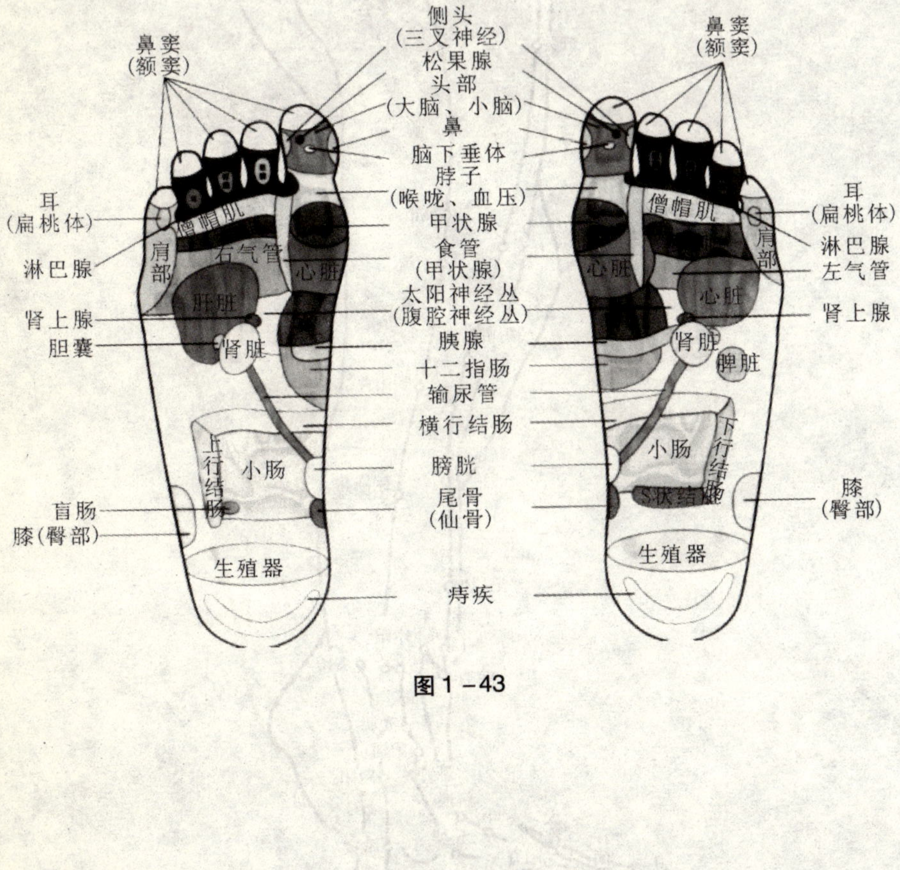

图1－43

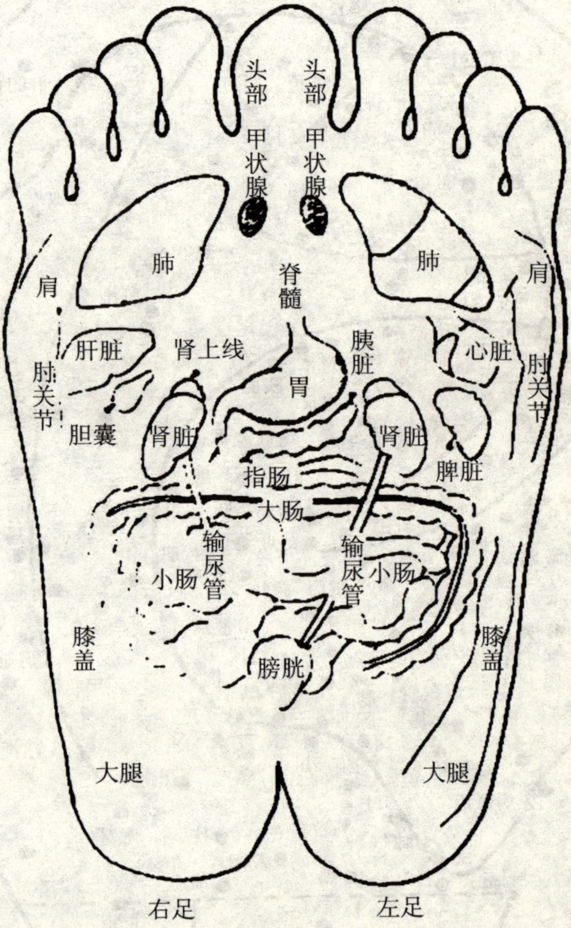
头部
头部
甲状腺
甲状腺
肺
脊髓
肺
肩
肩
肝脏
肾上线
胰脏
心脏
肘关节
肘关节
胃
胆囊
肾脏
肾脏
脾脏
指肠
大肠
输尿管
输尿管
小肠
小肠
膝盖
膝盖
膀胱
大腿
大腿
右足
左足

图 1－44

（8）人体耳部的穴位图示：

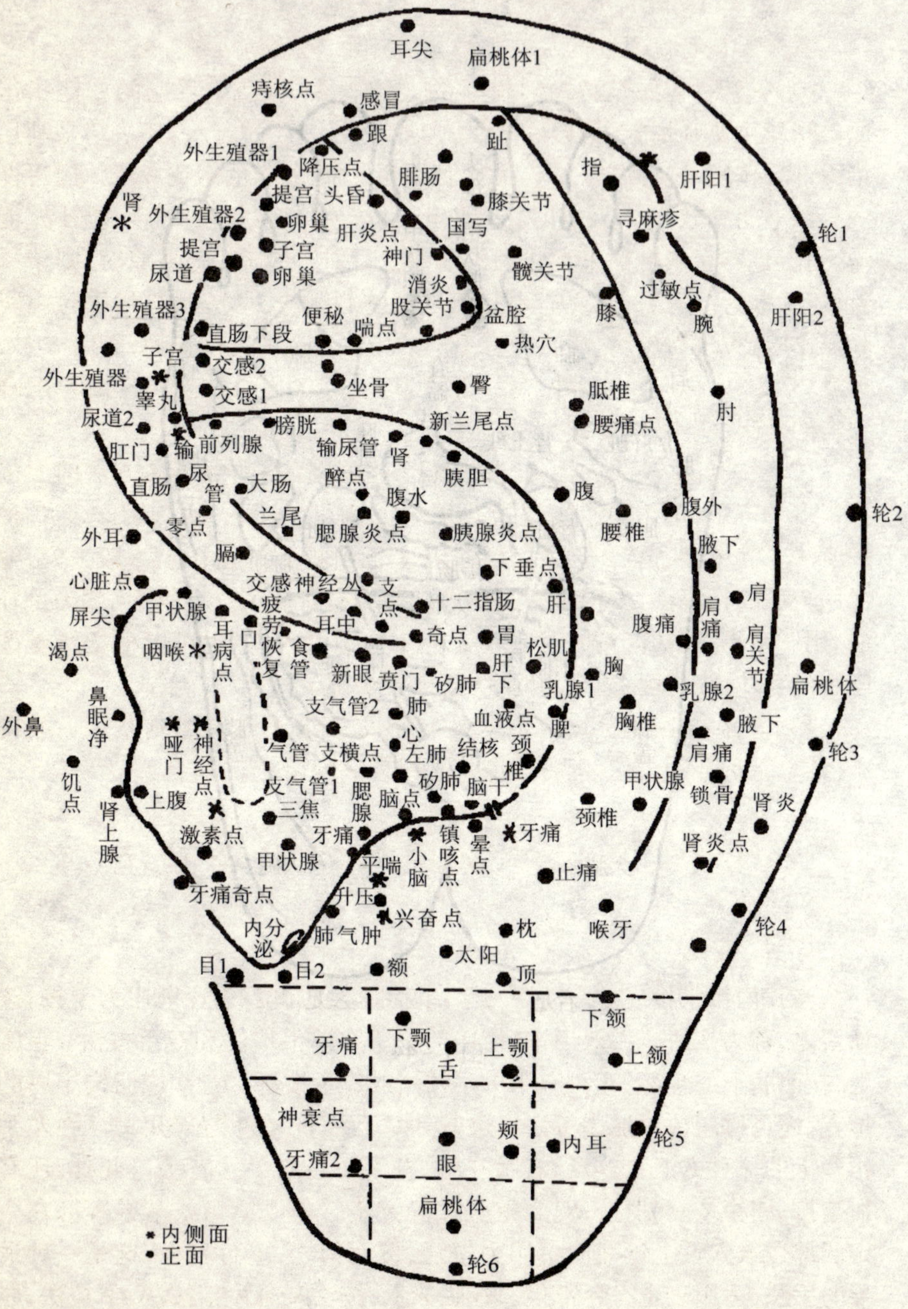

图1-45

⊙ 8. 穴位的刺激按摩你也可以学会

首先要从有代表性的穴位刺激方法开始，慢慢练习就一定能学会！

（1）指压：在保健按摩时进行的穴位刺激中，使用普遍的就是指压法。指压主要利用施力容易的大拇指或食指、中指进行。其诀窍是利用指腹部分按压，这样可以加重压力，而且长时间按压也不致疲倦。因慢性病等因素而导致身体衰弱时，一般仅予以轻压，称为“补法”，即补充能量，是促进器官恢复到正常状态的刺激法。神经亢奋、有强痛时，则予以重压，这称为“泻法”，此乃抑制过高能量的刺激法。虽统称“指压”，在实际操作时，应该视疾病、症状而有不同的指法。压的时间是每压3～5秒，休息2～3秒，再压3～5秒，每一部位重复3～5次。注意指压时要配合独特的呼吸法。基本要领是：指压时呼气，停压时吸气。

（2）按摩法：认为人体保健按摩是一种搓揉身体的刺激方法的人也许很多。可是，真正的按摩是指并用，有“捶”、“搓”、“揉”、“压”等各种按摩法。其中，所谓“压”的手法，就是上面所提到的指压。一般来说，捶或用力压的是泻法，应用于神经痛等疼痛厉害时使用。轻轻搓、揉等是补法，用于手脚发麻等，按摩时间在5～15分钟以内，但也可以根据接受按摩者的身体情况延长或缩短时间，这要视情况灵活而定。

（3）灸术：在中医学中，灸术是利用艾草给予皮肤热刺激。一般说来，灸术是种补法，在我国古代应用于慢性病的治疗。

十一、常见病常用的穴位按摩法

⊙ 1. 按法

当我们用手指或手掌面着力于治疗部位或穴位上，逐渐用力下按，按而留之，称为按法。一般说来，使用的按法有单手按法和双手按法。在床上，在两肋下或腹部，通常应用单手按法或双手按法。背部或肌肉丰厚的地方，还可以用单手加压按法。也就是左手在下，右手轻轻用力压在左手指背上的一种方法；也可以右手在下，左手压在右手指背上。此外，还有拇指按、屈指按、屈肘按、双掌重叠按等方法。是以拇指或掌根等部在一定的部位或穴位上逐渐向下用力按压，按而留之，不可呆板，这是一种诱导的手法，适用于全身各部位。在临床上，按法又分为指按法、掌按法、屈肘按法等。

（1）指按法：这种方法接触面比较小，优点是刺激的强弱容易控制调节，不仅可以开通闭塞、散寒止痛，而且还能保健美容，是最常用的保健推拿手法之一。例如经常按面部及眼部的穴位，既可美容，又可保护视力。

（2）掌按法：此法接触面较大，刺激也比较缓和，适用于治疗面积较大而较为平坦的部位，例如腰背部、腹部等。

（3）屈肘按法：这种方法压力大，刺激强，当你用屈肘时突出的鹰嘴部分按压体表时，此法只适用于肌肉发达厚实的部位，诸如腰臀部或胖肥者等。

用按法操作时，着力部位要紧贴体表，不可移动，用力要由轻而重，不可用暴力猛然按压。按法常与揉法结合应用，组成“按揉”复合手法，即在按压力量达到一定深度时，再做小幅度的缓缓揉动，手法要刚中有柔，既有力又柔和，这样才能有好的效果。

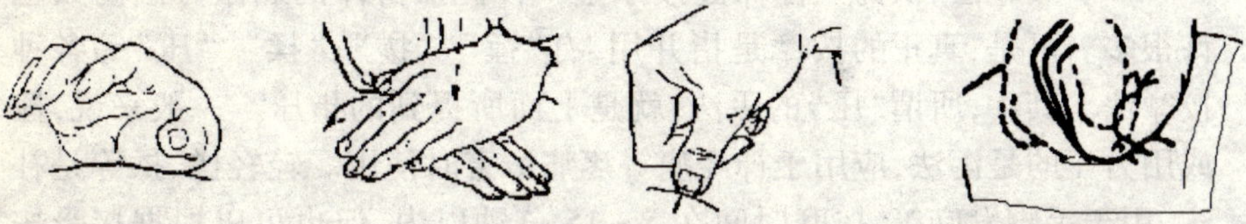

掌按图　　指按图　　拳按图

图1－46

⊙ 2. 推法

推法就是用指、掌、拳面等部位紧贴治疗部位，运用适当的压力进行单方向的直线移动的手法。临床常用的有单手或双手两种推摩方法。因为推与摩不能分开，推中已包含有摩，所以推摩经常配合一起用。像两臂两腿肌肉丰厚处，多用推摩。这种姿势，是用拇指与食指夹持胳膊肌肉，正是用推法中的单手推摩法。

推法有掌平推法、肘平推法、拇指平推法、一指禅推法、屈指推法、拳平推法等，具体情况具体应用。四指并拢，紧贴于皮肤上，向上或向两边推挤肌肉。推法可分为平推法、直推法、旋推法、合推法等。下面我们仅就平推法进行说明。平推法又分指平推法、掌平推法和肘平推法。

（1）指平推法：用拇指指面着力，其余四指分开助力，按经络循行或肌纤维平行方向推进。这种方法常用于肩背、胸腹、腰臀及四肢部位。

（2）掌平推法：用手掌平伏在皮肤上，以掌根为重点，向一定方向推进,也可以双手掌重叠向一定方向推进。这种方法常用于面积较大的部位。

(3)肘平推法:屈肘后用鹰嘴突部着力向一定方向推进。这种方法刺激力量强,只适用于肌肉比较丰厚发达的部位,诸如臀部及腰背脊柱两侧膀胱经等部位。

在运用推法时,指、掌、肘要紧贴体表,用力要稳,速度要缓慢而均匀。这种手法可以在人体各部位使用,能增强肌肉的兴奋性,促进血液循环,而且有舒筋活络的作用,这也是常用的方法之一。

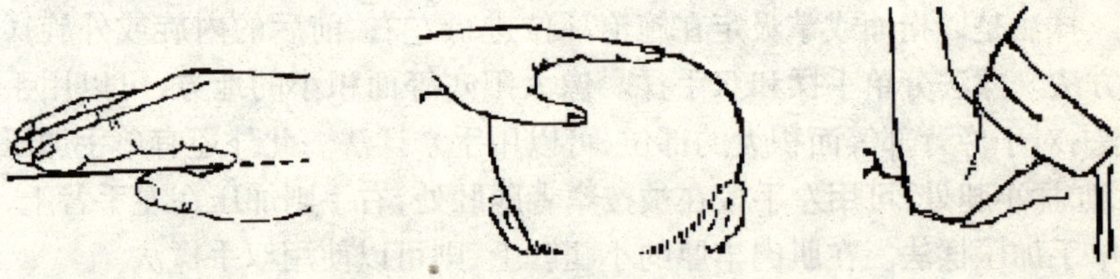

掌推法图　一指禅推法　肘推法

图 1－47

⊙ 3. 摩法

将手掌或指腹轻放于体表治疗部位,做环形的、有节律的摩动手法称摩法。摩法多配合按法和推法,有常用于上肢和肩端的单手摩法和常用于胸部的双手摩法。摩法又分为指摩法、掌摩法、掌根摩法等。

(1) 指摩法:用食指、中指、无名指面附着于一定的部位上,以腕关节为中心,连同掌、指做节律性的环旋运动。

(2) 掌摩法:用掌面附着于一定的部位上,以腕关节为中心,连同掌、指做节律性的环旋运动。

(3)指掌摩法:用掌根部大、小鱼际等力在身体上进行摩动,摩动时各指略微翘起,各指间和指掌关节稍稍屈曲,以腕力左右摆动;操作时可以两手交替进行。

摩法时,要注意肘关节自然屈曲,腕部放松,指掌自然伸直,动作要缓和而协调。频率每分钟 120 次左右。这种方法刺激轻柔缓和,是胸腹、胁肋部常用的按摩手法。

在空闲时间,如果经常用摩法抚摩腹部及胁肋,可以使气机通畅,起到宽胸理气、健脾和胃和增加食欲的作用。

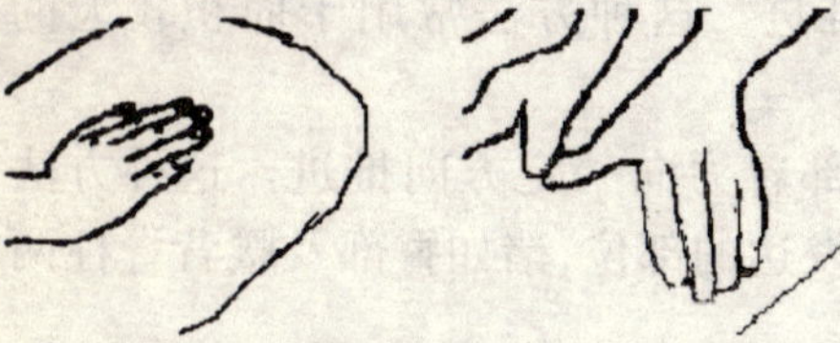
单手和双手摩法图

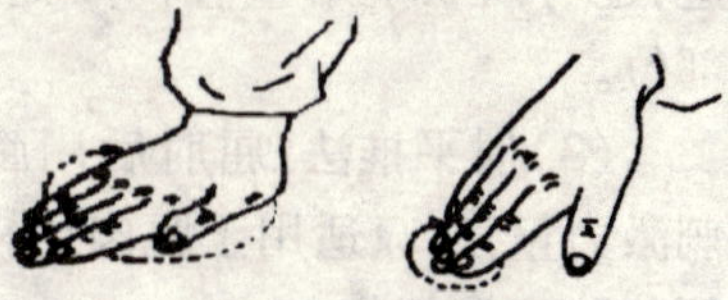
掌摩和指摩图

图1-48

⊙ 4. 揉法

揉法是以指面或掌吸定在施治部位进行左右、前后的内旋或外旋揉动的方法。揉法分单手揉和双手揉。像太阳穴等面积小的地方，可以用手指揉法；对于像背部等面积大的部位，可以用手掌揉法。此外还有单手加压揉法，如揉小腿处，可用左手按在被按摩者腿肚处，右手则加压在左手背上，进行单手加压揉法。在肌肉丰厚的小腿肚上，则可以使用双手揉法。

揉法具有消瘀去积，调和血行的作用。对于局部的痛点，使用揉法十分合适。揉法又可分为指揉法、鱼际揉法、掌揉法等。

（1）指揉法：用拇指或中指或食指、中指、无名指指面或指端轻按在某一穴位或部位上，做轻柔的小幅度环旋揉动。

（2）鱼际揉法：用手掌的大鱼际部分，吸附于一定的部位或穴位上，做轻轻的环旋揉动。

（3）掌揉法：用掌根部着力，手腕放松，以腕关节连同上臂做小幅度的回旋揉动。

揉法是保健推拿的常用手法之一，具有宽胸理气、消积导滞、活血化瘀、消肿止痛的作用，适用于全身各部，如揉按中脘、腹部配合其他手法对胃肠功能有良好的保健作用。

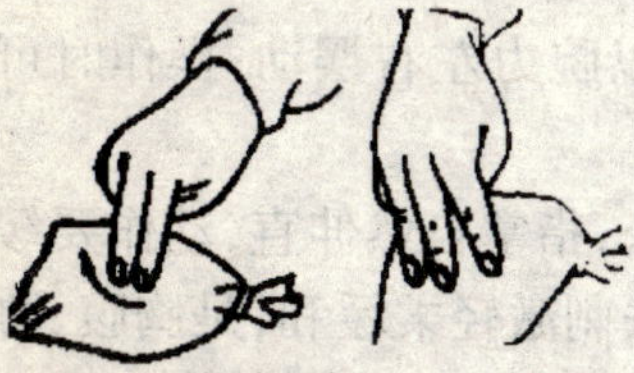
指揉法

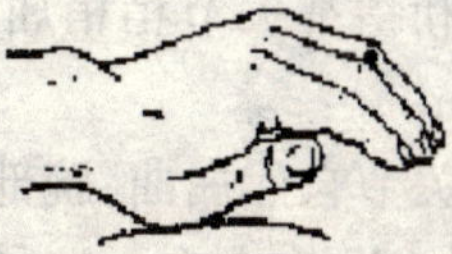
鱼际揉法

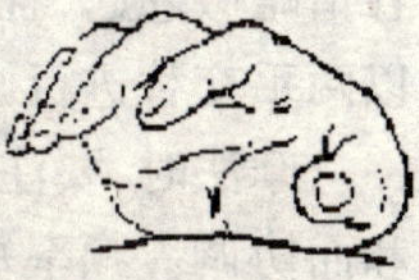
掌揉法

图1-49

⊙ 5. 拿法

拿法就是用拇指与其余四指的罗纹面对称用力内收的手法。捏而提起谓之拿。这种方法是用大拇指和食、中指端对拿于患部或穴位上，做对称用力一松一紧地拿按。

在使用拿法时，腕部要放松灵活，用指面着力。动作要缓和而有连贯性，不可断断续续。用力要由轻到重，再由重到轻，不可突然用力。这种方法也是常用保健推拿手法之一，具有祛风散寒、舒筋通络、开窍止痛等作用，适用宁颈项、肩部、四肢等部位或穴位，而且经常做为推拿的结束手法使用。

在临床上，我们常用的有在腿部或肌肉丰厚处的单手拿法。如果被按摩者因情绪紧张、恼怒，突然发生气闷、胸中堵塞或出现类似昏厥的情况，可在锁骨上方肩背相连的地方，用单手拿法，把肌肉抓起来放下，放下再抓起，以每秒钟拿两下的速度连拿 20 次，稍休息后再连拿 20 次，则胸中通畅，气息自渐调和了，也就达到了较好的效果。

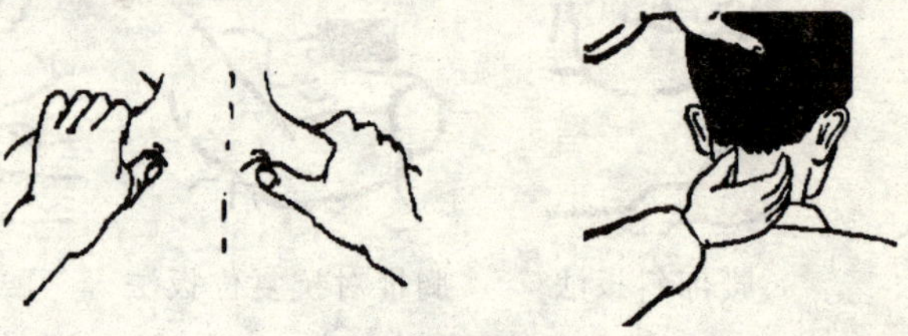

图 1－50 背部拿法图

⊙ 6. 扳法

扳法就是用双手或借助身体其他部位（如膝部）或在助手的辅助下用力向相反方向或同一方向扳动肢体的一种被动运动方法。由于操作时活动幅度大，治疗力直接作用于关节部位，因此要注意做到稳、准、巧，切忌强拉硬扳，以免造成不必要的后果。腰部扳法具有疏通经络、滑利关节、纠正解剖位置的作用，常用于治疗腰扭伤、腰椎间盘突出症、腰椎关节错位或关节功能障碍等病症。

腰部扳法又分为以下五种操作方法：

（1）扳肩推腰法：被按摩者俯卧位，按摩者站于被按摩者一侧，一手推压腰部痛处，一手扳起被按摩者对侧肩前部至最大限度，双手同时用力扳推。

（2）扳腿推腰法：被按摩者俯卧位，按摩者站于被按摩者一侧，一手推压腰部痛处，一手从被按摩者对侧腰关节前上方将其下肢搬起到最大限度时，双手同时扳推。

(3)腰部斜扳法：被按摩者侧卧位，双下肢在上者髋膝关节屈曲，在下者伸直，按摩者一手推按住被按摩者肩前部或肩后部，另一手抵住被按摩者臀部或髂前上棘，将被按摩者腰部旋转至最大限度后，两手同时用力，做相反方向扳动。

(4) 腰椎旋转扳法：被按摩者取前屈（按需要角度）坐位，一助手按住其下肢及骨盆。按摩者坐于被按摩者后侧方，用一手拇指按住需要扳动的棘突，另一手从被按摩者健侧腋下伸出，钩扶住其颈项部，将被按摩者腰部从前屈位向健侧旋转。当旋转至最大限度时，一手用力扳动腰部，一手拇指同时用力推按其棘突。

(5) 腰部后伸扳法：被按摩者仰卧位，按摩者一手按压其腰部痛处，一手从被按摩者双膝关节前上方托起下肢，双手同时用力扳伸按压。操作时一定要轻柔，不可用力过大。

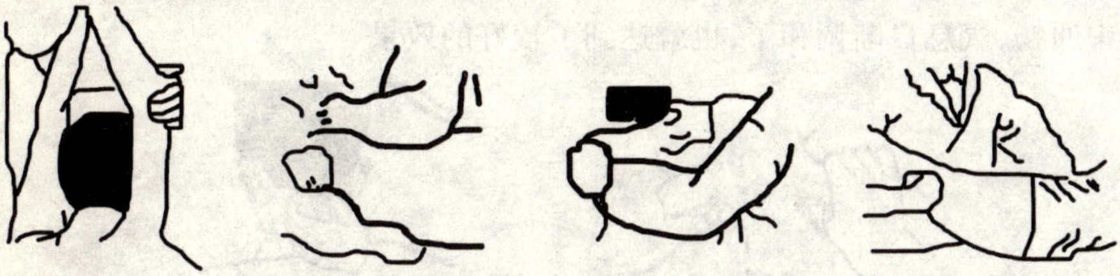

扩胸牵引扳法　腰部斜扳法　胸椎对抗复位扳法　腰部后伸扳法

图1-51

⊙ 7. 点法

以指端、肘尖或屈指骨突部，着力于施治穴位上，按而压之，戳而点之，称为点法。用拇指顶端或中指、食指、拇指之中节，点按某一部位或穴位，具有开通闭塞、活血止痛、调整脏腑功能等作用，常用于治疗脘腹挛痛、腰腿疼痛等病症，也是常用的方法之一。点法分为一指点法、二指点法、拳点法、院曲指点法四种。

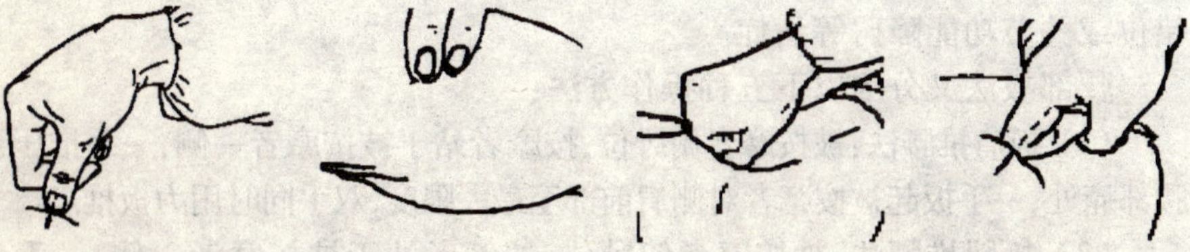

一指点法　二指点法　拳点法　院曲指点法

图1-52

⊙ 8. 擦法

擦法就是用双掌面着力于治疗部位或夹住肢体做交替搓揉动作的方法。它的应用很方便，是用手掌的大鱼际、掌根或小鱼际附着在一定部位，进行直接来回摩擦，使之产生一定热量。本功法可以益气养血、活血通络、祛风除湿、温经散寒，具有良好的保健作用。擦法分为小鱼际摩擦、大鱼际摩擦、掌根摩擦三种。

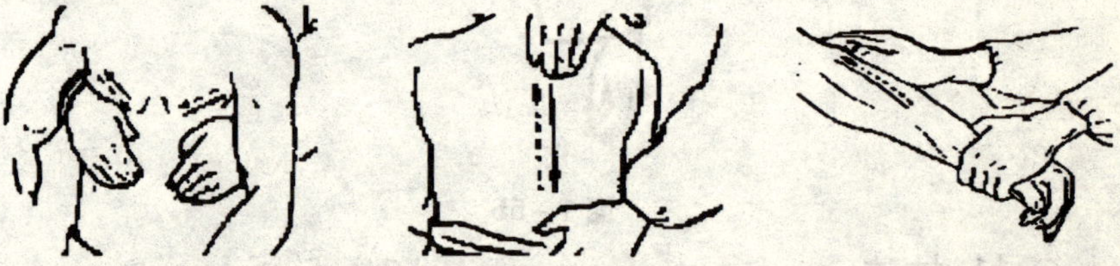

小鱼际摩擦　　掌根摩擦　　大鱼际摩擦

图 1－53

⊙ 9. 捻法

所谓捻法，就是用一手的拇指和食指罗纹面，捏住另一手的手指，做对称的用力捻动。这种方法具有理筋通络、滑利关节的作用，适用于手指、手背及足趾。运用时动作要灵活、快速，用劲不可呆滞。

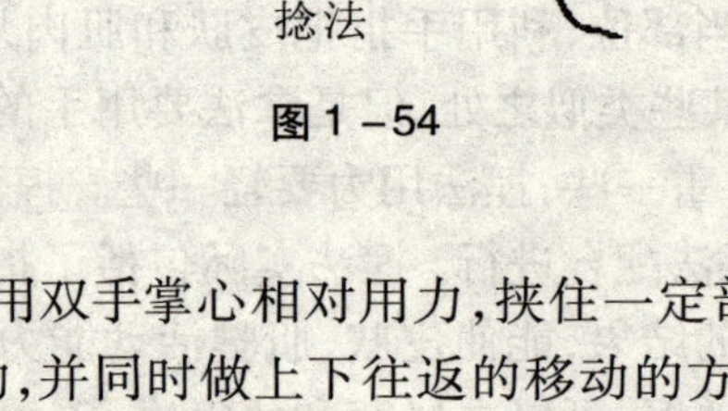

捻法

图 1－54

⊙ 10. 搓法

所谓搓法，就是用双手掌心相对用力，挟住一定部位，然后双手交替或同时用力快速搓动，并同时做上下往返的移动的方法。这种方法具有调和气血，舒通经络、放松肌肉等作用，适用于四肢及胁肋部。使用这种方法时，两手用力要对称，搓动要快，移动要慢。看接受按摩者的身体情况而具体操作。

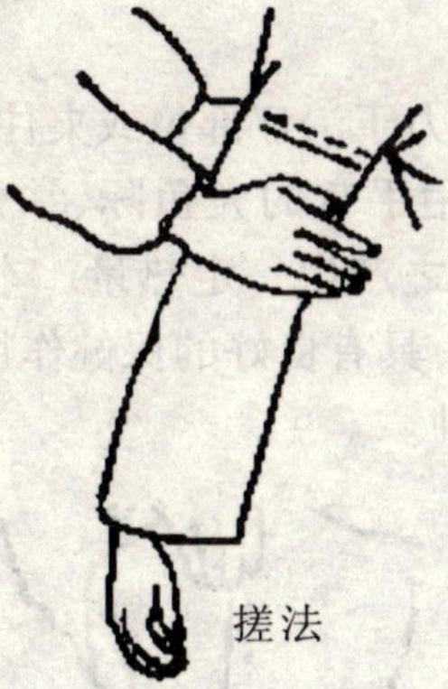

图1－55

⊙ 11. 抹法

所谓抹法是用单手或双手拇指面紧贴皮肤，做上下或左右往返移动的方法。

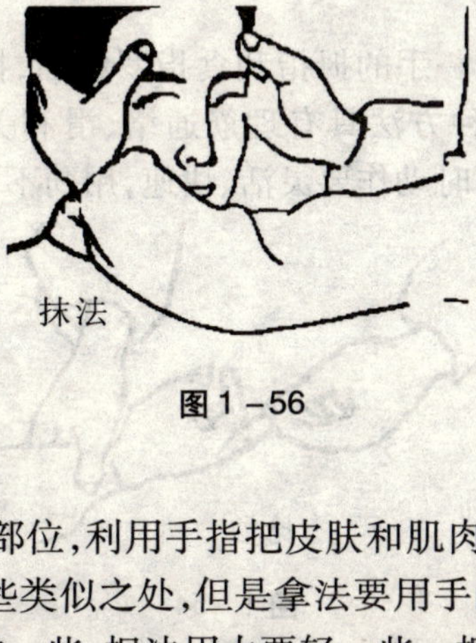

图1－56

⊙ 12. 捏法

捏法是指在适当部位，利用手指把皮肤和肌肉从骨面上捏起来的方法。捏法和拿法有某些类似之处，但是拿法要用手的全力，捏法则着重在手指上；拿法用力要重一些，捏法用力要轻一些。捏法是按摩中常用的基本手法，它经常与揉法配合进行。捏法实际包括了指尖的挤压作用，由于捏法轻微挤压肌肉的结果，能使皮肤、肌腱活动能力加强，从而改善血液和淋巴循环。浅浅地捏，可以去风寒和化瘀血；深深地捏，可以治疗肌腱和关节囊内部及周围因风寒湿而引起的肌肉和关节的疼痛。捏法分为三指捏和五指捏两种。

（1）三指捏：是用大拇指与食指、中指两指夹住肢体，相对用力做一紧一松挤压。

（2）五指捏：是用大拇指与其余四指夹住肢体，相对用力做一紧一松挤压。在做相对用力挤压动作时，要循序而下，均匀而有节律性。

在家庭保健中，此法适用于头部、颈项部、四肢及背脊，具有舒筋通络、行气活血的作用。

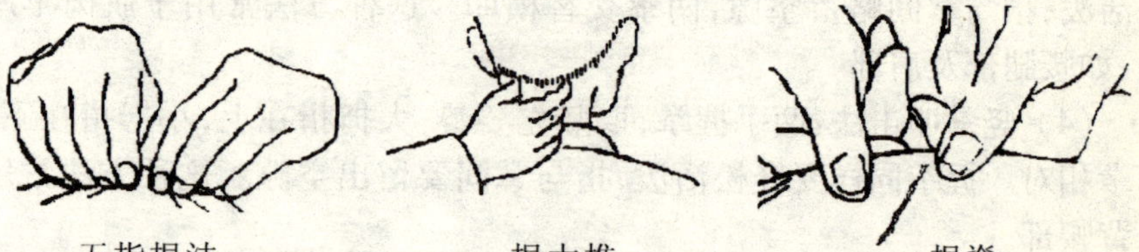

五指捏法　　捏大椎　　捏脊

图 1－57

⊙ 13. 抖法

所谓的抖法就是用单手或双手握住患肢远端做连续上下的抖动。它是一种振颤而抖动的按摩手法，要求动作迅速、短促、均匀。每秒钟抖动 10 次左右，也就是一分钟达到 600 次左右为宜。抖法与“动”分不开，所以又叫它抖动手法。

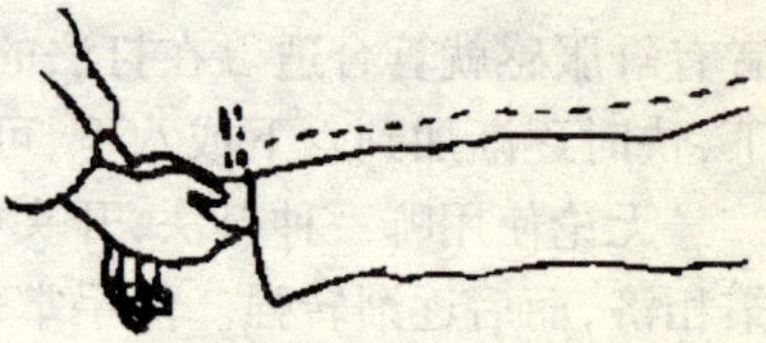

上肢抖法

图 1－58

（1）单指抖动法：将大拇指垂直地点在被按摩者的痛点，全腕用力抖动，带动拇指产生震颤性的抖动。

（2）双指抖动法：用拇指与食指或食指与中指，放在被按摩者疼处或眉头等处，利用腕力进行抖动。

根据患部的不同及施抖力量的强弱分为抖臂、抖腿、抖腕等。用双手握住被按摩者的上肢或下肢远端，用微力做连续的小幅度的上下连续颤动，使关节有松动感，分上肢抖法和下肢抖法。这种方法具有疏松脉络、滑利关节的作用，常与搓法合用作为结束手法，使被按摩者有一种舒松的感觉。

⊙ 14. 叩击法

此法在临床上多配合在按摩手术后来进行。当然，必要时也可以单独使用叩击法。此法手劲要轻重有准，柔软而灵活。手法合适，能给被按摩者以轻松感，否则就是不得法。打法主要用的是双手，常用手法有侧掌切击法、平掌拍击法、横拳叩击法和竖拳叩击法等。

（1）侧掌切击法：把两手侧掌侧立，大拇指朝上，小指朝下，指与指间要分开一厘米许。手掌落下时手指合拢，抬手时又略有分开，一起一落，两手交替进行。

(2) 平掌拍击法：两手掌平放在肌肉上，一先一后有节奏地拍打。

(3)横拳叩击法：两手握拳，手背朝上，拇指与拇指相对，握拳时要轻松活泼，指与掌间略留空隙，两拳交替横叩。这种方法常用于肌肉丰厚处，如腰腿部及肩部。

(4) 竖拳叩击法：两手握拳，取竖立姿势，大拇指在上，小拇指在下，两拳相对。握拳同样要轻松活泼，指与掌间要留出空隙。这种方法常用于背腰部。

以上四种打法，主要用于肌肉比较丰厚的地方，如项、肩、背、腰、大腿、小腿等处。叩打的力量，应该先轻后重，再由重而轻。当然，这里所谓重，也不是用极重的力量，而是相对地稍稍加劲的意思。总之，使被按摩者有舒服感就算合适。在打法的速度上，一般是先慢后快，慢时一秒钟两下，快时逐渐加到六下或八下，可灵活掌握。

无论使用哪一种打法，开头第一下都不能使大劲，应当软中有硬，刚柔相济，而后逐渐转强。两手掌落下时，既要有力，又要有弹性，使被按摩者感觉舒服。叩打时间一般是 1 ~ 3 分钟就可以了。极个别情况下，可根据病情延长或缩短一些时间。这种手法，可以在按摩后来配合进行，也可以同按摩手法夹杂进行。

我们知道捶背是老年人日常的保健方法之一，它可以改善局部循环和肌肉的营养代谢、解除肌肉痉挛、促进水肿和血肿的吸收等，很值得借鉴。捶打时可参照推拿按摩中的打击法，这是指一种以拳、指或掌背击打患处治疗疾病的手法。可以单手或双手进行，随起随落，轻松自然，但手法刚中有柔，要避免生敲硬打。根据所做的部位不同，可以分别选用空拳击法、掌击法、拍打法、扇打法、劈法等。

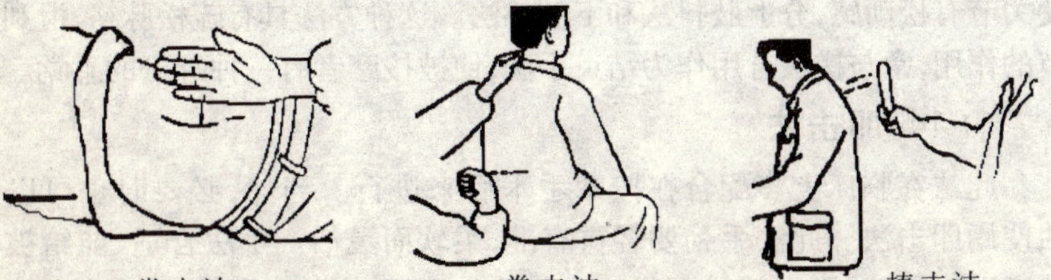

掌击法　　拳击法　　捧击法

图 1 – 59

⊙ 15. 滚法

滚法是用手掌尺侧面的背部及掌指关节背侧突起处，在操作部位做来回翻掌、旋转动作。滚法是“滚法推拿流派”的主要手法。具有体表接触面积大、刺激力量强，而且又十分柔和的特征。主要应用于治疗运动系统和周围神经系统疾病。滚法对自学者来说有一定的难度，但是，因为这种方法在疾病的治疗上往往又少不了，所以我们尽可能做一些简明地叙述。整个手法动作是由两部分协调来共同完成的：一是前臂的旋转；二是腕关节的屈伸组成的复合式手技动作。其受力部位为小鱼际肌至第五、第四掌骨的背侧。手法要领是：

(1) 前臂旋转与腕关节屈伸这两个动作一定要协调。即在前臂旋前时，腕关节一定要伸展，以小鱼际肌为着力部位。反之，在前臂旋后时，腕关节一定要屈曲，以第五、第四掌骨的背侧为着力部位。这样就会在体表部位上产生持续不断的来回滚动。其滚动频率每分钟大约 120 ~ 160 次。

(2) 躯体要正直，不要弯腰屈背，不得晃动身体。

(3) 肩关节自然下垂，上臂与胸壁保持 5 ~ 10 厘米距离，上臂千万不要摆动。

(4) 腕关节要放松，屈伸幅度要大约在 120 度(屈腕大约 80 度，伸腕大约 40 度)。

(5) 滚法突出是一个“滚”字。忌手背拖来拖去摩擦移动、跳动、顶压及手背撞击体表治疗部位。让手指均匀地自然放松，不要有意分开，也不要有意握紧。

适用部位：颈项部、肩背部、腰臀部及四肢等肌肉较丰厚的部位。功效：舒筋活血、解痉止痛、松解粘连、滑利关节等。

主治：风湿酸痛、肌肤麻木、肢体瘫痪、运动功能障碍等症。举例说明：①下腰痛：要以骶棘肌为主用滚法治疗。②肩周炎：要以三角肌为重点施用滚法，并辅以各项关节的被动运动。③坐骨神经痛：沿膀胱经自臀、股后、腘、小腿后侧用滚法而下至足跟、足背，并辅以经穴的按压和被动运动。

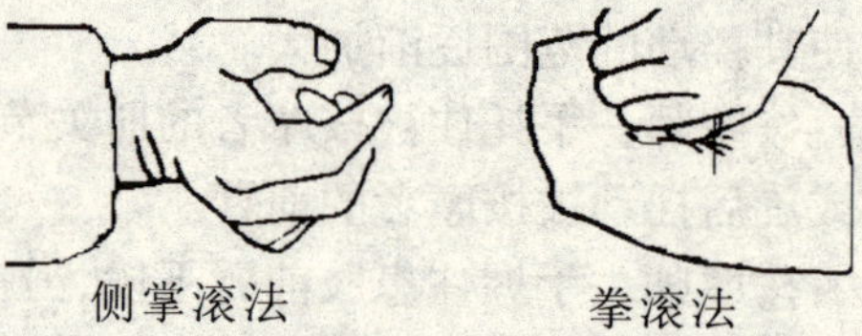

图 1－60

⊙ 16. 摇法

使关节做被动的环转运动的手法称为摇法。有缓慢摇动称为运法，大幅度摇转称为盘法之说。可分为：

（1）颈部摇法：被按摩者取坐位，颈部放松。按摩师站在被按摩者的侧后方，一手扶住被按摩者的后枕部，另一手托住被按摩者的下颌，做缓慢的环旋摇动，并使其摇动的范围逐渐加大。亦可用肘夹住被按摩者的下颌，另一手托住被按摩者的后枕部，做缓慢的环旋摇动。按摩师站在被按摩者的后方，两手托住被按摩者的头部（拇指在后，其余四指在前），并用两前臂的尺侧压住被按摩者的肩部，两肘与两手相对用力，一边向上拔伸，一边缓慢地做环旋摇动，并使其摇动的范围逐渐加大。

（2）腰部摇法：被按摩者坐于床边；一助手双手按压被按摩者的大腿加以固定，按摩师则站于被按摩者背后，双手从腋下穿过抱住被按摩者，然后环旋摇动被按摩者的腰部，并使其摇动的范围逐渐加大。或被按摩者站立，弯腰扶住床边，按摩师站在被按摩者的侧后方，一手扶住被按摩者的腹部，另一手扶住被按摩者的腰部，两手相对用力，环旋摇动被按摩者的腰部，并使其摇动的范围逐渐加大。

（3）肩部摇法：以右肩为例。被按摩者取坐位，按摩师站于被按摩者左后方，以腹部顶住被按摩者背部，右手托住被按摩者右肘，左手握住被按摩者右手手指或右手的尺侧，使肩关节沿前下→前上→后上→后下→前下的方向摇动，并使其摇动的范围逐渐加大。或按摩师站在被按摩者的右后方，左手扶按被按摩者的右肩，右手握住被按摩者的右腕部，环旋摇动被按摩者的肩关节。也可以用右手托住被按摩者的右肘，环旋摇动被按摩者的肩关节。按摩师站在被按摩者的右后方，左手扶住被按摩者的右肩，右手虎口经被按摩者的腋下，握住被按摩者的右前臂下段的桡侧，做前下→前上→后上→后下的摇动或做水平方向的摇动。按摩师站在被按摩者的右后方，左手置于被按摩者的右肩后，右手从被按摩者的腋下绕过置于被按摩者的右肩前，按摩师左右手与右臂协同用力摇动被按摩者的肩关节，并使其摇动的范围逐渐加大。

（4）前臂摇法：按摩师一手托住被按摩者的肘关节，另一手握住被按摩者的腕部，旋前或旋后摇动被按摩者的前臂。

（5）腕部摇法：按摩师一手握住患肢前臂下段，另一手五指与被按摩者的五指交叉握住，环旋摇动腕关节。

（6）髋部摇法：被按摩者取仰卧位，两下肢伸直。按摩师站在被按摩者的患侧，一手扶被按摩者患侧膝部，另一手扶踝；先使膝关节屈曲，同时使被按摩者患侧髋关节外展，外旋至最大限度，然后使髋、膝关节极度屈曲；再使髋关节极度内收、内旋，最后伸直患侧下肢。

(7) 膝部摇法：被按摩者取仰卧位。按摩师站在患侧，一手扶膝，一手托踝，环旋摇动膝关节。或者被按摩者取俯卧位，按摩师站在被按摩者的一侧，一手扶被按摩者大腿下段的后侧，另一手扶被按摩者的足跟部，环旋摇动被按摩者的膝关节，并使其摇动的范围逐渐加大。

(8) 踝部摇法：被按摩者取仰卧位。按摩师一手托被按摩者的足跟部，另一手握被按摩者的前足部，环旋摇动踝关节，并使其摇动的范围逐渐加大。

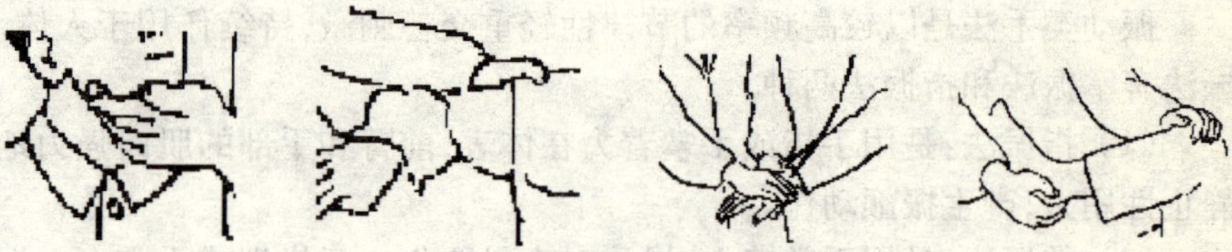

颈项摇法　托肘摇肩法　腕关节摇法　髋关节摇法

图 1-61

⊙ 17. 拨伸法

拨伸法是以拇指指端深按于肌腱部着力按而拨动的手法，也称分筋法。也有利用三指或四指指端并齐，同时插入肌筋缝中进行按而拨动的手法，称三指拨法或四指拨法。

拨伸法可分为头颈部拨伸法、肩关节拨伸法、腕关节拨伸法、指间关节拨伸法。操作时用力要均匀而持久，动作要缓和。本法常用于关节错位、伤筋等，对于扭错的肌腱和移动的关节有整复作用。

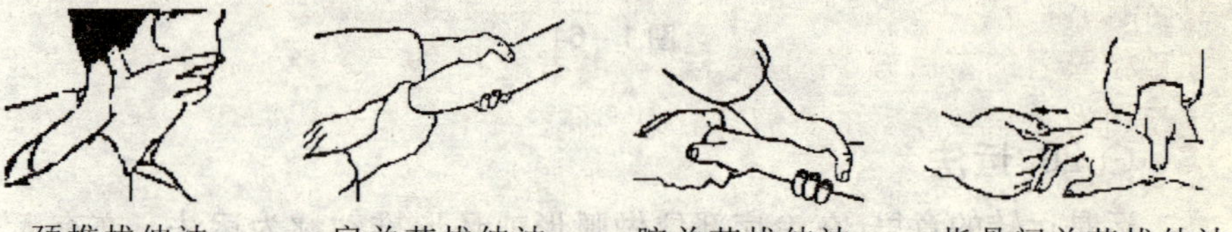

颈椎拔伸法　肩关节拔伸法　腕关节拔伸法　指骨间关节拔伸法

图 1-62

⊙ 18. 弹法

弹法是指按摩师先用拇指指腹按压住食指的指甲，然后食指、中指、无名指、小指依次快速地弹出，有弹性地击打被按摩者的头部。

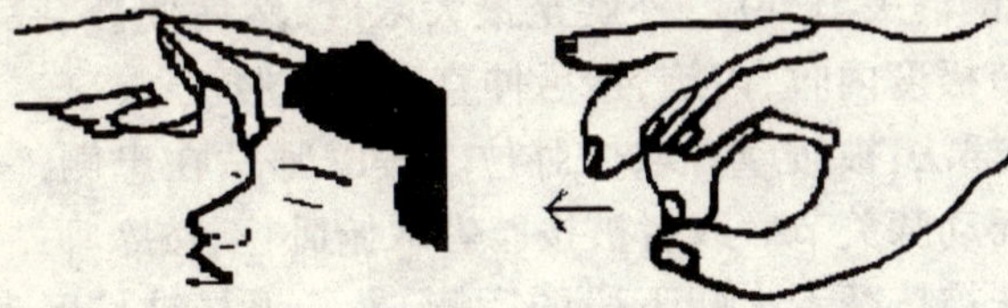

图1－63

⊙ 19. 振法

振动类手法是以较高频率的节律性轻重交替刺激，持续作用于人体。振法有掌振法和指振法两种。

（1）指振法：是用手指或手掌着力在体表，前臂和手部的肌肉强力地静止性用力，产生振颤动作。

（2）掌振法：是用手掌着力，操作时力量要集中于指端或手掌上。振动的频率较高，着力稍重。本法一般常用单手操作，也可双手同时操作。适用于全身各部位和穴位。具有祛瘀消积，和中理气，消食导滞，调节肠胃功能等作用。

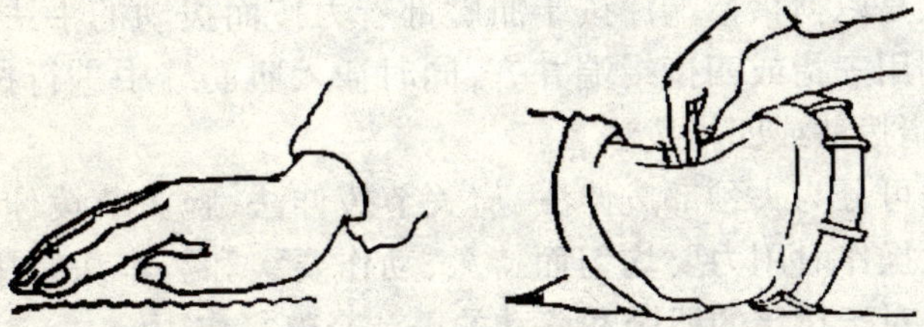

图1－64

⊙ 20. 运法

运是运转的意思，在治疗部位做弧形或环形推动称为运法。亦有人称运推法，属推法的一种，是小儿推拿的常用手法之一。受术者仰卧或俯卧位，术者以拇指指腹或手掌的螺纹面于施术部位，做直线推运或环行揉搓捻转旋动动作，反复操作数次。作用是滑利关节，舒通经络，调和气血。

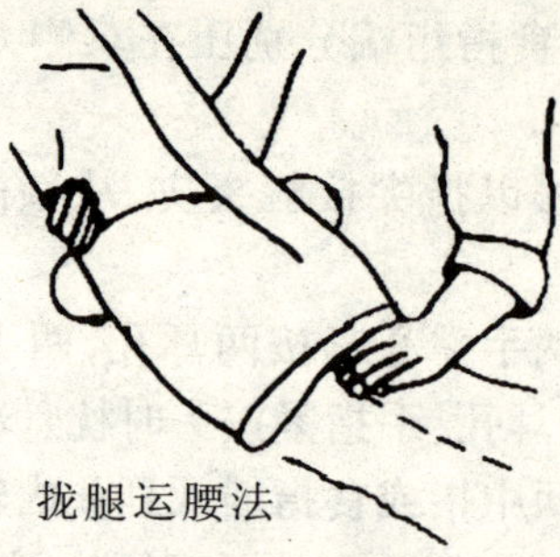

拢腿运腰法

图 1－65

⊙ 21. 辅助法

按穴位法即取穴方法，每个穴位都有一定的位置，寻找穴位位置的方法称为取穴方法。穴位按摩疗效的好坏与取穴准确与否密切相关。在反复练习掌握了上述手法时，还应该了解自我按摩保健的主要内容。通常分为以下一些动作，使用时最好依次进行。

（1）净口：口唇轻闭后，用舌在齿唇之间用力卷抹，右左转各 30 次。

（2）叩齿：口唇轻闭时，有节律地叩击上下齿 35 次左右。

（3）搓手：用两手掌相对用力搓动，由慢而快，约 30 次，搓热为止。

（4）摩脸：用搓热的手掌擦脸，手指微屈、五指并拢，两手轻做遮面状，由额向下拂 30 次，如同洗脸。

（5）揉太阳：用两手中指端，按两侧太阳穴旋转揉动，先顺时针转，后逆时针转，各 7～8 次。

（6）点睛明：用两手食指指端分别点压双睛明穴，共 20 次左右。

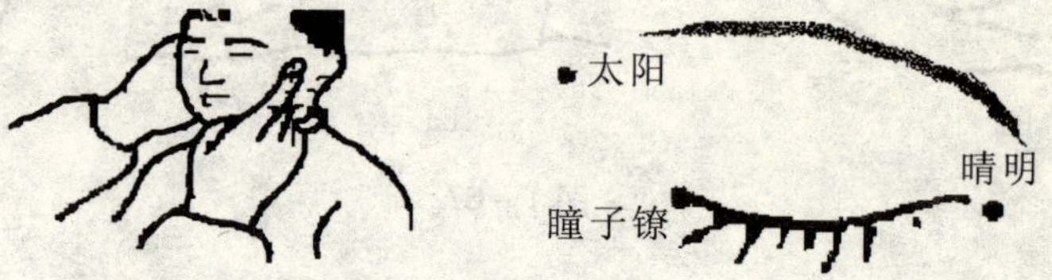

揉太阳（运太阳）

图 1－66

（7）揉眼：用两手食、中、环三指指节，沿两眼框旋转揉动，先由内向外转，再由外向内转，各 7～8 次。

(8) 按太阳：用两手食指指端分别压在双侧太阳穴上转动，顺、逆时针方向各 15 次。

(9) 梳头：十指微曲，以指尖接触头皮，从额前到枕时进行“梳头”，共 25 次左右。

(10) 鸣天鼓：先用两手掌心紧按两耳孔，两手中间三指轻击头时枕骨 15 次。然后掌心掩按耳孔，手指紧按头时枕骨部不动，再骤然抬离，接连开闭放响 15 次；最后两中指或食指插入耳孔内转动 3 次，再骤然拔开。如此共进行 3 ~ 5 次。（请参阅前面的耳部结构图）

(11) 揉胸脯：以两手掌按在两乳外上方，旋转揉动，顺、逆时针方向各揉 10 次。

(12) 抓肩肌：以右手拇指与食、中指配合捏提左肩肌，然后再以左手拇、食、中指配合捏提右肩肌，如此左右手交叉进行，各捏提 10 ~ 15 次。

(13) 摩丹田：用右手食指、中指及无名指摩擦小腹部，以丹田穴为中心，一般进行 30 ~ 50 次（如下图一）。

(14) 搓腰：先将两手互相搓热，紧按腰部，用力向下搓到尾间部，左右手一上一下，两侧同时进行，共搓 30 次。

(15) 点环跳：先以左手拇指端点压左臀环跳穴，再用右手点压右臀环跳穴，交叉进行，每侧 10 次（环跳穴位置如下图二）。

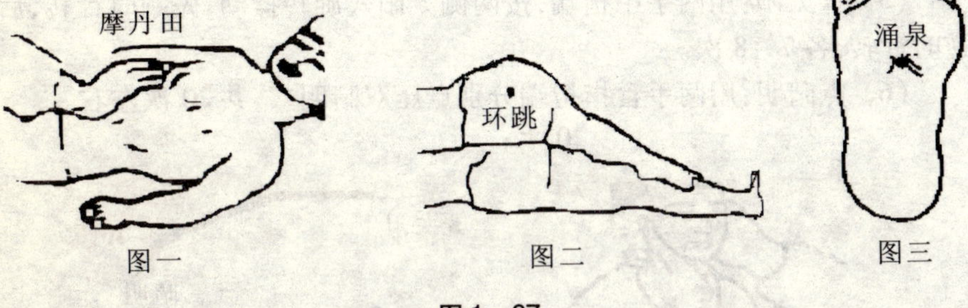

图 1 –67

(16) 擦大腿：两手抱紧一侧大腿部，用力下擦到膝盖，然后擦回大腿根，来回擦 20 次。

(17) 揉小腿：用两手掌挟紧一侧小腿腿肚，旋转揉动，每侧揉动20 ~ 30 次。

(18) 擦涌泉：先将两手互相搓热，接着用右手中间三指擦左足心，以涌泉穴(位置如上图三)为中心,一般进行 30~50 次,以擦至左足心发热为宜;然后再用左手中间三指将右足心擦热。

上述按摩动作,各有各的保健作用,如叩齿可以促进牙齿周围的血液循环,有助于使牙齿坚固,预防某些牙病;运舌,具有按摩口腔黏膜和齿龈的作用,并能刺激唾液分泌而帮助消化;擦面,可以促进面部血液循环,有助于保持面部皮肤的弹性和张力;鸣天鼓,有助于预防头昏、项僵等症的发生;揉腹,能够改善腹腔血液循环促进肠的蠕动,并可以促进消化机能改善;擦涌泉,不仅可以通过改善局部循环而有助于健步,而且还有助于预防失眠、心悸等症的发生。由此可见,每天坚持练习上述动作,对于保健强身、预防疾病确实有一定的价值。

温馨小贴士

我们再向你推荐一套“自我保健按摩操”,你在有空的时候也不妨尝试一下!(请对照人体穴位图进行操作!)

◎做深呼吸运动 10~20 次,可以使全身气血通畅;

◎揉双“睛明穴”各 20 次,可以缓和眼睛疲劳;

◎摩双眼眶各 10 次,可以缓和眼睛疲劳;

◎揉按“印堂穴”20 次;　◎揉按双“太阳穴”各 15 次;

◎分推前额 20 次;　◎推双“迎香穴”各 20 次;

◎推双“听宫穴”各 20 次;　◎上推双面颊各 20 次;

◎揉“百会穴”左右手各 20 次;　◎按揉双“风池穴”各 20 次;

◎擦“大椎穴”左右手各 15 次;　◎按揉双“肺俞穴”各 20 次;

◎按揉双“脾俞穴”各 30 次;　◎揉、擦双“肾俞穴”各 40 次;

◎擦腰骶左右各 30 次;　◎揉“膻中穴”左右手各 20 次;

◎摩“中脘穴”左右手各 40 次;　◎揉“气海穴”左右手各 30 次;

◎擦上胸左右各 20 次;　◎擦双“章门穴”各 30 次;

◎擦小腹左右各 30 次;　◎揉拿双肩各 20 次;

◎拿按双肩髃各 20 次;　◎揉按双“手三里穴”各 10 次;

◎拿双“内、外关穴”各 10 次;　◎拿按双“合谷穴”各 20 次;

◎擦上肢各 7~10 次;　◎捻抹手指各 3 次;

◎点按双“风市穴”各 20 次;　◎揉按双“血海穴”各 10 次;

◎拿双“阴、阳陵泉穴”各10次；　◎按揉双“足三里穴”各20次；
◎按揉双“三阴交穴”各10次；　◎拳击下肢各10次；
◎搓下肢各10次。

以上介绍的按摩养生保健法又称为主动推拿按摩，偏重于强身防病，益寿延年。如果是医生给患者推拿，就称为被动推拿按摩，主要用于治疗疾病。推拿按摩具有“验、便、廉”的特点，尤其是自我推拿按摩，不受设备、环境等条件限制，不用针、不用药就可以达到祛病强身的目的，深受人们的欢迎，非常值得学习、运用、推广。

十二、中老年人怎样做好穴位按摩

保健按摩是用自己的双手在身体某些部位或穴位上进行揉搓、提拿、拍打，以促进血液的循环，改善消化功能，强壮筋骨，提高抗病能力。这种按摩简单易学，使用方便，适合于中老年人家庭保健。中老年人如果能够每天做几回，就可以达到预防感冒、防治腰腿痛的目的。

下面介绍几种适合中老年人的按摩方法：

1. 干洗脸：两手掌心相搓，搓热后像洗脸那样反复摩擦脸部，先顺时针，后逆时针，直至脸部发热。

2. 梳抓头：两手五指分开放在头两侧，像梳头那样从前向后、从外向内梳抓头皮。

3. 揉擦眼眶：两手拇指放在两侧太阳穴上，食指放在眼眶上，由内向外，先上后下，反复擦揉眼眶。

4. 揉太阳穴：两手拇指放在两侧太阳穴上，反复按揉，先顺时针，后逆时针。

5. 揉擦鼻根：两手拇指或食指放在鼻根两侧，上下反复揉擦。

6. 揉风池穴：两手拇指放在枕后风池穴处，其余四指自然分开放在头两侧，反复按揉。

7. 擦颈项：两手掌心搓热后，放在颈后部来回揉擦，直至颈项部皮肤发热。

8. 捏拿肩：一手放在对侧肩部，拇指在前，其余四指在后，反复揉捏、提拿肩部肌肉。两侧交替进行。

9. 揉捏手臂：一手放在对侧手臂上，上下反复揉捏，先内侧后外侧，两侧交替进行。

10. 按揉腹部：两手重叠放在腹部，反复按揉，范围由小到大，先顺时针，后逆时针。

11. 捶打腰：两手分别放在同侧腰部，由上而下反复搓揉，然后变掌为拳，反复捶打腰部。

12. 捏小腿：一侧小腿放在对侧大腿上，两手拇指向内，四指向外，上下反复揉捏，两侧交替进行。

13. 摇动踝：一侧小腿放在对侧大腿上，一手放在跟腱上，反复揉捏；另一手抓住足的前部，先顺时针，后逆时针转动踝关节，两侧交替进行。

14. 揉捏足：一侧小腿放在对侧大腿上，一手托住足跟，另一手反复揉捏足底，两侧交替进行。

温馨小贴士

◎按摩时一般取坐位，按摩前先静坐片刻，全心身放松。

◎按摩轻重以自我感觉舒适为宜，做头面部按摩时用力应该轻一点，按摩四肢及腰背部时用力稍重一些。

◎在按摩时可以做全套，也可以选做其中的几个动作。一般以早晨起床按摩头面部，晚上休息前按摩全身为好。

第2部分

经穴疗法的基础知识

第1章 骨伤、外科病症

一、落 枕

病因

落枕是一种常见病，又称“失枕”，好发于青壮年，以冬春季多见。常见的发病经过是入睡前并无任何症状，晨起后感到项背部明显酸痛，颈部活动受限。这说明病起于睡眠之后，与睡枕及睡眠姿势有密切的关系。其病因有两个方面：一是肌肉扭伤，如夜间睡眠姿势不良，头颈长时间处于过度偏转的位置；或因睡眠时枕头不合适，过高、过低或过硬，使头颈处于过伸或过屈状态，均可引起颈部一侧肌肉紧张，使颈椎小关节扭错，时间较长即可发生静力性损伤，使伤处肌筋强硬不和、气血运行不畅、局部疼痛不适、动作明显受限等。二是感受风寒，如睡眠时受寒，盛夏贪凉，使颈背部气血凝滞，筋络痹阻，以致僵硬疼痛，动作不利。

症状分析

其临床表现为晨起后突感颈后部、上背部疼痛不适，以一侧为多，或有两侧俱痛者，或一侧重一侧轻。由于疼痛使颈项活动受限，不能自由旋转，严重者俯仰也有困难，甚至头部强直于异常位置，使头偏向病侧。检查时颈部肌肉有触痛，浅层肌肉有痉挛、僵硬，摸起来有“条索感”。治疗方法很多，理筋、针灸、药物、热敷等均有良好的效果，尤以理筋、物法为佳。家人可帮助落枕者进行按摩以减轻痛苦。

穴位选择

枕穴、风池、肩井、乳突、乳突肌、斜方肌等。

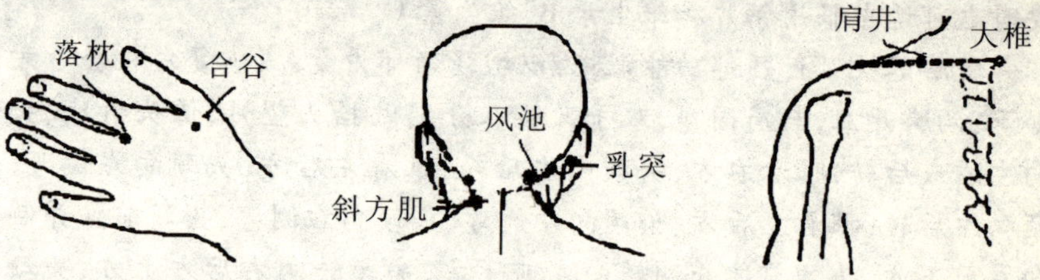

图 2－1－1

按摩方法

1. 将左手或右手中、食、无名指并拢，在颈部疼痛处寻找压痛点（多在胸锁乳突肌、斜方肌等处），由轻到重按揉 5 分钟左右，可左右手交替进行。

2. 用小鱼际由肩颈部从上到下、从下到上轻快迅速击打 2 分钟左右。

3. 用拇指和食指拿捏左右风池穴、肩井穴 1～2 分钟。

4. 以拇指或食指点按落枕穴（手背第 2、3 掌骨间，指掌关节后 5 分处），待有酸胀感觉时再持续按 2～3 分钟。

5. 最后进行头颈部前屈、后仰、左右侧偏及旋转等活动，此动作应缓慢进行，不可用力过猛。

温馨小贴士

治病不如防病，预防落枕并不难，需要注意以下三个方面：

◎准备一个好枕头。根据人体颈部解剖生理特点，一个适宜的枕头既不能太高也不能太低，应掌握在 10～15 厘米为宜。枕头也不能太宽太轻，宽度最好在相当于肩至耳的距离，柔软度以易变形为宜。在制作枕头时，还可加入研细的中药，例如黄芪、当归、甘草等，以促进颈部血液循环。

◎做好防寒保暖工作。睡觉时被子不但要盖全身，而且还要盖好颈部。天气炎热时，不要将颈部长时间对着电风扇吹，而且不可睡在有“穿堂风”的地方，以免颈部着凉引起颈肌痉挛诱发落枕。久坐伏案工作的人，要经常起身抬头活动颈部，防止颈肌慢性劳损。

◎补充钙及维生素。钙是构成人体骨骼的主要成分，维生素是维持生命的要素。足够的钙及维生素还能促进全身的血液循环，有利于体内代谢废物的排出。平时应多食用骨头汤、牛奶和豆制品以及新鲜蔬菜，必要时也可适当服用钙片和维生素 B、维生素 C。

缓解落枕可行颈部功能锻炼，以增强颈部力量，减少复发机会。方法如下：两脚开立，与肩同宽，双手叉腰。分别做抬头望月，低头看地、头颈向左右或后转，眼看右方、头颈向左后转，眼看左后方、头颈向左侧弯、头颈向左后转，眼看左后方、头颈向左侧弯、头颈向右侧弯、头颈前伸并侧转向左前下方、头颈前伸并侧转向左前下方、头颈转向右后方上方、头颈转向左后止方、头颈各左右各环绕一周。以上动作宜缓慢，并尽力做到所能达到的范围。

落枕起病较快，病程也很短，一周以内多能痊愈。及时治疗可缩短病程，不加治疗者也可自愈，但复发机会较多。落枕症状反复发作或长时间不愈的，应考虑颈椎病的存在，应找专科医生检查，以便及早发现、治疗。

有的人经常落枕，要两三天才好，下面介绍一种方法：从心向下，耸肩缩颈，然后脖子慢慢转到左边看到肩，再从左边慢慢转到右边，再转回到左边，依次做七八次就行了。一下不能做 7、8 次的，可以少做，每天坚持活动一次。

二、颈椎病

病因

① 颈椎退行性改变；② 外伤因素；③ 慢性劳损；④ 寒冷、潮湿。

颈椎病是由颈椎间盘和颈椎及其附属结构的退行性改变引起。颈椎病的发病机制和腰椎间盘突出症一样，不能单纯用机械压迫因素来解释，还有血管因素和化学因素在起作用，因而引起水肿、炎症，从而引发或加重了神经症状。

症状分析

颈椎病的症状多样而复杂，多数患者开始症状较轻，以后逐渐加重，也有部分症状比较重的。这与所患颈椎病的类型有关，但往往单纯的类型少，多为以一个类型为主有一个到几个类型混合在一起的混合型颈椎病，故症状多样而复杂。

其主要症状是头、颈、肩、背、手臂酸痛，颈部僵硬，活动受限。颈肩酸痛可放射至头枕部和上肢，有的伴有头晕、房屋旋转，重者伴有恶心呕吐、卧床不起，少数可有眩晕、猝倒。有的一侧面部发热，有时出汗异常。肩背部沉重感，上肢无力，手指发麻，肢体皮肤感觉减退，手握物无力，有时不自觉地握物落地。另一些患者下肢无力，行走不稳，两脚麻木，行走时如踏棉花的感觉。当颈椎病累及交感神经时可出现头晕、头痛、视力模糊，两眼发胀、发干、两眼张不开、耳鸣、耳堵、平衡失调、心动过速、心慌，胸部紧束感，有的甚至出现胃肠胀气等症状。有少数人出现大、小便失控，性功能障碍，甚至四肢瘫痪。也有吞咽困难、发音困难等症状。这些症状与发病程度、发病时间长短、个人的体质有一定的关系。多起病时轻且不被人们所重视，多数能自行恢复，时轻时重，只有当症状继续加重而不能逆转影响到工作和生活时才引起重视。如果疾病久治不愈，会引起心理伤害，产生失眠、烦躁、发怒、焦虑、忧郁等症状。

穴位选择

风府、大椎、天柱、肩中俞、肩外俞、内关、外关、风池、肩井等（见后页）。

按摩方法

1. 取坐位，头微前倾，暴露颈部（体弱者可取俯卧位，胸前倾）。先在颈项部中线自风府、哑门到大椎穴以一指禅推法、按揉法施术，再于两侧自风池而下到大杼穴也以同法施术，反复操作 5 ~ 10 分钟。继之对天柱、肩中俞、肩外俞、天宗等穴点按 5 ~ 10 次，再于颈项、肩臂部施以㨰法 3 ~ 5 分钟。

2. 取坐位，医者立于身后，一手拇指按住患者椎体压痛处，用另一肘部手托患者下颏，向前上方牵引，同时轻揉转动头部，往往可听到弹响声。

如有上肢麻木、发胀、发抖、无力等症状，再加上下列手法：

3. 患者取坐位，医者立后，两手分别端住患者的下颌，轻轻向上提 1 ~ 3 分钟，使之症状改善，感到轻松。

4. 以一手扶患者前额，一手捏揉其两侧颈部，自风池到肩井穴顺序向下捏揉，反复操作 10 ~ 15 次。如发病很久，前臂及手出现肌肉萎缩，并有头痛、头晕、头皮痛等症状，再以单手抓揉患者及手臂 5 ~ 10 次并以擦法至热，捏揉患肢内关、外关等穴各 1 ~ 3 分钟，捏揉合谷穴 1 ~ 3 分钟；以手掌大鱼际揉患侧头面部 3 ~ 5 分钟，以手梳抚 1 ~ 3 分钟，使之感到

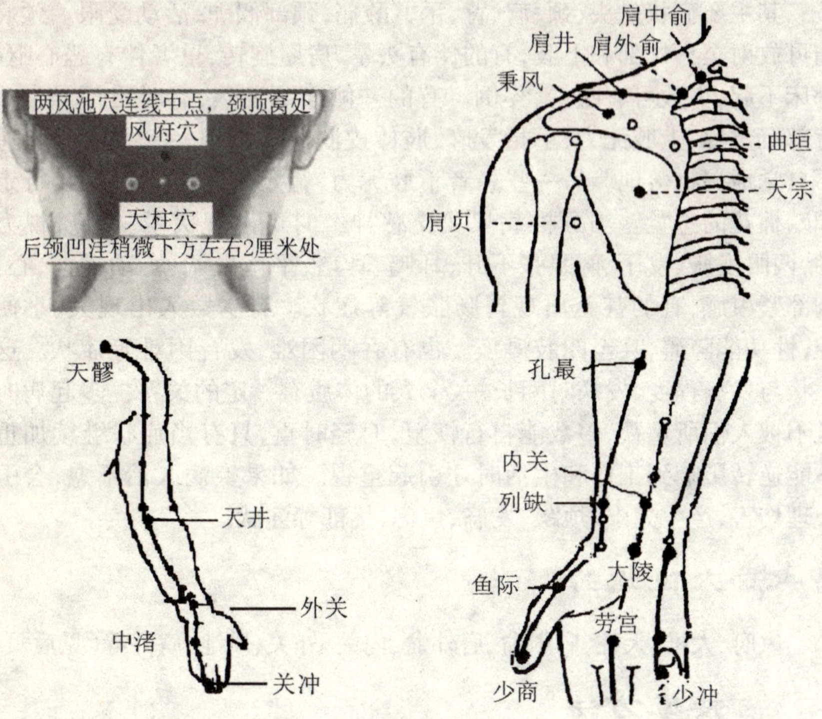

图2-1-2

舒适。

按摩治疗方法可根据病情不同，有针对性地采用一些手法，并可配合牵引、医疗体操、理疗等多种措施进行综合治疗。

温馨小贴士

预防颈椎病是减缓颈椎间盘退变，以纠正不良的睡眠体位和不当的工作姿势。不适当的体育锻炼也是颈椎骨关节退变的常见原因。发育性颈椎管狭窄、颈椎先天性畸形等是颈椎病发病的潜在因素。预防颈椎病要做到：

◎改善与调整睡眠状态。人每天有1/3时间卧床，睡眠姿势不当会加剧颈椎盘内压力，使颈椎周围韧带和肌肉疲劳，诱发颈椎病。为使颈椎在睡眠中保持正常生理曲线，要注意：

① 枕头的高度应适中；

② 睡眠体位应使背部平躺；

③ 床铺应选择保持脊柱平衡的床铺，以木板为底的席梦思床为佳。

◎纠正与改变工作中的不良体位。颈椎退变与颈椎长时间处于屈曲或某种特定体位有密切关系。不良体位会导致椎间盘内压增高引起一系列症状。建议长时间伏案工作的人：

① 定期改变头颈部体位，读书写字30分钟后应该活动一下颈部，抬头远视半分钟，这样有利于缓解颈肌紧张，也可以消除眼睛疲劳。

② 调整桌面高度与倾斜度。可以制作一个与桌面呈10度～30度的斜面工作板，伏案工作时能减少颈椎前屈和颈椎间隙内的压力。

◎自我牵引疗法。当感到颈部酸痛或肩背、上肢有放射痛时，可以自我牵引颈部以改善症状，其方法为：双手十指交叉合拢置于枕颈部，将头后仰，双手逐渐用力向头顶方向持续牵引10秒钟左右，连续3～5次。

三、腰肌劳损

病因

腰肌劳损一是急性腰扭伤治疗未达到修复所致，以长期反复发作的腰部疼痛为主要症状；一是无明显的外伤史，有时常用作无明确器质性病变的慢性腰背部疼痛的总称。引起慢性腰肌劳损的原因有：

1. 急性腰扭伤后及长期反复的腰部损伤。

2. 治疗不及时、处理方法不当。

3. 长期反复的过度腰部运动及过度负荷，如长时间坐位、久站或从弯腰位到直立位手持重物、抬物，均可使腰肌长期处于高张力状态，久而久之可能导致慢性腰肌劳损。

4. 慢性腰肌劳损与气候、环境条件也有一定关系，气温过低或湿度太大都可能促发或加重腰肌劳损。

症状分析

1. 腰部酸痛或胀痛，部分刺痛或灼痛。

2. 劳累时加重，休息时减轻；适当活动和经常改变体位时减轻，活动过度又加重。

3. 不能坚持弯腰工作，常被迫时时伸腰或以拳头击腰部以缓解疼痛。

4. 腰部有压痛点，多在骶棘肌处、髂骨脊后部、骶骨后骶棘肌止点处或腰椎横突处。

5. 腰部外形及活动多无异常，也无明显腰肌痉挛，少数患者腰部活动稍受限。

穴位选择

肾俞、环跳、委中、承山穴等。

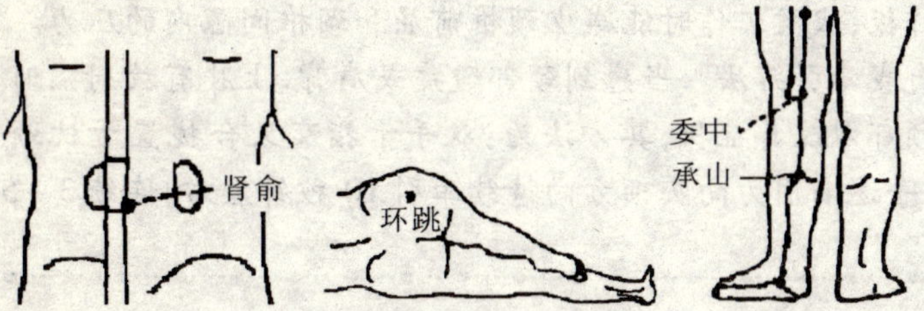

图2－1－3

按摩方法

1. 家人按摩

（1）患者俯卧，先在患者脊椎两侧做几次掌擦法，再用掌根揉，反复多遍。

（2）用拇指在痛点做揉、按，若有硬结或索条状物时，则要用拇指或其余四指并拢，以指尖施行拨筋法。

（3）揉两侧臀部，反复几遍。

（4）用拇指点揉肾俞、环跳、委中、承山穴各15～20秒钟。

（5）双手叩打两侧臀部，切拍腰部（注意：切拍的作用力要在脊柱上），来回反复数遍。

2. 自我按摩

（1）摩腰肌：用双手食、中、无名指指面附着于腰椎两侧肌肤上，以腕关节连同前臂做环形的有节律的按摩。用劲自然，动作缓和协调，每分钟120次左右，做2分钟。

（2）理腰筋：双手叉腰，拇指在后，指面紧压在腰部骶棘肌肌腹上，并沿骶棘肌肌腹行走的方向，用深在均衡而持续的压力，自上而下缓缓移动，顺筋而理，反复20次。此法能使筋肉理顺而舒展。

(3)扣腰肌:双手叉腰,拇指在后,拇指指面抵着腰部骶棘肌脊椎缘,然后用力由内向外扣拨,扣拨时可上下移动,反复50次。此法可缓解腰肌痉挛,有消除腰肌疲劳的作用。

温馨小贴士

腰肌劳损的康复锻炼,慢性腰肌劳损是多种因素造成的,下面介绍几种简便易行的康复锻炼方法:

◎腰部前屈后伸运动:两足分开与肩同宽站立,两手叉腰,做好预备姿势。然后做腰部充分前屈和后伸各4次,运动时要尽量使腰部肌肉放松。

◎腰部回旋运动:姿势同前。腰部做顺时针及逆时针方向旋转各一次,然后由慢到快,由大到小,顺、逆交替回旋各8次。

◎"拱桥式":仰卧床上,双腿屈曲,以双足、双肘和后头部为支点(五点支撑)用力将臀部抬高,如拱桥状。随着锻炼的进展,可将双臂放于胸前,仅以双足和头后部为支点进行练习。反复锻炼20~40次。

◎"飞燕式":俯卧床上,双臂放于身体两侧,双腿伸直,然后将头、上肢和下肢用力向上抬起,不要使肘和膝关节屈曲,要始终保持伸直,如飞燕状。反复锻炼20~40次。

以上方法于睡前和晨起各做一次,柔和地活动腰部。

腰部保健按摩:

◎搓腰:两手手掌分别放在两侧腰部的脊柱两旁,一上一下不断搓擦,并配合以腰部活动。功效:可补肾健腰,防治腰腿痛、月经不调、遗精、阳痿等症。

◎揉腰眼:两手握拳,以食指掌指关节突起部(拳尖)按揉腰眼穴。功效:有健腰益肾作用,用以防治腰腿酸痛等症。

◎捶骶:手捏空拳,敲打骶部,两拳交替,一起一落。功效:骶部正中一线为督脉的起始段,捶之可以振奋督脉的阳气,上病下取,有防治头痛、高血压等作用;骶骨两侧有8个穴位,统称"八髎穴",对防治便秘、腹泻、腰腿痛、月经不调以及盆腔、肛门疾患有一定的效果;如欲用本法防治腰腿痛,则其捶打范围可以扩大至臀部。

四、肩周炎

病因

肩周炎是指引起肩部疼痛活动不便为主要特征的多种疾病。此病好发于50岁左右的人,中医又称“五十肩”,有自愈倾向。还可称作肩关节周围炎、粘连性关节囊炎、冻结肩等。病因至今不明,主要因素有:

1. 老化引起的退行性病变;
2. 肩部活动减少和受凉是主要病因;
3. 肩部急性外伤、慢性变性疾病;
4. 颈椎病、肺尖癌等致肩部疼痛和肌肉痉挛;
5. 过久的不适当运动。

症状分析

1. 起病多缓慢,大多无外伤史,少数有轻微外伤史、受凉史,女性多于男性,左侧多发。

2. 疼痛是最突出的症状,初起为轻度肩痛,后逐渐加重,夜间持续痛尤重,影响睡眠甚至痛醒。因疼痛不能上举手臂,尤其是很难在后背部系带,或把手放在后头部时疼痛加剧。多不能卧向患侧,疼痛可放射到枕部、腕部或手指。

3. 活动障碍:肩关节活动障碍逐渐加重,分初期、中间期和末期。症状重时不能梳头,不能提裤、系裤带、摸背和穿衣等。

4. 肌肉萎缩:病程较长的患者肩胛带肌发生萎缩。

穴位选择

1. 经 穴:经渠、少府、内关、合谷、后溪、中渚等。

2. 反射区:肩关节、颈肩区、斜方肌、肾、输尿管、膀胱、肺、颈项、颈椎、胸椎、肝、脾等。

3. 反应点:肩点、痉挛刺激点、后头点、颈项点等。

4. 全息穴:颈肩穴(位于第二掌骨体远端挠侧,头穴与上肢穴之间)、上肢穴。

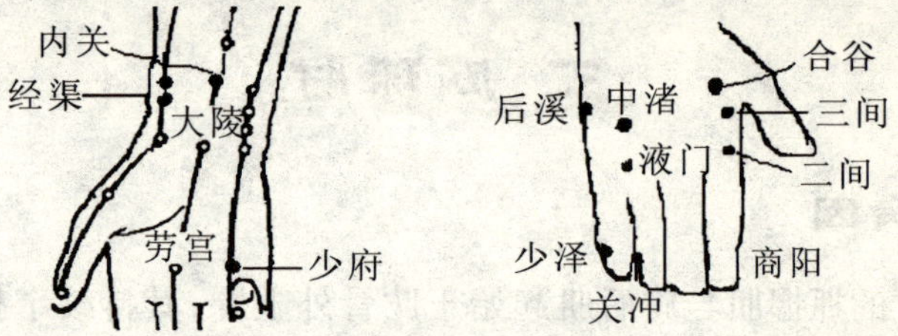

图2－1－4

按摩方法

推按上述反射区，每穴100～200次；点按上述的各反应点200～300次；掐按上述的各全息穴300次。

上述经穴分为两组，合谷、经渠、少府为一组，内关、后溪、中渚为另一组，每次按摩一组，两组轮换按摩。

每穴按揉30～50次。每天按摩1次，30次为1个疗程。可以持续3～4个疗程，直至痊愈。

温馨小贴士

治疗时要配合功能锻炼：如爬墙活动，即双脚并拢，面对墙壁，用双手或单手沿墙壁缓缓向上爬动，使上臂尽量高举，然后缓缓下放回原处，反复数次；体后拉手，即双手向后，用健侧手拉住患侧腕部，渐渐向上拉动，反复进行；另有甩手等肩关节的各项活动等。每天早晚各1次，每次10～20分钟。要持之以恒，循序渐进，幅度要由小渐大。

◎抡拳：左右肩关节划圈抡动15圈。

◎耸肩：双手叉腰，上下前后缩头耸肩，每次15下。

◎揪耳廓：两手交叉揪住耳廓，连揪15下。

◎举手：十指相挟，手心向上举过头顶，上下前后摇动30下。

◎展翅：双臂平抬成飞翔势，上下扇动30下。

◎托头：两手插入脑后，手心向上，十指相挟，向上托头20下。

◎晃肘：两臂同时抱肘，上下左右晃动30下，早晚各一次。

治疗期间，避免提重物，注意局部保暖。局部可以配合热敷，每天1次，每次10分钟。水温不要过高，以免烫伤。

五、网球肘

病因

人前臂的抓握肌与旋后肌起始于肱骨外上髁，其持续牵拉可产生过度使用综合征。疼痛开始出现于腕关节，用力背伸时（如手工起螺丝），如果持续牵拉，即使休息时肌内和肌腱也会受损，引起肱骨外上髁骨膜下出血，形成骨膜炎、钙化及瘢痕。当反手回球时，伸肘关节与腕关节可损伤伸肌腱，尤其是桡侧伸腕短肌。好发因素与肩、腕关节的薄弱，球拍网过紧，球拍柄太小，打击重的湿球以及击球位置偏离中心有关。

症状分析

其早期表现为腕关节背伸时外上髁疼痛，最终疼痛发展为持续性的，并从外上髁向腕关节延伸。体检时，如果肘关节伸直，手指用力背伸，沿伸肌腱通常会出现疼痛。若患者坐在椅子上，患肢置于桌上，手掌自然下垂，肘关节伸直，检查者在患者背伸腕关节时给予一阻力，同样会出现疼痛。

穴位选择

曲池穴、合谷穴、手三里、阳溪、肘髎、阿是穴等。

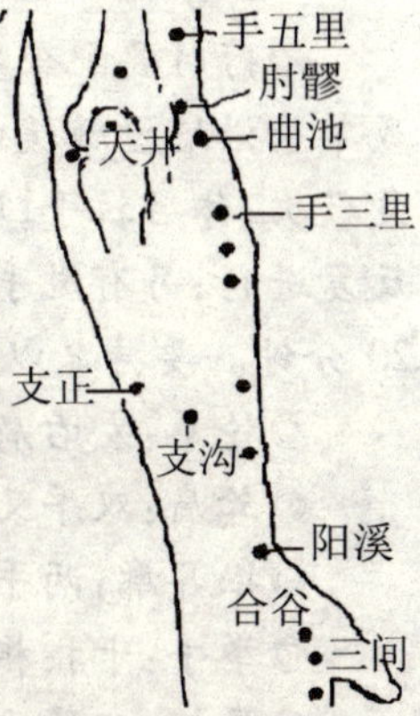

图2－1－5

按摩方法

1. 用健侧手的拇指指端按压住患侧上肢的曲池穴、合谷穴，以感到酸胀为佳，然后按顺时针方向点揉两穴，每穴各约1分钟。曲池穴、合谷穴均是全身强力清热止痛的要穴，经常点揉，除了可以缓解局部及全身疼痛外，还有强身健体的作用。

2. 用健侧手的拇指指端按压住患侧上肢的手三里穴，以感到酸胀为佳，然后按顺时针方向点揉约1分钟。手三里穴是治疗网球肘最有效的穴位之一。此外，手三里穴同足三里穴类似，有很好的补养气血作用，只是功能稍弱一些。

3. 用健侧手的拇指指端按压住肘髎、阿是这两个穴位，网球肘患者在肘髎穴通常能找到压痛点，治疗点也在此处。阿是穴按压以感到酸痛为佳。

4．点揉肱骨外上髁：用健侧手的拇指指端按住患侧肱骨外上髁最痛处（网球肘患者最疼痛的部位一般就是肱骨外上髁处），以有酸痛感（能忍受）为佳，然后按顺时针方向点揉约3分钟。

5．放松前臂肌肉：健侧手用拿法或揉法放松整个前臂的肌肉。主要针对皮下和骨膜上的肌肉层，使原本痉挛的肌肉充分放松，促进血液循环，并使组织松解以释放被卡压的神经，达到缓解疼痛的目的。

6．被动运动患肢：患肢完全放松，用健侧手握住患侧腕部，然后带动患侧手做左右旋转和前后屈伸动作。注意力度要缓和均匀，不宜过强、过快，幅度可以大一些。各操做3分钟。患肢被动运动与主动运动完全不同，被动运动是在完全放松情况下进行的，因此有利于炎症的消退。

7．擦患处：用掌根或大鱼际由上向下快速擦前臂肌肉约半分钟，以有温热感为宜。

温馨小贴士

◎网球肘早期，患者应该注意休息，避免提拿重物，尽量减少肘关节活动。

◎争取在初发时一次性治愈，特别是治疗期间一切可引起疼痛的动作均应绝对禁止，否则很容易复发。

◎平时注意锻炼身体，活动上肢关节，增强肌力，有助于防止本病的发生。

六、跟痛症

病因

跟痛症是由多种慢性疾患所致的跟部跖面（即脚后跟）疼痛，与劳损和退化有密切的关系，病因有三个方面：

1. 足跟纤维脂肪垫炎。

2. 跖筋膜炎。

3. 跟骨骨刺。本病多发生于中年以后的肥胖者，男性发生率高，一侧或两则同时发病。大多数为慢性起病，常同时有风湿或类风湿性关节炎、骨性关节炎等。本病主要以非手术疗法为主，疗效较佳。非手术治疗无效者，则需行手术治疗。

症状分析

1. 跟部局部疼痛、肿胀，走路时加重。

2. 足跟底前内侧压痛。

3. 有时有其他畸形，如平底足等。

诊断依据：多于中年以后发病，跟部跖面痛，走路时加重。足跟底前内侧压痛。跟骨侧位 X 线片可能有骨刺。

穴位选择

承山、三阴交、解溪、太溪等。

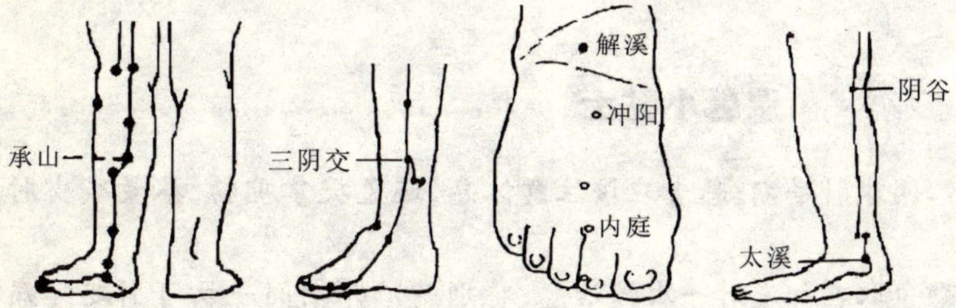

图2－1－6

按摩方法

1. 点穴：用拇指点按承山、三阴交、解溪、太溪等穴，每穴半分钟。

2. 松筋：在小腿内侧下 1/3 至跟腱处，首先使用一指禅推法，约 3 分钟，然后再使用拿法，重点拿跟腱处（如下图一），操作 3～5 次。

3. 理筋：在足跟部找出压痛点，用拇指在压痛点上点揉 3 分钟，并从压痛点处向足心处用拇指平推 10 次（如下图二）。

4. 结束手法：在跟腱两侧使用擦法，以透热为度。

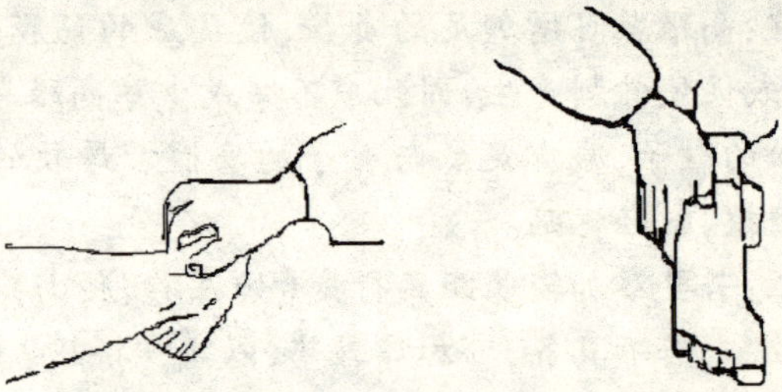

图一 拿跟腱　　图二 推足跟

图2-1-7

温馨小贴士

预防跟痛症的方法：

◎适当活动：慢跑、散步、骑车等，保持足跟部关节、韧带良好的弹性和韧性。

◎减少运动：以足为主的剧烈运动，如跑、跳等是诱发足跟痛的重要原因，因此要减少剧烈运动。不经常运动者，进行较剧烈的活动时要注意循序渐进。

◎禁烟戒酒：酗酒可造成胃肠道黏膜的损伤，影响胃肠对钙、磷及维生素D的吸收，同时酗酒还对肾脏产生损害，使肾脏对钙、磷的重吸收下降，排出增加。吸烟可引起肝肾损害，肌肉兴奋性下降。因而戒烟酒有利于防治骨质疏松。

◎常饮奶、茶：喝牛奶可以补充人体内钙的不足，从而有效地预防骨质疏松。茶中含有丰富的氟元素，有利于钙、磷的沉积，保持骨骼稳定。饮茶、喝牛奶是世界医学专家及营养学家所公认的预防骨质疏松症的好方法。

◎莫饮咖啡：咖啡中含有大量的咖啡因，可促进钙从尿中排泄。尿钙排泄增加，可使血钙浓度下降，从而引起骨质疏松，产生骨刺。

◎多晒太阳：太阳光中含有大量的紫外线，可促使皮肤产生维生素D_3。谷物中含有一种叫做“麦角甾醇”的物质，被人体吸收后经紫外线照射转变为维生素D_2，而维生素D_2和D_3是骨骼代谢的重要物质，可以预防骨质疏松，减少骨刺产生。但晒太阳时，应注意保护眼睛，避免阳光暴晒、直晒。

◎鞋垫适宜：高跟鞋可增加足的负担，使足底的筋膜趋于紧张，张力升高，容易诱发或促使骨刺产生，因此应不穿或少穿高跟鞋。中老年人则应选择软底宽松的鞋子，减少足底与鞋子的磨擦。厚软的鞋垫可以缓冲足与鞋之间的磨擦，减轻疼痛。

◎减少挤压：若要参加较长距离行走（如旅游、爬山）等，最好穿软底且弹性较好的胶鞋；若不具备，可加厚鞋垫，以减少挤压。

◎跖屈运动：跖屈是将足趾向足底方向活动，使足背皮肤紧张，典型的跖屈运动是芭蕾舞演员演出时用足尖站立时的姿势。足跖屈时使跖筋膜放松，张力减少，可以缓解骨刺对周围组织的刺激与损伤，有利于无菌性炎症的消退，从而预防和减轻疼痛。

七、痔　疮

病因

痔疮是直肠下端黏膜或肛管皮下静脉扩大和曲张形成的静脉团，多发于成年人。多因腹泻、便秘、妊娠、久坐、久立、负重远行或饮食失调、嗜酒辛辣等使痔静脉内压力增高，血液回流障碍，瘀血浊气壅滞肛门而发病。

症状分析

在痔疮患者中，约70%的患者有症状，30%的患者没有症状。许多内痔和外痔早期无明显症状，仅有轻度肛门部不适或偶有便血，体格检查时方可发现患有痔疮。出现明显便血、脱出、疼痛、黏液流出、瘙痒等症状时，通常已达中、晚期。

1. 便血：出血发生在排便时，便后即不出血。常为间断便血，血色鲜红，量不多，大出血很少见。在便秘时便血易加重。

2. 脱出：脱出是内痔发展到中、晚期的主要症状。

3. 肿痛：血栓性外痔有明显疼痛和肿胀。内痔无炎症时不痛，肿痛常发生于内痔嵌顿、感染时。

4. 肛门皮肤瘙痒、流黏液。

5. 长期出血可导致贫血,机体抵抗力下降。

按摩方法

找两层医用纱布(干净绸布也可),紧贴肛门,右手食指和中指并放布上,按压肛门,一按一松,如此反复50~70次,勿用力过猛。每天坚持3次,最好在久坐或大便后进行,每次约2分钟。平时多吃富含纤维素和维生素的蔬菜、水果。经常坚持,必有疗效。按摩能治疗消痔,其原理是通过摩、推、拿、揉、捏、擦、点、理、扣等方法,帮助全身气血通畅,维持身体的健康。

温馨小贴士

预防痔疮的方法:

◎每次排便超过3分钟的,应逐步控制在3分钟以内(若控制在1分钟以内,一、二期痔疮可自行康复)。

◎司机、孕妇和坐班人员在每天上午和下午各做10次提肛动作。

◎习惯性大便干燥者,在每天晚饭后(隔一小时)生吃白菜心3~5两。

◎便后不能及时洗浴的,蹲厕起身前,可用较柔软的多层(2×4厘米)卫生纸夹在肛门处(半小时后取出即可)。这样,在走路运动时,能使直肠静脉迅速活跃还原,正常回流。

以上四种方法,如能结合预防,是远离痔疮的最佳捷径。

八、冻　疮

病因

冻疮是冬天常见的皮肤病。冬季气候寒冷,外露的皮肤受到冷冻的刺激,时间一长,皮下小动脉会发生痉挛收缩。易产生血液瘀滞,使局部组织缺氧,导致组织细胞受到损害。

症状分析

此症好发于手足、面颊、耳廓等末梢部位。皮损为瘙痒性、局限性、水肿性红斑，境界不清，可出现水疱、糜烂和溃疡。冻疮初起为局限性蚕豆至指甲盖大小，紫红色肿块或硬结，边缘鲜红，中央青紫，触之冰冷，压之退色，去压后恢复较慢。自觉局部有胀感、瘙痒，遇热后更甚，严重者可有水疱，破溃后形成溃疡，经久不愈。

穴位选择

关元、外关、翳风、迎香、合谷、下关、牙关、颊车、曲池、足三里等。

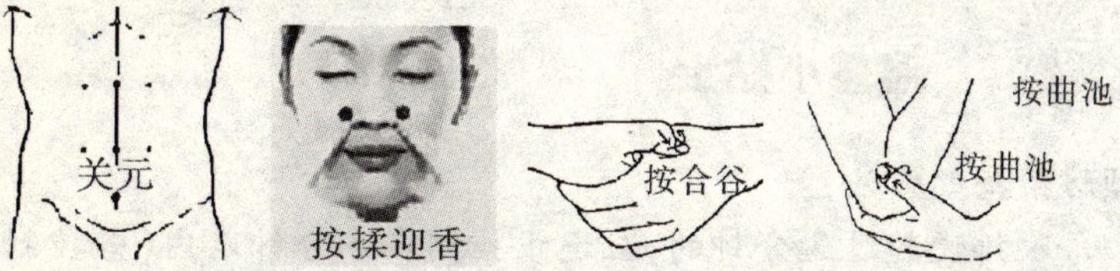

图2-1-8

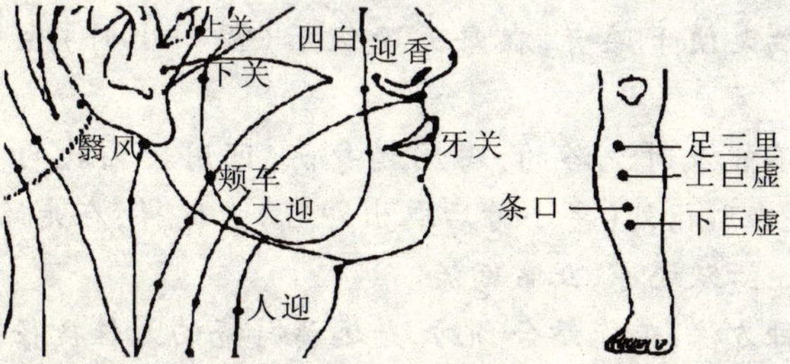

图2-1-9

按摩方法

1. 常用手法

（1）以揉法、摩法、擦法等在患处的局部进行操作，时间为5～10分钟。动作要轻快柔和，切忌生硬粗暴。

（2）如果局部发生了水疱或溃疡，在操作时要避开局部，先在其四周操作，待局部溃疡愈合、血脉流通后，再在局部进行操作。

（3）小儿仰卧，家人以掌心对准关元穴，逆时针摩动2～5分钟，以温阳散寒。

2. 随症加减

(1) 耳部冻疮者加：

1)按揉外关、翳风穴（位于头部侧面、耳朵下方耳垂后遮住之处，即在耳后乳突与下颌角之间的凹陷处）各1分钟。

2)家人以双手的大拇指和食指，相对用力搓擦患者的耳部，时间为2~5分钟。

(2) 鼻尖处发生冻疮者加：

1)按揉迎香穴1分钟。

2)拿合谷1分钟。

3)家人以大拇指指腹轻擦鼻部，以透热为度。

(3)面部发生冻疮者加：

1)按揉合谷穴2分钟。

2)按揉下关、牙关（即唇口）、颊车等穴各20次。

3)家人以大鱼际轻擦面部，以透热为度。

(4) 手部发生冻疮者加：

1)按揉曲池、合谷穴各1分钟。

2)家人以大拇指指腹按压患侧的缺盆穴约1分钟，然后慢慢松手，患者自觉有热流向手部传导。

3)以两手掌相对，横搓上肢1~3分钟。

(5) 足部发生冻疮者加：

1)按揉足三里穴1分钟。

2)家人以单掌搓擦患者患侧的足底，以局部发热为度。

3)患者取侧卧位，两腿前后分开，患侧在下面，然后家人以掌根按压屈、肢的大腿内侧面，持续按压1分钟，再慢慢松开手，患者自觉有股热流冲向足部，用同样的方法操作另一侧。

九、脚气病

病因

医学上所说的脚气，是指人体内因缺乏维生素 B_1 而引起的一系列症状。其原因主要有：

1. 人体对维生素 B_1 需要量增加。

2. 患者平时摄入的维生素 B_1 量不足。

3. 可能是由于人体胃肠道功能失调，对维生素 B_1 的吸收降低，或者是对维生素 B_1 的排泄量增加。

症状分析

脚气病是感觉到下肢异常，有运动麻痹、食欲不振、便秘、浮肿等症状。而且，还会感到身体很重，即使稍微动一下也会感到麻烦，因此精神变得沉郁。事实上，脚气病一经治疗，性格会突然转为开朗，在工作、学习上马上就会有干劲。所以脚气病是一种应尽早治疗的疾病。但是，不管如何治疗，都无法根本性治愈。

穴位选择

治疗脚气病的穴位是在针灸治疗时常使用的“足三里”凹洼的周围。

寻找足三里的方法：膝盖直立，使与膝盖相反的手的食指端向外侧，食指的指根点置于胫骨上，抓住胫骨骨端，摩擦膝盖。在膝盖住手处食指指尖就是足三里。

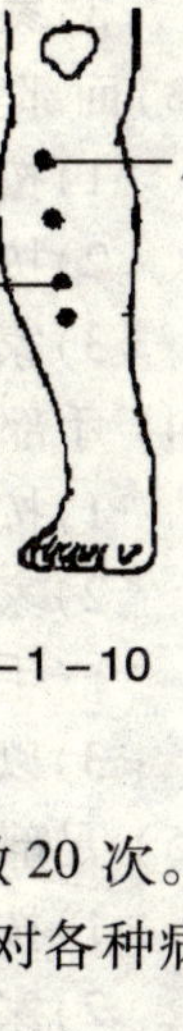

图2－1－10

按摩方法

指压时要缓缓地吐气，强力按压此穴位6秒钟，反复做20次。每天坚持做，同时要注意改善饮食。除了脚气病外，指压足三里对各种病症亦有效，如神经质、头痛等。

1. 将脚放在50℃～60℃的热水中多烫几次，每次15分钟，每日1～2次。

2. 用重物将丝瓜络压平做成鞋垫，可除去脚汗引起的脚臭。

3. 葛根15克，研成细末，加白酒15克，再加适量水，煎后洗脚，每日1次，1周后可除去脚汗引起的脚臭。

4. 洗脚时，在水中加入米醋10～15毫升，调匀后将双脚浸泡15分钟左右，每日1次，连续3～5天脚臭即可消失。

5. 洗脚时，在热水中加50克白矾，浸泡10分钟左右，可除脚臭。

温馨小贴士

想真正从身体内部防止脚气病保持健康，每日的生活一定要有规律。改善饮食生活是治疗一切病症的最重要的第一步，特别是有必要摄取富含维生素的食物。具体预防方法：

◎要保持脚的清洁干燥，汗脚要治疗。勤换鞋袜，趾缝紧密的人可用草纸夹在中间，以吸水通气。鞋子要通气良好。

◎不要用别人的拖鞋、浴巾、擦布等，不要在澡堂、游泳池旁的污水中行走。

◎少去或不去公用澡堂、游泳池。

洗脚时，可将双脚放在盆内温水中泡两三分钟，待双脚都热后，用一只脚的足跟压在另一只脚趾缝稍后处，然后将脚跟向前推至趾尖处，再回搓。回拉轻，前推重，以不搓伤皮肤为宜。每个趾缝搓50～80次，双脚交替进行，速度为每分钟100～120次，每晚一次。脚气较重、皮肤已破者不宜用此方法。

十、脚底肿大

病因

此症的原因很多种，常见的有肝脏病、营养失调、恶性肿瘤及妊娠中毒等。最普遍的肿大原因是心脏与肾脏的疾病。另外，脚部的疲劳有时也是病因之一。心脏如果有病，排出血液的力量变薄弱，于是引起肿大。这是因为血液积聚在毛细血管，从血管至各组织中的大量水分很容易移动的缘故。这种情形，尤其在下肢等出现较多。睡觉时，胸及背也会出现肿大。另一方面，因肾脏病的肿大恰与心脏病时相反，常会出现在脸部及眼睑。因为肾脏的作用变弱，组织中的水分难以被排出，特别易积聚在肌肤组织中肌肉较粗糙处。因此，一般把脚部肿大看作是心脏病的征兆，脸部发肿看作是肾脏病征兆。

症状分析

“脚底肿大”很常见，但肿大究竟是由何种原因造成的？专家认为肿大是水分不正常的积聚状态，因此在肿大前尿的次数及量都会减少。而且，用力按压肿大部分的话，该部分的水会移动，按压后会有短暂的凹陷。健康人血管中的水分会通过血管管壁被筋肉等细胞组织机吸收，其他多余的水分则会再流回至血管。完成此任务的是脑下垂体，此处若有异常的体内水分便无法调节，结果就会引起肿大。

穴位选择

中医认为，“中足骨后端隆起的表里肌肉”是脚部发热的凹洼处，指压此凹洼，不仅脚会热，还可以刺激内脏，使内脏的血液循环良好，从根本上治疗足部的肿大。在脚部小趾侧，接近脚跟之处找出隆起的骨，在此隆起之骨前，脚底与四甲的分歧点即是此凹洼处。

按摩方法

指压时要一面缓缓吐气，一面用力按压此穴位6秒钟，如此左右各做10次。另外，在症状加重时，可指压脚跟圆形部分中心的穴位。要领和前面相同，左右各做10次，则能消除脚部的浮肿。

温馨小贴士

平常不大活动的人，突然从事体力工作或突然急速行走，脚会因坚硬而疼痛，引起肿大，这是由于筋肉紧张及疲劳所造成的。如果置之不理，甚至会引起知觉神经异常的情况，所以必须尽快用穴位指压按摩法治疗。

十一、摔伤疼痛

症状分析

在生活中，因绊倒而手脚疼痛是常事，这种疼痛是很难停止的。如果不加理睬,会留有摔伤痕迹,大都呈现红黑色。但如果你胡乱按揉,会使内出血更加严重、恶化,反而延长恢复时间。所以摔跤时,最好不要胡乱按抚疼痛之处。尤其是因摔倒而骨折时,骨头折裂一定有细块,因此一定要有正确的判断和处置。

骨折时,患部会肿大、发热,有时脉搏还会抽痛,此时应先确定骨骼是否有异常。有人在摔伤时立刻用湿布来制止疼痛,这会使患部受到剧烈刺激,并非正确的处理方法。摔倒时因肌肉不知疼痛而给予指压,会引起内出血,所以采用一知半解的常识来冒险治疗,往往常会出现相反的效果。

穴位选择

当你摔痛时,将手掌慢慢置于患部相对的位置,慢慢地搓 5 毫米 ~ 1 厘米的圆形。要用力指压与摔痛手脚相反的未摔痛手脚的相同位置,例如摔伤左脚则指压右脚。

指压方法

我们所说的指压并非强压或乱打,而是用强力摩擦指压。为了增强摩擦力,手必须使劲,要一边吐气,一边进行 30 秒钟,休息 30 秒钟后,再如此重复 3 次。如果摔伤时间较久,如此反复操作 3 次,疼痛几乎可以消失,然后再到医院治疗。

十二、小腿痉挛

病因

小腿痉挛大多容易因剧烈运动,尤其是短距离赛跑、柔道、游泳、马拉松等引起的。但在疲劳或远足回来就寝时也会发生。痉挛时小腿会如铁一般硬直,即使用力拉也难以拉直,而且会感到痛苦难当。由陆地运动所引起的痉挛,危险性还不大;如果是在游泳或驾车时引起痉挛的话,则是事关生命安危的,必须加以注意。

症状分析

小腿痉挛是指小腿肚子起痉挛，但事实上会起痉挛之处不仅仅限于小腿，连大腿内侧、脚底、脚趾头、胫骨、背部、手等等也会有引起的可能。在此只谈及一般常见的小腿痉挛。

当发生小腿痉挛时，脚脖子会剧痛，筋肉会引起收缩，脚跟会向上扯，脚脖子会伸长。此时如果过于惊慌，不但会使抽筋时间增长，也会使痛苦增加。如果处置不当，在短时间内脚会浮肿，甚至疼痛得无法行走。

穴位选择

“承山穴”位于小腿后面正中、委中穴与昆仑穴之间，当伸直小腿或足跟上提时，腓肠肌肌腹下出现的尖角凹陷处即是。

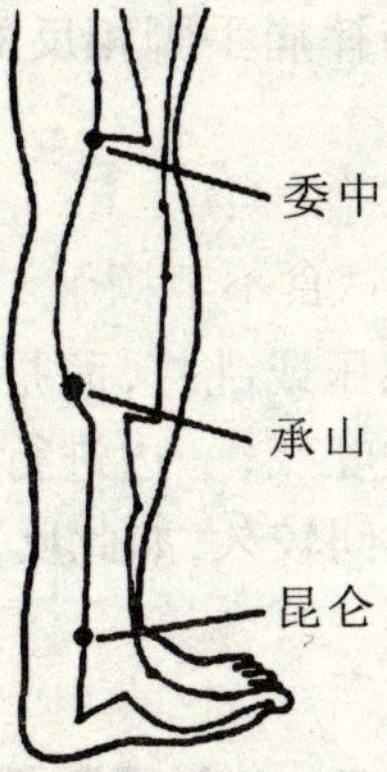

图 2－1－12

按摩方法

先俯卧并将小腿伸直，小腿用力，使腓肠肌向下呈 V 字型，在倒 V 字型顶点配合缓慢吐气，用力按 6 秒钟，如此重复 2 次，小腿痉挛就可以治愈，而且也不疼痛。

指压穴位时，应该放松小腿再按摩，这点应该注意。当发生痉挛时，不可胡乱寻找穴位，应该事先记住穴位的位置，一旦有突发的情况，即使在水中也能加以运用。

温馨小贴士

小腿痉挛不是严重的问题，问题是在莫名其妙地产生痉挛时会使神经衰弱，引起失眠症。这种突发性痉挛，会使人平常无法运动。更糟的是晚上就寝时具有痉挛癖，使人根本无法入睡。其他如过度疲劳或脚部寒冷时，也有引起的可能。

十三、风湿疼痛

病因

类风湿关节炎发病的根本原因是正气不足，其发病的基础首先是人体禀赋不足、素体气虚或因饮食不节制等。

症状分析

我们所说的风湿是指膝盖、手臂、肩膀、手腕、手指等关节剧烈疼痛或是肌肉僵硬。这种风湿会使关节发炎、骨膜萎缩，并侵入心脏、肺部，是全身性可怕的疾病。患者大都是女性，尤其是以 20 ~ 40 岁患者居多，是男性的 3 倍以上。在患风湿时，最初只感到身体疲倦、手脚疼痛、身体消瘦，当膝盖疼痛时手臂就疼，接着是另一只手臂疼痛，其次是脚脖子、肩膀，最后遍及全身关节。发烧也会伴随剧痛而来，甚至还会出现关节肿胀、变形，手脚无法伸屈自如。

穴位选择

治疗上半身的疼痛，以指压“外关”和“内关”最为有效。“外关”位于手脖子横皱纹向上三指宽处；“内关”位于“外关”的反面。治疗下半身疼痛以指压“百里”穴（位于腿的后侧，在弯曲膝盖时的皱纹 5 厘米左右下中央处）最为有效。

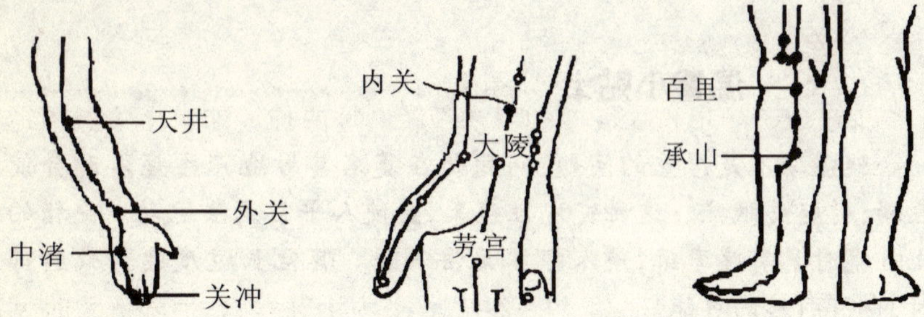

图2-1-13

按摩方法

在指压上述穴位时,必须左右交替,一面吐气,一面压6秒钟,如此重复10次,每天操作数次。如果患处肿胀、发炎,则不可以压患处,而只在患处附近缓缓地压即可。

温馨小贴士

风湿疼痛和神经痛基本相同,但如果是神经痛,只要在患部按压就可以使疼痛减轻,然而风湿性疼痛却越压越痛。风湿性疼痛可以用左右对称法来判定。换句话说,右膝疼痛时左膝也会,右手臂疼痛时左手臂也会,这是它的特征。这种疼痛虽然遍及全身,但背部、腰部、手尖、脚尖例外。风湿并非半年、一年就能治愈,由于没有决定性治疗方法,所以只有不使它恶化的对症治疗。为了减轻疼痛,治疗时千万不可半途而废,否则就收不到好的效果了。

十四、手部麻痹

病因

手部麻痹不是单纯性麻痹,一般是由于长时间采取同样的姿势而引起,能立即治愈。突发性神经系统麻痹也有可能引起手部麻痹。

症状分析

此症可分为中枢神经麻痹和末梢神经麻痹两种。如果是中枢神经麻痹，采用一般的疗法则无法治愈。此病的症状是手部僵硬无法动弹。末梢神经麻痹可以分为：

1. 桡骨神经麻痹：所谓桡骨神经麻痹，是指由手腕外侧通过手臂外和由手腕后侧到手掌的神经发生麻痹，表现为手臂弯曲、手腕下垂时无法运用自如。

2. 正中神经麻痹：是指由手臂中心通过外侧往手掌的神经麻痹。当正中神经麻痹时，拇指无法弯曲，双手会感到麻痹，无法写字。

3. 尺骨神经麻痹：是指由手臂内侧通过手腕内侧到手掌小指的神经麻痹。当尺骨神经麻痹时，指头会无法伸直。

穴位选择

参考手部穴位图

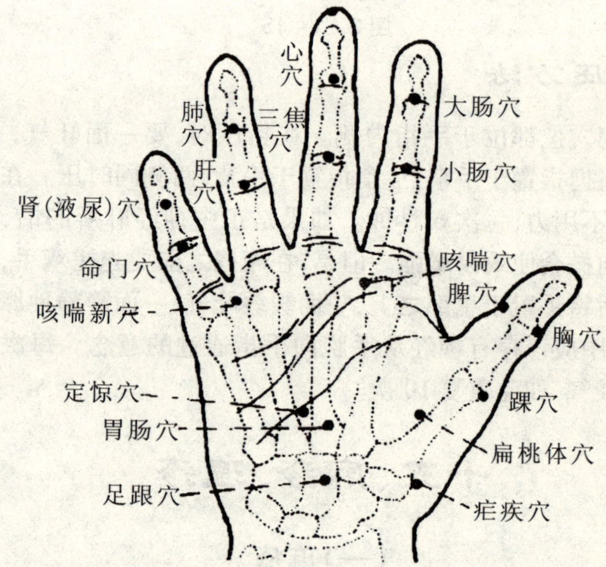

图2－1－14

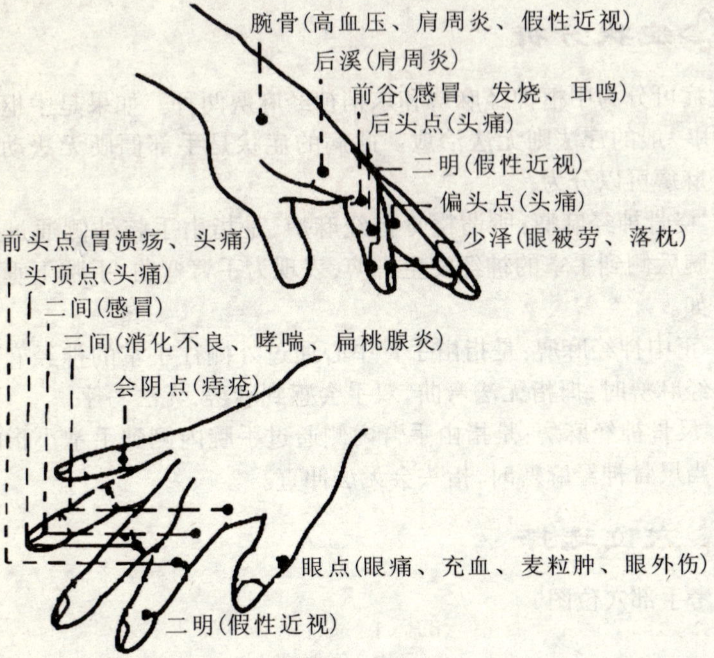

图2-1-15

指压方法

指压麻痹穴位都位于手指内侧。在指压时,要一面吐气,一面压10次。压法是将拇指置于手掌上,食指置于手背,两侧同时压。在压时是拇指用力,食指不用力,每次6秒钟。如果是正中神经麻痹的话,用手由手臂向手指方向搓会使效果增强。但是,在摩擦之前要先搓双手,以提高灵气效果。然后将手置于患部之上,一面缓缓吐气,一面静静地摩擦。在摩擦的同时,脑中应该存有神经从手腕向手指通过的意念。每次按摩时都要搓手提高灵气,如此重复10次。

十五、麻疹、湿疹

(一)麻疹

病因

麻疹是由于对药品过敏及由热水、冷水、气温的急剧变化、日光等的刺激、精神性的紧张等引起。另外，胃肠病、便秘、肝脏有障碍时，也很容易引起麻疹。也有因体质而起麻疹的，例如有些人吃了海味之后就会起麻疹。这种可能是潜意识性的神经症状，但有些人在不知不觉吃下去时也会长出麻疹。此类情况，与其说是意识性的因素，不如说是因体质所致。有的人认为：麻疹是体内的毒素欲排出体外的一种自然治愈力的作用所引起的，可以将其视为某种注意的警报，无须担心。

症状分析

典型的急性麻疹的症状是，身体突然发痒，脸部、手腕、脚部等整个身体长出一粒粒红色的斑点。与湿疹的刺痒相比较，这种爆发性的痒往往让人难以忍受。但是，两三个小时一过，这种来势汹汹的红斑点便会消失，发痒的情况也会停止。而局部性的麻疹，治疗期间需要大约一个月，也有一些慢性的麻疹一年要发作几次。

穴位选择

在出疹时，指压按摩相应的穴位会非常有效。主要穴位有脚部第二趾趾根下 3 厘米左右处的“里内庭”穴和耳朵上部的“麻疹区”穴位。

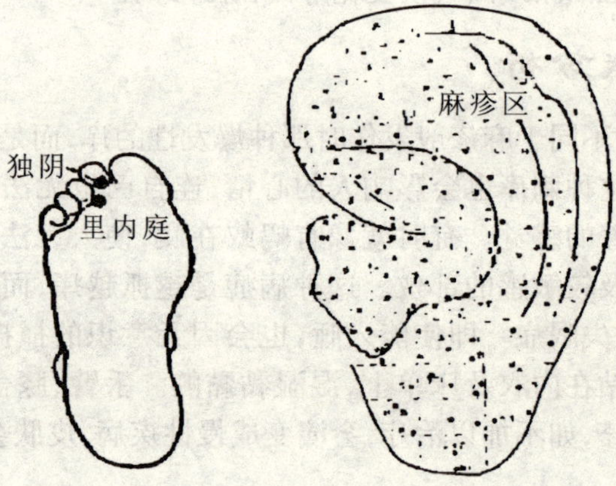

图 2－1－16

指压方法

一面缓缓地吐气 6 秒钟，一面用两手的食指及中指强力按压“里内庭”穴至疼痛，重复做 30 次。

“麻疹区”这个穴位用火柴棒之类的东西一按压，就会感觉到痛。用拇指与食指从前后用力夹住此穴位,连续按压6秒钟。此时,一面缓缓地吐气,一面反复做20次左右,麻疹大体痊愈。

温馨小贴士

一旦长出麻疹,就会影响人的心情,很难做到完全不在意。因此,容易出疹的人平日应该注意不要乱服用药物,不要使用刺激强烈的化妆品,不要食用海产之类食物等。

(二)湿疹

病因

湿疹和麻疹是一类症,大都是因过敏、肝脏障碍和体质所引起的。但湿疹比麻疹更难痊愈,变成慢性的可能性很高,因此越来越难治疗。还有一些人是因接触油漆或因气候变化等而长湿疹的。

症状分析

湿疹的痒,不同于麻疹般发作时那种爆发性的痒,而是一种会感觉到阴湿的刺痒。这种刺痒也会影响人的心情,连自己也无法清楚是痒或是有什么东西附着的感觉。有时就像有蚂蚁在爬,使人无法忍受。尤其是在身体较柔软及较敏感的部位。这种病症是越抓越痒,而且有时会痒得睡不着觉,导致失眠症。即使能入睡,也会因无意识的搔抓而抓破斑疹,使渗出的液体粘在内衣及床单上,湿湿黏黏的。手臂、膝盖、腋下的内侧特别容易长湿疹,如不加以治疗,会演变成慢性疾病,皮肤会变得很粗糙。

穴位选择

穴位指压法不仅能止痒,治愈湿疹的可能性也非常大。止痒、祛除湿疹的穴位为“治痒”穴,刺激此穴位就会有止痒之效。“治痒”穴是在手腕放下时,从肩膀凹洼以垂直线而下,该线与乳头的水平线相交处。另一个穴位是“太白”穴,即在脚拇趾下部,大骨外侧处。

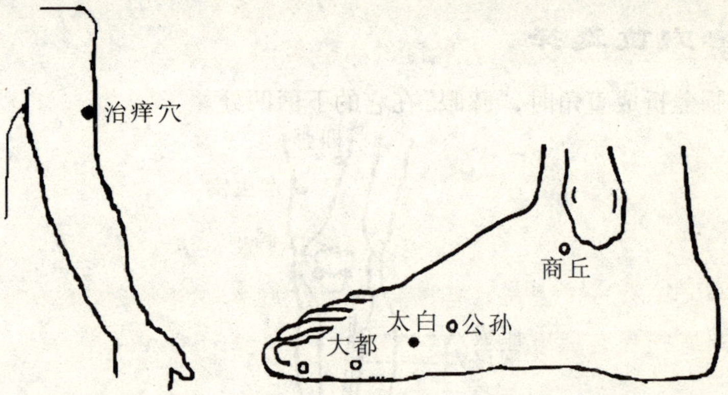

图2－1－17

按摩方法

按摩时，要一面缓缓吐气，一面按压6秒钟，反复做10次，即可以止痒。其次，以和前面相同的要领一面吐气，一面按压“太白”穴，大约按20次，因湿疹而引起的红色斑疹便会消失。

十六、膝关节疼痛

病因

此症的原因是由于骨头长年摩擦或钙质沉着，使骨头脆弱变成游离的小骨片。但许多人认为年龄大的人由于体弱多病，多少会感到疼痛，如果是慢性化就只能习惯疼痛了，因为已经无法治了。

症状分析

站、坐、走都要使用关节，但有时关节会突然感到如虚脱般的剧痛。尤其是突然活动身体或跑步，最容易引起关节疼痛，此时无论上下楼梯都会感到痛苦万分。

如果是慢性疼痛，只要天气一变就会痛，脚就像气象台一样能准确测知天气。如果恶化则可能会成为弯形性膝关节症，使膝盖无法弯曲。

穴位选择

将膝盖折成直角时，“膝眼”在它的下面凹处。

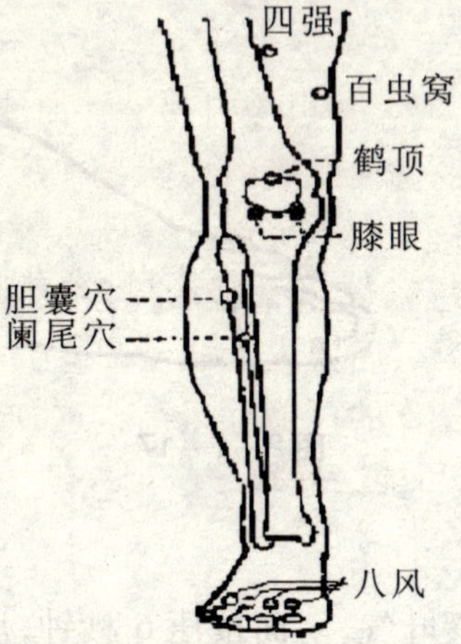

图2－1－18

指压方法

关节痛并不仅限于膝盖，有时脚脖子、手腕、手臂也会感到疼痛。指压“膝眼”对治疗关节痛非常有效。指压时用双手中指，一面缓缓吐气，一面强压6秒钟，如此左右各做10次，每天做3回，关节疼痛在不知不觉间就可以去除。

温馨小贴士

扭了筋或骨头有裂痕都很难医治，最终会导致关节炎。但是，在变成慢性症之前一般可以治疗。如果不妥善加以治疗，每当寒夜就疼痛，此时可使用温湿布覆盖。平常最好不要洗冷水澡，冬天时应保持身体温暖，以防疼痛再度发生。

十七、坐骨神经痛

病因

如脊椎骨疽、缺乏维生素B也会引起坐骨神经疼痛，但其真正的原因目前尚无法得知。初期坐骨神经痛的症状是在疲劳、寒冷时臀部有一些轻微麻痹的痛感，身体倦怠，脚步沉重。一周后臀部深处会产生剧痛，有被撕裂般的感觉，这种疼痛会扩及大腿后部，直到脚尖，此时属于剧痛，是真正坐骨神经疼痛。此类疼痛使人无法动弹，尤其是夜间气温下降或是季节变化、天气恶劣时，发作的可能性很高。这种疼痛非药物所能控制，因此如果在走路时发作，可能会导致寸步难行。

症状分析

坐骨神经是指在腰椎下部，由脊椎区分，从骨盆内到臀部，下肢后部一直到脚尖的神经，是体内最大、最长的神经。许多中年以上的人都患有坐骨神经疼痛。如是单侧疼痛，是由于酒精中毒或铅中毒，或是子宫、卵巢有病所引起。如是两侧疼痛，则是由于腰骨、仙骨松弛或是椎间疝气、糖尿病、贫血所致。

穴位选择

治疗穴位位于两腿后侧正中线上。但是，所谓正中线并非指整条线，要在按压会有疼痛感之处才有效。

指压方法

在疼痛点处由上向下，一面缓缓吐气，一面强压6秒钟，如此重复15次。一条腿压完后，换另一条腿。

温馨小贴士

生活中只要稍加运动，患此症的机率就较小。因此，人们要养成随时运动的习惯，而且不可疲劳过度，或使身体忽冷忽热。坐骨神经痛会突然使脚失去力量或产生异常的知觉，使你不知洗澡水热度或捏而不知痛。

如果是知觉异常的话，可能发生危险，应该尽早医治。

十八、疼痛、麻痹等后遗症

病因

所谓疼痛、麻痹后遗症是指车辆相撞时人身受到打击后所引发的症状，即是一般所说的“暗伤”。许多人都对此置之不理，这是非常危险的。在车祸之后，去照 X 光可以了解颈椎部、胸椎、腰椎屈尤其是支撑头部的颈骨在撞击时所受打击的严重程度。如果相撞击时立刻发现的话，疼痛、麻痹等后遗症就能即刻治疗，但是一般都是潜伏一段时间才复发。

症状分析

有时早晨醒来颈筋紧绷，转动脖子会感到肩胛骨有异感，全身不舒服，工作根本提不起劲。严重的话，头部会有割裂般的疼痛，有时还会头晕、手脚麻痹，这些症状都可能在数年后才发生。因此说这种疼痛、麻痹的后遗症非常麻烦。

穴位选择

要趴着将肌肉放松，在后头骨正下方凹处，找到“天柱”穴。凡治疗颈部以上异常，都离不开“天柱”穴。它与视神经也有关，能使眼睛明亮。第七颈椎和第一胸椎之间的穴位是“大椎”。

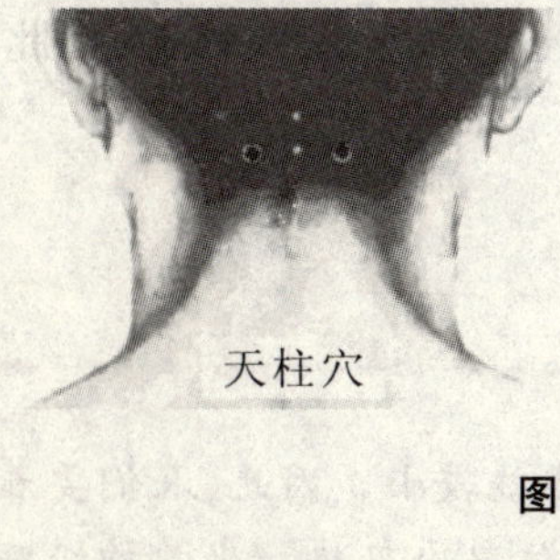

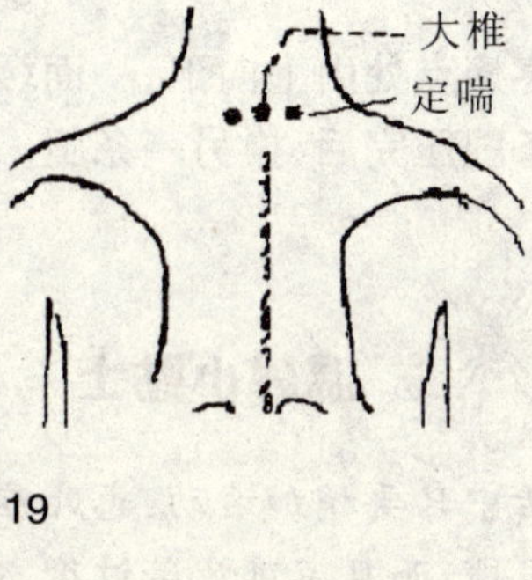

图2－1－19

指压方法

在指压“天柱”时，一面缓缓吐气，一面压6秒钟，如此反复20次。其次，是指压“大椎”，指压时要领同上，重复10次。按压此穴对颈部、肩膀、手腕、背部的异常也很有效。

温馨小贴士

上述的后遗症不仅限于车祸相撞才有，有时候连被人由后部强推、被掉落铁棍击中、踏滑楼梯等等都可能引起。此种疼痛和一般头痛不同，必须加以注意。如果没有进行正确的治疗，不但会复发后遗症，甚至会导致手脚不灵活。有时颈筋扭曲是X光所无法诊断的，因此我们向你推荐的指压疗法值得一试。

十九、膀胱炎

病因

脚部、腰部寒冷或是体质虚弱者比较容易患膀胱炎，膀胱炎大都是由于细菌感染所引起，但这只限于急性膀胱炎。慢性大都是由于尿道结石或是尿道细长、排尿不畅所引起的。时常患膀胱炎者对日常生活必须严加注意，平常不可使脚部受凉，也不可禁尿，沐浴时必须将身体彻底洗净。

症状分析

尿意频繁但排量少，尿色赤红如血，排尿前后感到疼痛、不舒适。急性膀胱炎是在感冒时引起的，有时患者会烧到40度，排尿时有异感并时常上厕所，但尿量很少，稍加使劲排尿就会疼痛难忍，身体有存尿感。此时下腹会开始感到疼痛，所排出的尿如血红色，如果不医治病症将更加恶化。

穴位选择

先将肚脐到耻骨连成一线，将线五等份，由下算起 1/5 处的穴位称为“中极”。此穴不但能增强精力，对泌尿系统也有特效。在脚底中央稍近趾侧凹穴的为“涌泉”穴。

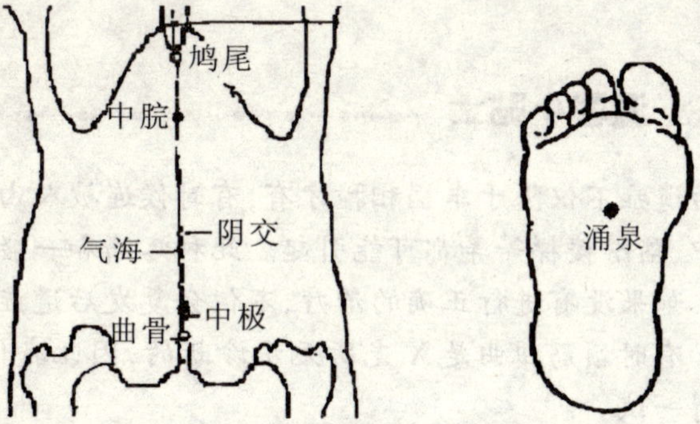

图 2－1－20

指压方法

在指压“中极”时，一面缓缓吐气，一面慢压 6 秒钟，如此重复 20 次。其次是指压“涌泉”，采用同样要领指压 10 次。指压治疗膀胱炎必须有耐性，要能持之以恒。

温馨小贴士

平时人好好的，突然无法排尿，这也属于膀胱炎。此时必须用浴巾沾热水盖在下腹上，在浴巾上用保温性良好的乙烯合成树脂包着，使它保持温湿；或者是泡在热水之中，但应保持水温不凉。如果患有膀胱炎会泄尿时，平常无论走路或站立都应将臀部夹紧，使松驰的肌肉收缩，就不会再有泄尿的情况发生。任何症状如果是慢性的就会比较难治，因此应该及早治疗以免耽误。

二十、强直性脊柱炎

病因

此症是一种慢性反复发作性的疑难病症，中医学归纳为骨痹、顽痹、龟背风的范畴。人群的发病率约占0.3%，以青壮年男性最为多见。本病是以脊柱关节和骶髂关节为慢性炎症，并可侵犯四肢关节和内脏器官的全身性慢性病症。因其特点主要是累及脊柱关节的强直，以及结缔组织的纤维化，最终导致脊柱的强直、畸形，是严重危害患者身体健康的一种慢性疾病。病因分为内因、外因两大类。

1. 先天禀赋不足、阴阳失调、体质长期虚弱、肝肾精血不足、肾气亏虚、外邪乘虚而入，也就是说与家族遗传、基因遗传、患者的免疫功能低下、缺陷与发病有关。

2. 肾督虚寒：人的后脊背属督脉贯穿脊柱而归于肾脏为病，脊柱反折，换句话说，由于肾脏的亏虚、寒湿外邪侵袭督脉，督脉虚寒失养、脊骨受损，久而久之发生本病。

3. 外因：感受外邪，由于风、寒、湿、邪由腠理而入，经脉不利，营卫失和，气血阻滞，脉络闭阻，不通则为病，造成脊柱、四肢关节、肌肉、韧带的肿胀、粘连、疼痛、畸形。西医学认为发病原因与肠道感染、盆腔感染、淋病、泌尿系感染等有关。

症状分析

1. 全身症状：隐匿性的发病在临床上最为多见，常有食欲减退、四肢酸懒、乏力、渐隐性的低热、慢性贫血、消瘦等症状。绝大多数强直性脊柱炎患者以慢性发病为主，少数的也有急性发病，一般随着病情的发展，全身症状也逐渐加重。

2. 早期症状：以腰部及腰骶部的疼痛并伴有腰背部的僵硬居多，这种疼痛及僵硬在夜间及晨起最为明显，称为"晨僵"现象。经活动后可以减轻，也有的以双髋关节、双膝关节、足踝关节及足跟而起病的。如15～40岁的青壮年男性发生了腰骶部及髋关节的持续性疼痛或间歇性疼痛，并伴有腰背部的僵硬感或发生不明原因的膝、踝、关节、足跟、胸锁关节部位的疼痛，都应考虑是否有强直性脊柱炎的可能。因此，如果有早期症状，应该到有经验的专科找责任心强的医师进行检查诊断，因为早期明确诊断对指导治疗有十分重要的意义。

3. 中期症状:腰背及腰骶部的疼痛加重,腰脊柱晨僵明显,自腰骶部向上逐渐累及胸椎,颈椎疼痛加重,出现活动受限,轻中度的脊柱活动固定,向下累及双髋关节,下蹲受限,外展内旋活动受限,行走劳累,夜间疼痛加重。

4. 晚期:腰背、胸背及颈椎部疼痛加重,脊柱呈强直或驼背状,脊柱严重受限固定,并伴有全身关节疼痛,周身无力、消瘦、肌肉萎缩,脏器功能下降,再进一步发展造成脊柱的严重畸形、强直而终生残疾。

穴位选择

夹脊(夹脊穴又名华佗夹脊穴、佗脊)、膀胱经、膀胱经诸穴。

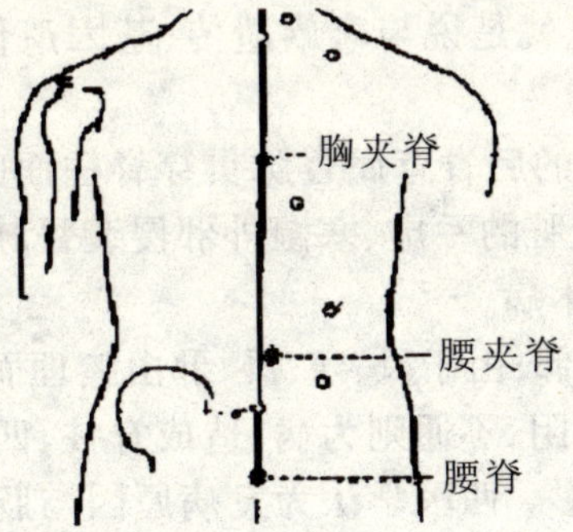

图 2－1－21

按摩方法

1. 体位:患者取俯卧位,裸露腰背部,尽量放松。上胸部及两髂前上棘分别垫软枕,使身体中部稍似悬空,患者两手臂屈肘置于头前。

2. 部位:家人立于患者右侧,先用揉法、滚法和一指禅等手法在颈、胸、腰、背部沿脊柱及其两侧的膀胱经第一侧线及夹脊穴和骶髂关节周围进行往返按摩治疗,时间约为 15 分钟,以手下有微热,局部肌肉有柔软感为度。

3. 弹拨理顺法:肌肉放松后,着力于脊柱两侧僵硬的骶脊肌上,用力深揉,尽量将肌肉推动。接着持左掌根置于右拇指上帮助用力,右拇指压于骶脊肌旁肌间隙,并从下向上沿肌纤维推动,以松解肌肉筋膜粘连。然后以左手四指叠于右手指上,用指尖对脊柱两侧肌群做横向的、垂直于肌纤维的弹拨，对有筋结条索的地方做重点治疗。再取与肌纤维相同方向行理顺手法，由上而下反复5次。

4. 推揉按压法：双手叠在一起由脊柱第二胸椎平面向下按压脊柱双侧骶棘肌，直至骶髂关节平面，自上而下反复推揉，重复10次。重点施术于疼痛区域，同时点按腰背膀胱经诸穴和夹脊穴。按压时要缓和有力，配合患者呼吸，呼气时下压，吸气时放松。然后家人一手压臀部，另一手分别向上扳左右大腿中下段，每侧5～8次。

5. 椎体斜扳法：患者取左侧卧，左下肢伸直，右下肢屈曲放于其上，家人立于其身后，左手推患者肩部向后，右手推患者髋部向前，使腰扭转，轻轻抖动用力，使腰部舒展开，不必强求弹响。术毕再做另一侧。

6. 镇痛拉筋法：患者取俯卧位，家人立于床上，拉患者双下肢向后上牵引，同时做左右摆动，家人顺势推揉双侧骶棘肌。

7. 最后以按法、拍击法结束背部手法治疗。

每日1次，10～30日为一疗程。对髋关节受累者可采用揉法和滚法放松髋关节及大腿前内侧肌肉，然后被动活动髋关节，分别做屈曲、伸直、内收、外展、内旋、外旋等动作，待关节活动至最大限度时，再维持一定时间，具体以患者可耐受为度。

温馨小贴士

◎对关节僵硬较重者切不可急功近利，滥施暴力，而应循序渐进，以免拉伤肌肉。

◎如先使用熏洗泡敷疗法，待腰部产生温热感后，施以手法治疗，起热快，止痛作用强，对肢体疼痛、僵硬、肌肉萎缩有较好的效果。即通过外用药物渗透，控制其炎症，推拿按摩疏通剥离，恢复肌肉的血液供应，改善肌肉营养代谢，因此能从根本上治疗强直性脊柱炎。

二十一、类风湿性关节炎

病因

此症是以关节和关节周围组织非化脓性炎症为主的自身性疾病，常伴关节外病症状，故称类风湿病。可以形成关节腔滑膜炎症、渗液、细胞增殖、肉芽肿，破坏软骨及骨组织，最后产生关节强直及功能障碍。多侵犯小关节，如手、足及腕关节等，常为对称性，呈慢性经过，可有暂时性缓解，由于多系统损害，血清中可查到自身抗体，故认为本病是自身性疾病。发病年龄多在 20～40 岁，女性多于男性，病因不太明。发病因素有：

1. 感染：病灶与本病发病有关。

2. 遗传：本病患者 HAL－Drug 抗原检出率明显升高，提示发病与遗传有关。

3. 免疫机能紊乱：目前认为类风湿性关节炎是免疫系统调节功能紊乱所致的炎症反应性疾病。

症状分析

起病缓慢，多先有几周到几个月的疲倦无力、体重减轻、胃纳不佳、低热和手足麻木刺痛等前驱症状。

1. 关节症状：

(1) 晨僵：关节的第一个症状常在关节疼痛前出现。关节僵硬开始活动时疼痛不适，关节活动增多则晨僵减轻或消失。关节晨僵早晨明显，午后减轻。

(2) 关节肿痛：多呈对称性，常侵及掌指关节、腕关节、肩关节、趾间关节、踝关节及膝关节，并有关节红、肿、热、痛及活动障碍。

2. 关节外表现：是类风湿性关节炎全身表现的一部分或是其并发症。本病的关节病变可以致残，但不会致死，而关节外表现常是本病致死的原因。

① 类风湿结节；② 类风湿性血管炎；③ 类风湿性心脏病；④ 类风湿性肺病；⑤ 肾脏损害；⑥ 眼部表现：葡萄膜炎是幼年性类风湿性关节炎的常见病变，成人类风湿性关节炎常引起角膜炎；⑦ Fealty 综合征；⑧ 干燥综合征；⑨ 消化道损害。

穴位选择

肩井、天宗、肾俞、环跳、委中、足三里、承山等。

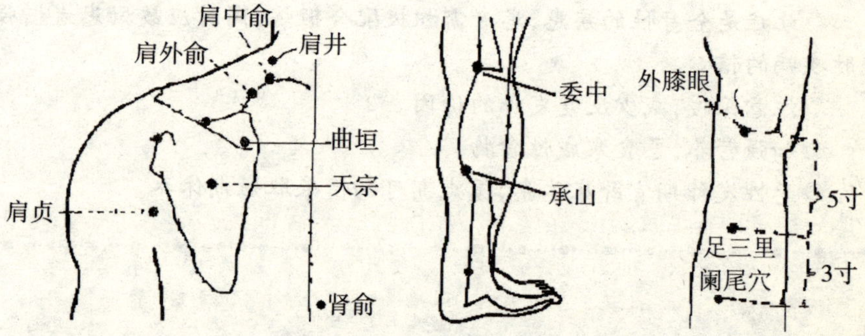

图 2－1－22

按摩方法

1. 患者俯卧位

（1）点按肩井、天宗、肾俞、环跳、委中、足三里、承山穴，每穴约半分钟。

（2）推法：医者一手或两手全拿着力，从大椎至腰骶部，自上而下沿脊柱两侧及大腿、小腿后侧在膀胱经上反复直推 3 分钟。

（3）捏脊法：两手拇、食、中指横批在尾骶骨长强穴上，两手交替沿督脉循行线向前推进，同时两手的大拇指将皮肤轻轻捏起，每捏捻三下上提一下，随捏随推，向上抵至大椎穴为止，反复施术 3～5 遍。

2. 患者仰卧位

（1）摩法：医者两手掌交替着力，以脐为中心，按顺时针方向自右向左旋转运摩 3 分钟。

（2）揉捏法：医者一手握住腕部，另一手全掌着力，揉捏手臂内、外侧，重点是患肢腕、肘、肩部，反复施术 3 分钟。

（3）推揉法：医者两手掌指着力，自踝内外侧分别推揉至股骨上端，一边推一边揉，反复施术 3 分钟。同时配合下肢的屈伸、外旋、外展活动，重点推揉患肢。

（4）捻法：医者一手握住腕部，另一手用拇、食、中指捻腕部及各掌指或指间关节 2 分钟。同时配合适当的摇肩、肘关节，搓上肢 5～7 次，重点捻患肢。

温馨小贴士

◎此症是全身性的疾患，患者需积极配合锻炼，同时应鼓励患者增强战胜疾病的信心。

◎注意保暖，减少反复发作的诱因。

◎加强营养，忌食寒咸性食物。

◎急性发作期宜卧床休息，缓减期可酌情采取短期休养。

二十二、手腕筋肉疼痛

病因

现在大多数人在繁忙的工作压力下，都缺乏运动，运动量不足。即使想运动工作场所也没有空间，如果想做稍微正式的运动则要花钱。再加上有方便的交通，这更助长了人们的惰性。

症状分析

很多人只要稍加运动，第二天就会感到肌肉酸痛，连坐也坐不稳。而像拳击这种激烈运动或乒乓球、网球这类单手使劲的运动，则更容易发生手腕筋疼痛。

穴位选择

治疗肌肉疼痛以指压“肩井”和“手三里”最有效。“肩井”位于乳头正上方与肩线交接处。

指压方法

在指压“肩井”时要一面缓缓吐气，一面用拇指和食指捏两肩，捏到稍感疼痛程度6秒钟，如此重复10次。其次是指压“手三里”，要领相同，左右手交替指压10次，如此便能去除手部肌肉疼痛。

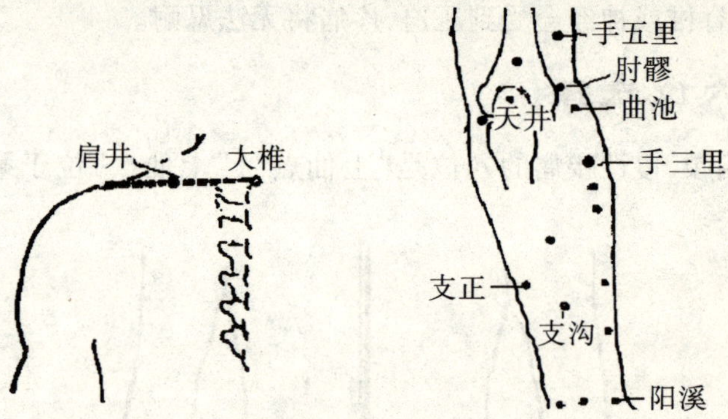

图2－1－23

温馨小贴士

用穴位指压疗法能立即治好酸痛，但重要的是要养成运动的习惯。例如：养成走路的习惯，或是每天做俯卧撑。总之，要多进行锻炼，以免以后稍加运动就会肌肉酸痛。

二十三、闪腰、慢性腰痛

病因

闪腰虽然是一个小症状，但如果疏忽不管的话，会使疼痛加剧，有时甚至连身体都无法动弹。这种症状的起因无法事先预防，以平常身体少动者较易发生。尤其是整天坐车或坐在书桌前工作的人，必须更加注意。

症状分析

闪腰者越来越多，而且不仅限于中老年人，连年轻人也很多，这是由于交通工具发达，人类运动不足所致。如果剧烈动作后突然痛得无法动弹，这就是闪腰。闪腰是支撑人体33个背骨的骨头与骨头之间的椎间盘产生故障。椎间盘是与骨相连的软骨板中有弹性的骨髓。如果外力冲击椎间板时，脊椎或神经会受到压迫，疼痛将无法忍耐。

穴位选择

治疗闪腰、慢性腰痛的穴位是“上仙点”，“上仙点”位于第 5 腰椎正下方凹处。

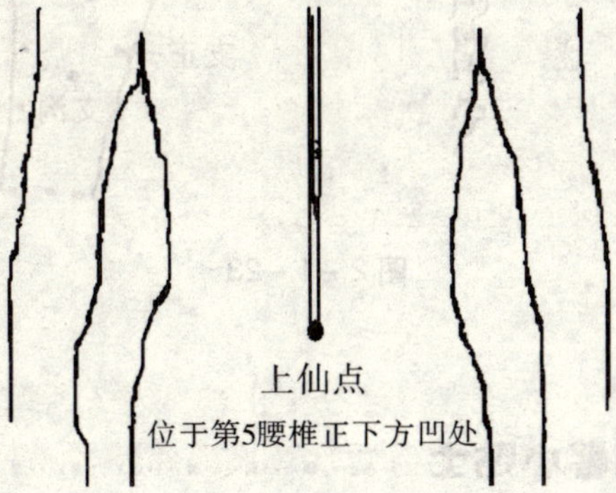

图 2－1－24

指压方法

一面缓缓吐气，一面强压 6 秒钟，如此重复 20 次就能使疼痛减轻。另一种方法是将双膝站直后弯曲，加压折邹顶点就会有效。

温馨小贴士

平时要养成运动或做体操的习惯。如果真的抽不出空来运动，不妨曲曲背、弯弯腰来稍微运动，这总比没运动要好。疼痛莫过于闪腰，如果早上起床时感到疼痛或腰部不舒畅，则属于慢性腰痛。腰骨对人来说非常重要，如果将腰椎的疾病置之不理，可能会有严重的后果，有时还会导致性无能。腰字是由“月”和“要”构成。“月”即是“肉”，所以“腰”字即是肉体重要之处。

二十四、骨折、伤痕等后遗症

症状分析

在季节转换之际及寒夜时，以前骨折或受伤之处常会隐隐作痛。当然，症状因人而异，有些人不觉得痛，有些人却痛得无法忍耐，非服用止痛剂不可。这是因为骨折、伤痕、手术之后等使血管受到压迫，遇急剧发冷的情况，血液就无法畅流，引起关节的发痛。

穴位选择

治疗的穴位是“列缺”穴，它位于手腕内侧（大拇指侧下），能感觉到脉搏跳动之处。此穴位常使手动脉及血液流动。另外脚痛时，指压膝盖里侧中央的“委中”穴最具效果。

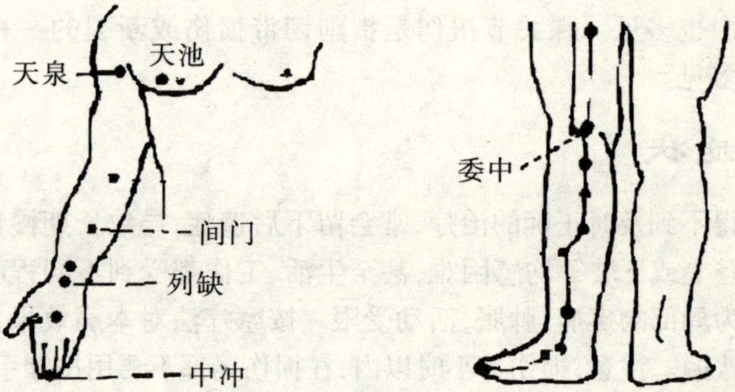

图2－1－25

按摩方法

在按压右手部“列缺”穴时，使右手放松，一面吐气，一面用左手的大拇指用力按压6秒钟。相反的，如果是左手，则使左手放松，用右手的大拇指强力按压。“委中”则用两手的大拇指按压，也是一面吐气用力按压6秒钟。以上的手法，每天反复做30次，即可见效。

温馨小贴士

治疗此症的方法是尽量穿着不使患部受凉的服装。特别是女性穿着都较单薄，夏天长时间在开空调的房间时，尤其要注意。止痛方法以穴位指压按摩法最具效果。穴位指压按摩法是在止痛同时使血流顺畅，可治愈此类后遗症。

二十五、踝关节扭伤

病因

踝关节扭伤是临床上很常见的损伤，病发率约占全身关节扭伤的80%左右。任何年龄都可能发生，但以从事活动量大的体力劳动者常见，在青少年中也多见。踝关节扭伤是指副韧带损伤或断裂的一种病症，以外侧更为多见。

症状

如果得不到及时正确的治疗，常会留下后遗症，导致长期慢性疼痛，步行、上楼、登上或下坡等均感困难，甚至生活、工作都受到不同程度的影响。主要表现为局部的疼痛、肿胀，活动受限。按摩疗法对本病效果显著，临床应用比较普遍。注意，损伤2小时以内，在损伤局部不要用按摩手法。

穴位选择

足三里、三阴交、解溪、大鱼际等。

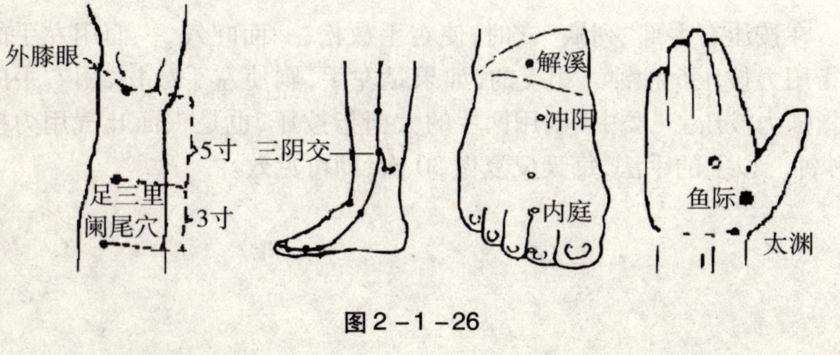

图2－1－26

按摩方法

1. 点穴：用拇指点按足三里、三阴交、解溪等穴，每穴半分钟。

2. 松筋：局部肿胀明显时，可以用拇指在局部和其周围进行揉动，然后再用拇指平推法由中央向周围推约3分钟。肿胀消退后，在局部可用一指禅推法，约3分钟。

3. 摇动踝关节：肿胀消退后，在患侧踝部使用踝关节摇法，以利于踝关节的活动。

4. 结束手法：在患处使用大鱼际擦法，操作2分钟。

温馨小贴士

预防的注意事项：

◎运动前要清除运动场地的砖瓦石块，填平坑洼。要做好准备活动，踝关节充分活动开以后，再进行剧烈的活动。

◎跑步、跳高、滑冰、打球等要保持正确的姿势，不要用力过猛，防止脚掌内外翻，要使整个脚掌平着落地。

◎平时注意踝关节周围肌肉的锻炼，增强踝关节的稳定性。如经常练习负重提踵、提踵蹲跳、上下坡跑步、踮着脚尖走路等。

二十六、腰椎间盘突出症

病因

此症是由于腰椎间盘突出、凸起或破裂压迫脊神经根或马尾神经，从而引起腰痛，以单或双下肢疼痛、麻木及大小便异常等为主要症状的一种疾病。按形态一般可以分为椎间盘突出、椎间盘膨出和椎间盘脱出三种。主要病因有：

1. 过度负重，如重体力劳动、弯腰搬重物。

2. 急性损伤。

3. 长期震动环境，如司机驾车。

4. 腰椎穿刺。

5. 椎间盘脱水退变致椎间隙变窄，包绕韧带松弛。

6. 脊柱畸形或生理曲度改变。

7. 遗传因素。

症状分析

症状为腰背痛、腿痛，疼痛反复发作，而后逐渐转成慢性持续性腰背腿痛；坐骨神经疼痛，麻木由臀部、大腿后外侧、小腿外侧，放射至足跟部、脚底部，有时变换体位可以缓解疼痛；下腹部或大腿前侧痛；间歇性跛行；尾骨痛；颈腰综合征，出现全身疼痛；马尾综合征，出现会阴部麻木、便秘、小便失禁，严重时出现双下肢不全瘫痪、尿潴留和大便失禁；单或双下肢发冷；下肢肌肉萎缩；下肢水肿等。

按摩方法

推拿治疗腰椎间盘突出症，按症状、治疗方法要按顺序进行。

1. 解除腰臀部肌肉痉挛：患者俯卧，在患侧腰臀及下肢用轻柔的滚、按等手法进行治疗，促使患部气血循行加快，从而加速突出髓核中水分的吸收，减轻其对神经根的压迫，同时使紧张痉挛的肌肉放松，为下一步治疗创造条件。

2. 拉宽椎间隙，降低盘间压力：患者仰卧，用手法或器械进行骨盆牵引，使椎间隙增宽，从而降低椎间盘内压力，甚至出现负压，便于突出物回纳，同时可扩大椎间孔和神经根管，减轻突出物对神经的压迫。

3. 增加椎间盘外压力：患者俯卧，用双手有节奏地按压腰部，使腰部振动，然后在固定患处部位的情况下，用双“腰部后伸扳法”，使腰部过伸。本法可以促使突出物回纳或改变突出物与神经根的位置。

4. 调整后关节，松解粘连：用“腰部斜扳或旋转复位手法”，以调整后关节紊乱，相对扩大神经根管和椎间孔。由于斜扳和旋转复位时，腰椎及其椎间盘产生旋转扭力，从而可以改变突出物与神经根的位置。反复多次进行，可以逐渐松解突出物与神经根的粘连。再在仰卧位用强制直腿抬高以牵拉坐骨神经和腘绳肌，对松解粘连可起一定作用。

5. 促使受损伤的神经根恢复功能：沿受损神经根及其分布区域以滚、按、点、揉、拿等法，促进气血循行，从而使萎缩的肌肉及麻痹的神经逐渐恢复正常功能。

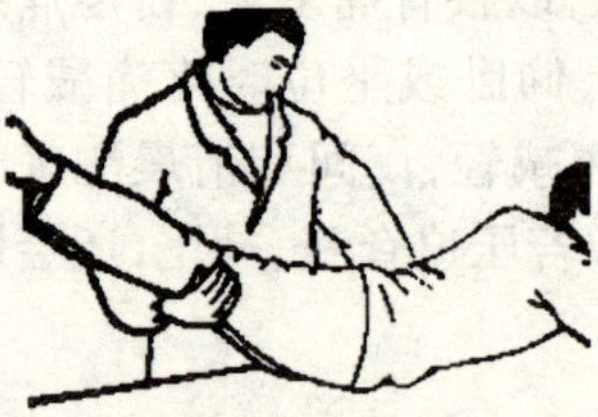
腰部后伸扳法

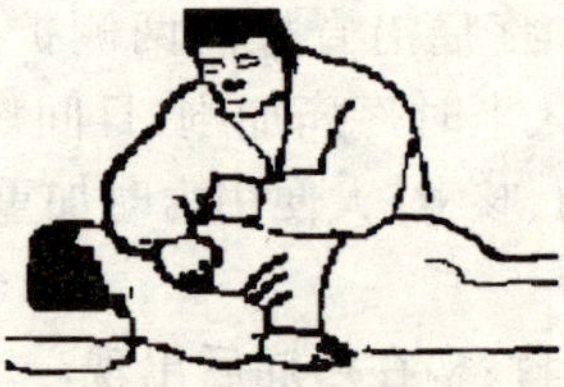
腰部斜扳扳法

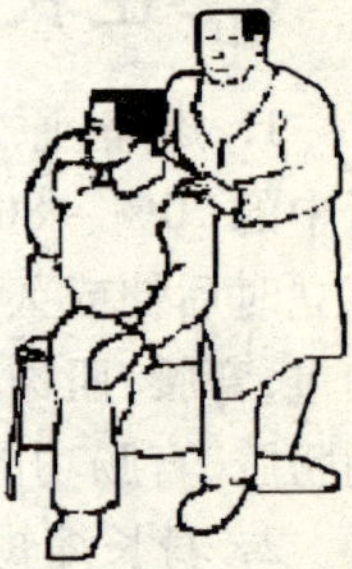
腰部旋转扳法

图2－1－27

温馨小贴士

◎积极地进行正规治疗。

◎注意卧床休息。卧硬板床休息是最基本的治疗措施。

◎先选择保守治疗。◎不要单纯依赖内服药或外用药。

◎不要连续长时间内服或注射激素类药物。◎注意腰部保暖。

◎注意腰部活动姿势。◎注意节制性生活。

◎注意腰部的功能锻炼。腰肌强壮对腰椎的保护作用自然加强，可避免腰椎间盘突出症复发，从根本上治愈腰椎间盘突出症。

二十七、骨质疏松症

病因

1．骨量减少：应包括骨矿物质和其基质等比例的减少。

2．骨微结构退变：由于骨组织吸收和形成失衡等原因所致，表现为骨小梁结构破坏、变细和断裂。

3．骨的脆性增高、骨力学强度下降、骨折危险性增加，对载荷承受力降低而易于发生微细骨折或完全骨折。可悄然发生腰椎压迫性骨折，或在不大的外力下发生挠骨远端、股骨近端和肢骨上端骨折。

症状分析

1. 疼痛：原发性骨质疏松症最常见的症状，以腰背痛多见，占疼痛患者中的70% ~80%。疼痛沿脊柱向两侧扩散，仰卧或坐位时疼痛减轻，直立时后伸或久立、久坐时疼痛加剧，日间疼痛减轻，夜间和清晨醒来时加重，弯腰、肌肉运动、咳嗽、大便用力时加重。若压迫脊髓、马尾，还会影响膀胱、直肠功能。

2. 身长缩短、驼背：多在疼痛后出现。

3. 骨折：这是退行性骨质疏松症最常见和最严重的并发症，它不仅增加患者的痛苦，加重经济负担，还严重限制患者的活动，甚至缩短寿命。

4. 呼吸功能下降。

骨质疏松可分为三大类：

第一类为原发性骨质疏松症，它是随着年龄的增长必然发生的一种生理性退行性病变。该型又分两种，I 型为绝经后骨质疏松，见于绝经不久的女性。Π 型为老年性骨质疏松，多在65 岁后发生。

第二类为继发性骨质疏松症，它是由其他疾病或药物等一些因素所诱发的骨质疏松症。

第三类为特发性骨质疏松症，多见于8 ~14 岁的青少年或成人，多半有遗传家庭史，女性多于男性。女性妊娠及哺乳期所发生的骨质疏松也可列为特发性骨质疏松。

穴位选择

肩井、手三里、合谷、曲池、肩髃、承山、承扶、中脘、天枢、关元、气海等。

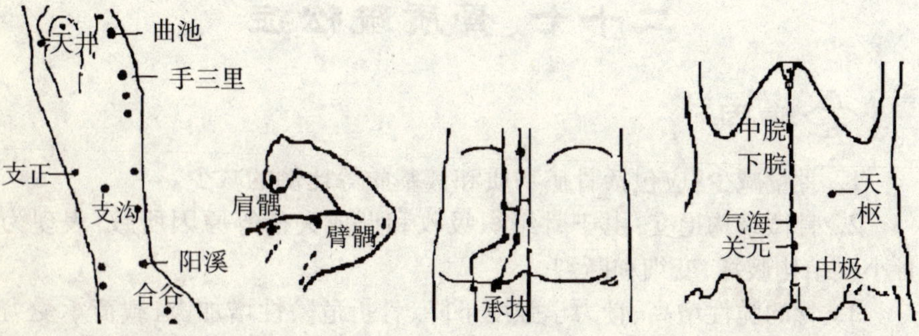

图2 -1 -28

按摩方法

1. 上肢：拿肩井筋，揉捏臂臑、手三里、合谷部肌筋，点肩髃、曲池等穴，搓揉臂肌来回数遍。

2. 下肢：拿阴廉、承山、昆仑筋，揉捏伏兔、承扶、殷门部肌筋，点腰阳关、环跳、足三里、委中、犊鼻、解溪、内庭等穴，搓揉股肌来回数遍。手劲刚柔并济，以深透为主。

按摩可治疗骨质疏松症引起的腰背痛，具体方法：

(1)用一指禅推法或擦法按摩命门、肾俞、志室、胃俞、脾俞等穴位，以调节脏腑的功能。

(2)用摩法、揉法、按法按摩关元、气海，以培补元气，壮命门之火。

(3)按摩中脘、天枢、气海、关元等，以补脾胃，助气血生化。

(4)患者俯卧，用较重刺激的搓法沿腰背部两侧膀胱经上下往返按摩5~6遍；然后再用较重刺激按揉大肠俞、秩边等穴；再直擦腰背部两侧膀胱经，横擦腰骶部，均以透热为度；最后拍击腰背部两侧骶棘肌，以皮肤微红为度。

温馨小贴士

预防骨质疏松症，平时要加强运动锻炼，使肌肉发达，肌肉力量增大，关节的稳定性、灵活性加强，从而提高抗骨折的能力。因此，在给予药物治疗的同时辅以有规律的、适当的体育运动，对治疗骨质疏松症是有益的。

二十八、坐骨神经痛

病因

坐骨神经是指在腰椎下部，由脊椎区分，从骨盆内到臀部、从下肢后部一直到脚尖的神经。它是体内最大最长的神经，许多中年以上的人都患有坐骨神经疼痛。如果是单侧疼痛，是由于酒精中毒或铅中毒，或是子宫、卵巢有病所引起。如果是两侧疼痛，则是由于腰骨、仙骨松弛或是椎间疝气、糖尿病、贫血所致。其他如脊椎骨疽、缺乏维生素 B 也会引起坐骨神经疼痛。但事实上真正引起的原因尚无法得知。

症状分析

初期坐骨神经痛状态是在疲劳、寒冷之时，臀部会感到轻微麻痹的痛感，身体倦怠，脚步沉重。一周后臀部深处会产生剧痛，有被撕裂般的感觉，这种疼痛会扩及大腿后部，直到脚尖，是真正的坐骨神经疼痛。此疼痛常使人无法动弹，尤其是夜间气温下降或季节变化或天气恶劣时，发作的可能性很高。这种疼痛并非药物所能控制，因此如在走路时发作，可能会寸步难行。

穴位选择

1. 足腿部反射区：坐骨神经。

2. 足底部反射区：头部（大脑）、脑垂体、三叉神经、小脑及脑干、甲状旁腺、肾、输尿管、膀胱、生殖腺。

3. 足内侧反射区：颈椎、胸椎、腰椎、骶骨、内尾骨、内髋关节。

4. 足外侧反射区：外尾骨、外髋关节、膝、生殖腺。

5. 足背部反射区：上身淋巴结、下身淋巴结。

按摩方法

治疗坐骨神经痛的穴位位于两腿后侧正中线上。但是，所谓正中线并非指整条线，要在按压会有疼痛感之处才有效。在疼痛点处由上向下，一面缓缓吐气，一面强压 6 秒钟，如此重复 15 次。一条腿压完后，换另一条腿。足底按摩可以治疗坐骨神经痛，常用手法为：

（1）足底部反射区：拇指指端点法、食指指间关节点法、拇指关节刮法、食指关节刮法、拇指推法、擦法、拳面叩击法等。

（2）足内侧反射区：食指外侧缘刮法、拇指推法。

（3）足外侧反射区：食指外侧缘刮法、拇指推法、食指指间关节点法、按法、叩击法等。

（4）足背部反射区：拇指指端点法、食指指间关节点法等。

（5）足腿部反射区：拇指推法。

温馨小贴士

平常只要稍加运动，患这种病的机率就会变小。因此，人们要养成随时运动的习惯，但不可疲劳过度，或使身体忽冷忽热。坐骨神经痛会突然使脚失去力量或产生异常的知觉，使你不知洗澡水热度或捏而不知痛。如果是知觉异常的话，可能会发生危险，应该尽早医治。

二十九、手腕或脚扭筋

病因

手和脚的关节痛几乎都因扭伤或挫伤所致。扭（挫）伤原因很多，跌跤时用手撑地手腕易挫伤，滑雪时则脚易扭伤。日常所见的扭挫伤都是位于手脚的关节处。一般扭挫伤时，关节附近都会肿痛，如果任意甩动会增加伤痛。

症状分析

轻微的扭伤关节会微微作痛，稍微严重的话会肿胀，而且有内出血现象。严重的挫伤，关节上下都会浮肿，有时会发热。这是由于关节在平常所能转动范围内转动，而包围关节一带的关节包或关节相连的韧带勉强地被拉所致。如果剧痛或严重肿胀，则有可能是骨折或骨裂，应到整形外科治疗。

穴位选择

治疗手腕扭伤最有效的是指压“阳池”穴。以手腕为中心，往不痛之处弯曲。

指压方法

一面吐气，一面用拇指强压“阳池”穴 10 秒钟，如此重复 3 次。如果是脚扭筋，指压“解溪”也很有效。指压要领同上，在指压后肿消、痛止。

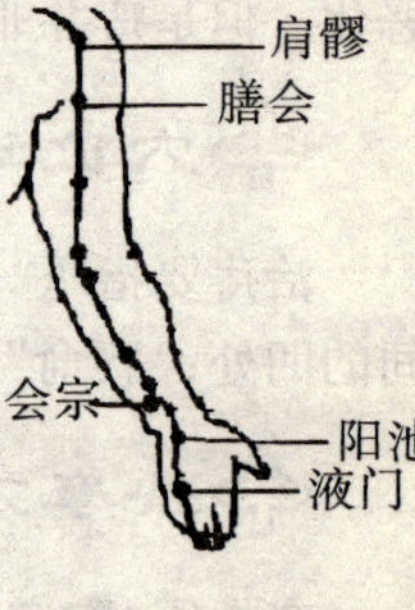

图 2－1－29

温馨小贴士

如果挫伤严重，则勿加以按摩，否则会使内出血或炎症更加严重。挫伤时首先用湿布包住患处，如果处置不当，则会继续疼痛。若稍微跌撞就引起扭伤，可能是个人体质问题。扭伤不治或经过许久才治，即使是治愈，每当天气起变化时也会感到酸痛。所以哪怕是轻微挫伤也不可忽视不治，尤其是运动员更不可掉以轻心。

三十、痔瘘、痔核、肛裂

病因

痔是由于不干净、便秘、慢性下痢、酒精吸取过量所引起。它受日常生活的影响很大，因此，首先我们要考虑改变不良生活习惯，才能从根本上治疗此病。如洗澡时将身体洗净、不暴饮暴食等等，这些都是预防长痔的方法。

症状分析

相信许多人都经历过长痔的痛苦：害怕上厕所，坐也不是，站也不是，会出血，会疼痛，会痒。痔可分为痔核、肛裂、痔瘘等等，痛苦程度几乎相同，都是无法忍受。女性长痔者大都耻于上医院求医，因此很多女性任其恶化。但是痔并非一般无关紧要之病，它可能和生命有关。

穴位选择

治痔要指压“陶道” 和“腰俞”。“陶道”位于第一胸椎和第二胸椎之间的凹处；“腰俞”位于臀沟分开处。

按摩方法

在指压“陶道”时，一面缓缓吐气，一面强压 6 秒钟，如此重复 10 次；

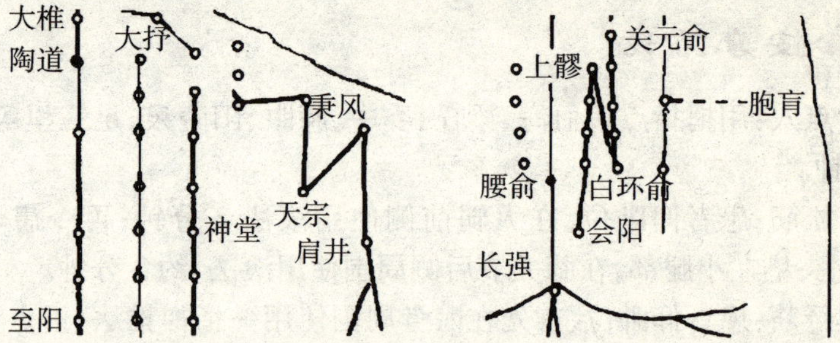

图 2-1-30

指压“腰俞”也要时一面缓缓吐气，一面强压到感到疼痛程度 6 秒钟，如此重复 10 次（若请人代劳时，代劳者呼吸法与被按者相同），此时将肛门用力夹紧效果会更佳。还可以用单脚拇趾使劲跳绳，也会有同样的效果。

三十一、髌骨软骨软化症

病因

此症主要由于膝关节在半蹲位时，反复做膝关节的屈伸、扭转动作引起，为髌骨软骨的退行性改变。

症状分析

临床上患者经常感到膝关节酸胀无力，上下楼梯时膝关节内会有摩擦样的疼痛，并出现下肢发软等症状。本病目前治疗方法很少，并且大都不理想。但如果能坚持长期推拿治疗，可以收到一定的效果。

穴位选择

血海、梁丘、委中、膝眼、阳陵泉、足三里等。

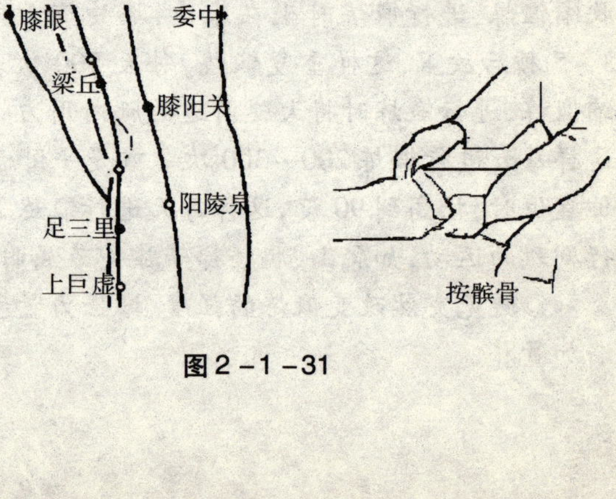

图 2-1-31

按摩方法

1. 点穴：用拇指点按血海、梁丘、委中、膝眼、阳陵泉、足三里等穴，每穴半分钟。

2. 松筋：患者仰卧位，在大腿前侧使用滚法 2 分钟；再令患者俯卧位，用枕头垫在小腿部，在膝关节后侧周围使用滚法，约 3 分钟。

3. 舒筋：患者仰卧位，首先在髌骨周围使用一指禅推法，重点在髌骨上缘和膝眼处，约 3 分钟；再在髌骨周围及髌骨上使用掌揉法，操作 5 分钟。

4. 按髌骨：患者下肢伸直，用五手指按在髌骨，一按一松（如上图），共 10 次。用手掌再向大腿和小腿的方向推髌骨各 10 次。

5. 结束手法：在髌骨周围使用小鱼际擦法，以透热为度。

温馨小贴士

在生活中要注意保养，才能保持健康。

◎在锻炼或参加体育运动之前，先通过步行或骑固定自行车来热身，然后再做伸展运动。牵拉大腿前边和后面的肌肉，可以降低肌腱的张力，并减轻活动过程中髌骨作用于膝关节、髌股关节面的压力。

◎通过特殊的锻炼来增加下肢肌肉的力量，因为下肢的肌肉力量对膝关节的稳定是非常重要的，一般股四头肌比较发达的人，患膝关节病的危险性较低。做股四头肌锻炼的方法有四点：

一是做股四头肌静力收缩锻炼，就是大腿前面肌肉用力收缩到感到髌骨移动为度，然后放松，这样坚持每天做 500 次。二是做股四头肌等张收缩锻炼，进行锻炼时坐在床边，膝关节于床边齐，然后将腿伸直，坚持 3～5 秒后放下，这样重复锻炼，每天 500 次。三是进行股四头肌等长收缩锻炼，进行锻炼时将大腿前边的肌肉用力收缩，直到发困、发酸时放松，这样每天进行锻炼 200～300 次。四是平卧于床上，将双侧大腿与膝关节伸直位时，抬高到 90 度，这样每天进行锻炼 200～300 次。我们不赞成进行剧烈的运动，如爬山、爬楼梯等膝关节屈曲位用力的锻炼。

◎避免突然改变锻炼的强度，增强力量和耐力的活动要循序渐进，逐渐加量。

◎保持合适的体重能够降低作用于膝关节上的重力，肥胖会增加膝关节退行性疾病（髌骨软化症、骨质增生）的危险，将形成恶性循环。体重越大，疼痛越重；反之，就会减轻。

◎穿合适的鞋子，最好不要穿高跟鞋，行走或跑步时，最好穿有助于维持身体平衡的鞋子。如果有跑步锻炼的习惯，跑步时最好穿减震鞋，还应该注意定期换鞋。在参加对抗性体育活动之前，检查你的鞋带是否太长。

◎尽量避免深蹲动作，如鸭子步等，保持膝关节在无痛范围内活动。

◎不要跑步下跤，除非你的股四头肌特别发达。

◎如果有膝关节疼痛时，应该坚持护膝或护髌骨。

三十二、肩膀肌肉僵硬、酸痛

病因

此类症可以说是现代的文明病。日常生活中的单纯作业、精神压力、运动不足、因驾车产生的精神疲劳等等，都是使肩膀肌肉僵硬酸痛的原因。这是由于颈筋两侧和关节内侧的淋巴丛的淋巴停滞、淋巴管萎缩、肩膀周围的血液循环不畅、血液污浊所致。长期姿势不良，会使包着上腕骨的三角筋或是肩胛筋萎缩硬化。而血液污浊是由于摄取过多的酸性食物，因此，最好的根本性治疗是使它和碱性食物平衡。治疗肩膀肌肉僵硬、酸痛时，如果吃太多酸性食物，则根本无法治愈。另外，不喜欢运动也是导致肩膀肌肉僵硬酸痛的原因之一，因为运动可以使新陈代谢旺盛，既能摄取大量卡路里，也能保持健康的身体。

症状分析

此病症状与一般因运动而产生的肌肉疼痛不同，如果置之不理则有慢性化的可能，严重的话会焦躁、心浮、气闷，对工作提不起劲，每天生活不愉快。以前所谓的“五十肩”是属于老年病，现在竟连 20～40 岁的患者也很普遍，甚至 10 几岁的学生也有肩膀僵硬、酸痛的症状。肩部僵硬、疼痛时，如果颈部能转动则能治愈，如出现手腕无法上举、无法系皮带、头晕、耳鸣、恶心等等，则会严重影响日常生活。现代医学还没有好的治疗办法。

穴位选择

治疗肩膀僵硬、酸痛的穴位共有三处：第一处是颈脖子左右 2 厘米处的“天柱”；第二处是“肩井”；第三处是肩胛骨内侧，一压即疼使情绪好转的“膏肓”。

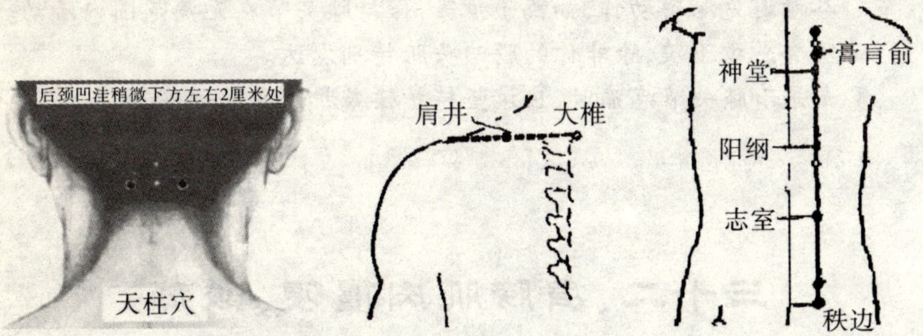

图 2－1－32

按摩方法

在指压三穴位时，一面缓缓吐气，一面揉 6 秒钟，如此重复 10 次，再适当地加上运动，就可治愈肩膀僵硬、酸痛。

第2章　内科病症

一、头　痛

病因

1. 颅内病变引起的头痛：疼痛多较剧烈，多为深部的胀痛、炸裂样痛，常不同程度地伴有呕吐、神经系统损害体症、抽搐、意识障碍、精神异常甚至生命体症的改变。

2. 颅外头颈部病变引起的头痛：最重要和常见的为血管性头痛；头颈部神经炎性头痛：枕大神经、眶上神经和耳颞神经等；头颈部皮肤、肌肉、颅骨病变引起的头痛；五官及口腔病变引起的头痛。

3. 头颈部以外躯体疾患引起的头痛：非偏头痛类血管性头痛、牵引性头痛、神经衰弱性头痛。

4. 神经官能症及精神病引起的头痛。

症状分析

头痛是一种自觉症状，指头颅上半部的疼痛，常见于各种急慢性疾病。其涉及范围很广，在此仅叙述风邪袭络、肝阳上亢、气血亏损以及瘀血阻络等所致的头痛，如属其他疾病的兼证就不作叙述。头痛的发生常见于高血压、偏头痛、神经功能性头痛、感染性发热性疾患以及眼、鼻、耳等病症。头痛症状很复杂，与全身某些急慢性疾病、神经精神状态和机体功能情况有密切的关系，治疗时要在详细询问病史和进行必要的检查确诊后再对症治疗。

按摩方法

1. 按摩治疗神经性头疼

(1) 点穴：点按印堂→上星→百会→风府→大椎，太阳→率谷→风池→肩井（各一遍）。

(2)拿穴：提拿印堂→上星→百会→风府→大椎，太阳→率谷→风池

→肩井(各一遍)。

(3)摩法:单手指掌平摩前额→头顶→枕部→颈部→背部,双手指掌分别自颞部→耳上中→后颈部→肩部按摩。

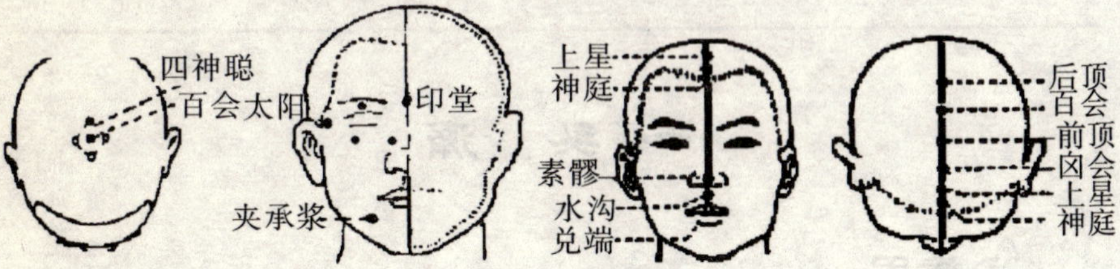

图2-2-1

2. 按摩治疗血管性头疼

患者坐位,医者站其旁边。

(1) 用右手拇指按揉百会穴,继用两手拇指按压百会左右各一寸处。

(2) 用拇指按压前顶穴及左右各一寸处,按压神庭穴及其左右各一寸处。

(3)用右手拇指按压印堂穴,用两手拇指沿眉头分推至两侧太阳穴抚摩10次、分推至角孙穴抚摩10次、分推至风池穴,重复三次。

(4) 用两手拇指沿额中分推至头维穴,重复三次。

(5) 用拇指由曲差穴向后推至玉枕穴,重复三次。用拇指由头临泣推至脑空穴,重复三次。

(6) 用两手拇指按压风池穴,继沿胸锁乳突肌向下弹拨。

3. 推拿治疗颈性头疼

(1) 取穴:主穴取风池、天柱、悬颅、太阳,配穴取风府、角孙、头维、晴明、缺盆、合谷等。

(2) 具体方法:

1)医者先用滚法在颈部施术,然后沿督脉经在颈部的循行路线、夹脊穴施一指禅推法,并对颈项痉挛的肌肉施按揉、弹拨约5~7分钟。

2)医者用拇指按揉风池、风府穴,或用一指禅推法,并按揉悬颅、太阳、头维、角孙等穴约3~5分钟。

3)点按天柱穴。

4)用一指禅推晴明、印堂、头维,按揉太阳穴,用扫散法在同侧颞部足少阳胆经部位施术3~5遍。

5)用中指按于头部督脉经,余四指分别置于膀胱经和胆经循行路线,由前额向枕后方向边按边拿 3~5 遍,再按揉缺盆、合谷穴,拿风池、肩井。

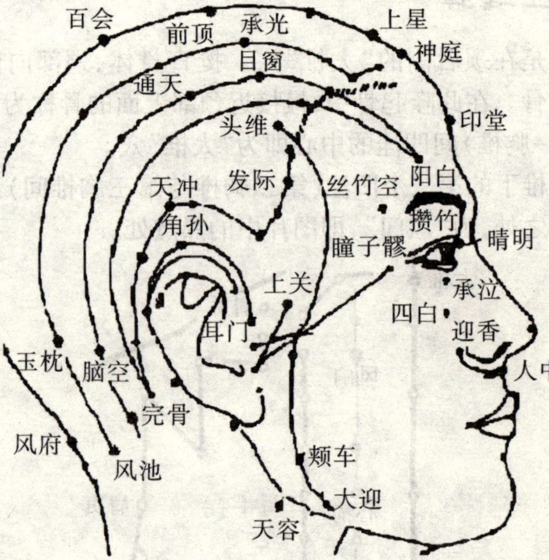

图 2-2-2

二、感　冒

病因

感冒是由于皮肤血液流动与体温的调节无法顺利作用而引起的。例如,在假寐及睡觉时发冷所引起的感冒,是因为睡眠时体温下降,体温的调节作用降低,无法适应外界气温变化的缘故。感冒是多因过滤性病毒所引起的。诱发感冒的原因较多,日常的饮食卫生不良也会引起感冒,所以三餐时应注意禁忌一些食物并调整饮食结构。一是高脂饮食,二是吃盐过量,三是吃糖过多。这些因素都可以引发感冒,与身体素质差有关系。

症状分析

感冒是常见的疾病之一,一般不会危及生命。很多人都会把感冒时的发冷、流鼻水、鼻塞、喉咙痛当作小毛病置之不理,但感冒恶化后往往会引起支气管炎及肺炎等，有时还会转为消化器官及泌尿器官的并发症。事实上，因感冒而变成重听、失明的小孩子也不少。

穴位选择

治疗穴位是在颈后侧的“大椎”穴。挺直身体、颈部向前倾，在颈根处有块隆起的骨。在此隆起骨中，最接近颈部上面的骨称为第七颈椎、其下降之骨（第一胸椎）间凹洼的中心即为“大椎”穴。

在朝向大椎下的第二个凹洼（第二胸椎与第三胸椎间）的中心，左右各2厘米左右之处，为“风门”，即图片中的黑点处。

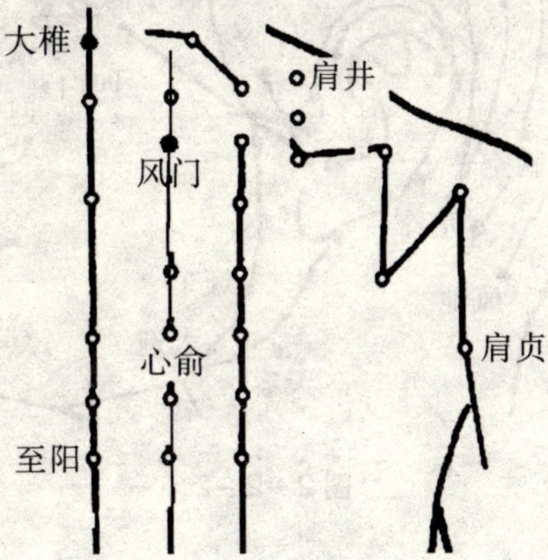

图2－2－3

按摩方法

用强力按压“大椎”穴，能促进组织的发达，使身心一面作用旺盛，一面控制体内钙与磷的代谢，进而增加对病毒的抵抗力。

先做深呼吸，在气止时用食指强力按压穴位，缓缓吐气。经6秒钟之后，再慢慢地放手。以此要领重复做10～30次，几乎可以治愈感冒。按摩“风门”时要领同上（如果自己的手无法到达可以请别人帮忙），连续做10次。保健按摩不是一下就能完全复原的，一定要坚持。

自我按摩治疗感冒的方法：

1. 按摩肾俞穴（位于第二腰椎旁开1.5寸处）5分钟，手法为双手握拳，用食指关节顶住肾俞进行按摩，以稍用力而不痛为度。

2. 按摩耳轮5分钟，用双手大小鱼际压住耳朵轮廓按摩，力度同上。

3. 按摩双迎香穴（鼻翼旁）2分钟。

对肾俞、迎香等穴进行按摩，能提高机体的免疫功能，增强抗病力，使外围血液中的白细胞处于较恒定的积极活跃的防御状态。坚持每日按摩1次，对预防感冒及控制感冒的初期症状有良好的效果。

三、咳 嗽

病因

咳嗽是因痰或空气中灰尘、汽车废气、瓦斯、烟味等刺激气管造成的。如果是喉头炎、支气管炎的话，因为它直接刺激气管所以才会咳嗽，支气管炎咳嗽时会连及胸部。其他如胸膜、食道、肝脏、心脏有病，也会产生反射性咳嗽。咳嗽是因身体受到刺激的防御作用，如果一味地吃药抑制咳痰，会使痰积累在气管，从而得到反效果，这一点必须加以注意。暴饮暴食、疲劳过度等等都会对咳嗽有害，平常也要注意，在咳嗽初期就应该医治。

症状分析

其症状是想咳出喉咙、气管、支气管内的异物，这是一种自然现象。如果有异物进入气管之内，则在咳痰之时也会一并咳出。

穴位选择

在第五胸椎上部左右2厘米是“厥阴俞”穴。“天突”穴在颈部，当前正中线上，胸骨上窝中央。

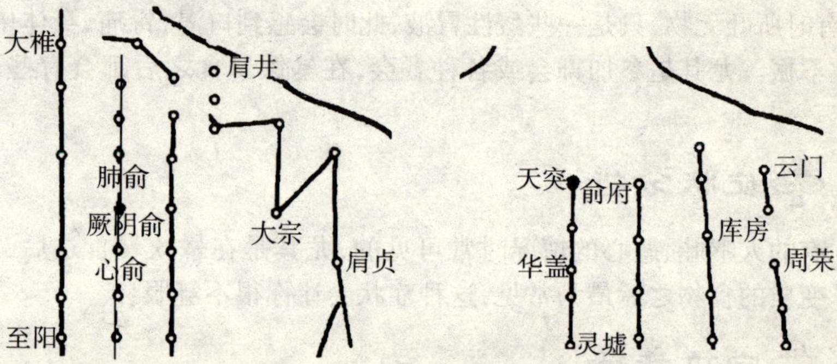

图2-2-4

指压方法

只要在“厥阴俞”穴用力压6秒钟，不论是急性咳嗽或喉咙有异物存在，就会立即止咳。采用这种方法时，必须一边吐气，一边进行，只要重复三次就能见效。

另一种方法是在锁骨中间的“天突”穴采用相同的指压方法，止咳效果也非常显著。如果是小孩的话，不妨减轻压力，增加次数，也会收到相同的止咳功效。

温馨小贴士

喉头炎会使声音嘶哑，因此咳嗽时要先用热毛巾将颈部烫温，之后再用穴位指压按摩法治疗，这样可以收到良好的效果。如果是气喘吐痰则大都是支气管炎，此时可在胸部和背部用温湿布使它保持温暖，效果明显。尤其是老人和孩子，他们的身体最容易变冷，必须多加注意。如果咳嗽严重时常引起肋间或腹筋疼痛，是因为咳嗽牵动了筋肉，此时不必过分担心。

四、呕　吐

病因

呕吐是因为胃部无法接受并消化吃进的食物而引起的急性胃炎。但是，有时所吐无物，只是一些酸性胃液，此时会感到口渴、胃痛、身体倦怠、食欲不振。尤其是参加舞会或各种餐会，在暴饮暴食之后都会有些不适之感。

症状分析

有的人呕吐、恶心的情况时常可见的，尤其是在暴饮暴食之后，或是吃了变质的食物之后最为常见，这种症状会让你很不舒服。

穴位选择

人体上有一“六华灸穴”，它是对任何胃肠病以及内脏疾病的治疗都极具效果的穴位。

六华灸穴位于：先设定它是连接肩胛骨下端的线，它的中心位于第七、八根胸椎之间，如图所示，先找①处，再由①向下二格寻找②，再由②向下二格寻找③，在①②③各点左右约二指处便是“六华灸穴”。其次，按位于胸骨下端和肚脐之间的“中脘”也可以，对急性恶心、呕吐也具有极大功效。

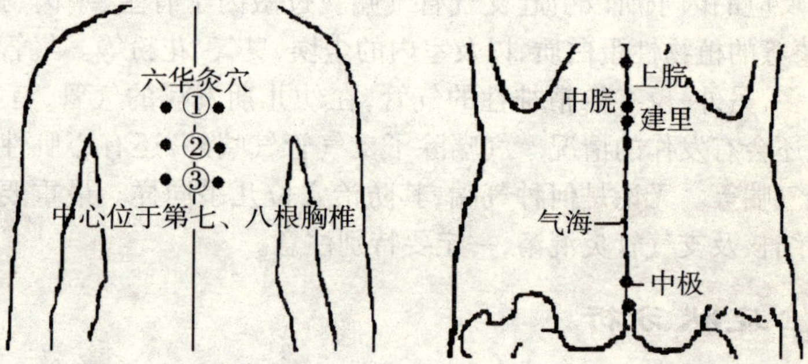

图 2-2-5

按摩方法

先深呼吸一口气，然后缓缓吐出时，用指头用力压大约 6 秒钟之久。由上向下连压 10 次，会使胃部有舒适感，甚至是急性胃炎所产生的不适感也会一扫而光。

在指压“中脘”时，先平躺并放松肌肉，然后再按摩，也会使胃感到舒服，方法同上，连续重复 10 次。

温馨小贴士

引起呕吐的症状较多，急慢性胃炎也会因体质而有很大的差异。因为胃肠虚弱、过度操劳、精神不定等等也可能产生急性胃炎。因此，同样的食物给不同的人吃喝，并非每人都会因急性胃炎而感到恶心。如果将急性胃炎视为短暂之症而不加治疗，则有可能变成慢性胃炎或是胃溃疡等病症，因此必须加以重视。急性胃炎症状虽然激急，但只要治疗适当，就会很快恢复。但它却给生活不规则、饮食不定量的人一次警告。

五、气喘

病因

支气管气喘是比较普遍的过敏性疾病，容易发生气喘的体质加上形成过敏反应的因子所以引起支气管气喘。过敏因子有蛋、牛肉、猪肉、鱼类、蔬菜等的植物性蛋白质，以及室内的尘埃、臭气、花粉等。气管以遗传性的为多，另外，也有像精神性的气管，在幼儿期发病的气管，有些隔20年以上还会有发作的情况。气喘除了支气管气喘外，还有心脏性气喘及心脑性气喘等。无论是何种气喘，其防治穴位几乎同样。最重要的是不要把肺结核及支气管炎混淆，一定要特别注意。

症状分析

气喘在发作时，气管支壁的平滑筋会收缩并引起急剧痉挛，导致因黏膜肿大即黏液分泌的亢进而呼吸困难。此时脸色会显得很苍白，从喉咙底发出“嘎！嘎！”如寒风吹刮的声音。发作的时间不一致，短则30分钟，长则要持续好几天。

穴位选择

在突出的第7颈椎下的“大椎”，与其左右2厘米处，有一称为“治喘”凹洼附近的穴位，非常有效果。“俞府”、“或中”在锁骨正下面。

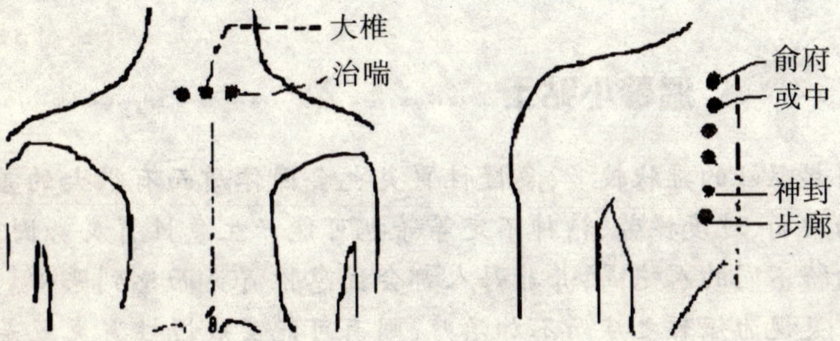

图2-2-6

按摩方法

一面缓缓地吐气，一面用力按压“治喘”6 秒钟，重复做 3 次，气喘就会消失。在突然发作时，指压胸骨旁的“俞府”及“或中”都可以达到效果。要领和前面同样，稍微按压 6 秒钟，重复 10 次以上则不会发作。

六、失　眠

病因

1．环境因素：噪音或光照干扰睡眠，高温或严寒影响睡眠，卧具不适如过硬或者被褥过厚或过薄都影响睡眠。改换睡眠环境如住院或住旅馆可引起失眠，同鼾声大者同睡也影响睡眠。

2．生理因素：高速跨几个时区的旅行（时差反应）以及由白班改夜班工作，由于体内生物钟尚未适应新的昼夜节律，因此也出现失眠。

3．心理社会因素：应激和各种生活事件均可引起失眠。如为自己或亲人的疾病焦虑、害怕手术、亲人亡故、为考试或接受重要工作而担心等都是暂时性失眠的常见原因。

4．躯体疾病：各种疼痛性疾病，使人痛苦的疾病如心肺疾病、关节炎、晚期癌症、夜尿症、胃肠疾病、肾功能衰竭、甲状腺功能亢进、帕金森病等常常引起失眠。

5．精神疾病：抑郁症、精神分裂症、老年痴呆、焦虑症、强迫症、边缘性人格障碍等常伴有失眠症状。

6．药物：最常引起失眠的药物有咖啡因、茶碱和各种兴奋剂，以及酒精和食欲抑制剂。这类失眠称为反跳性失眠。

7．睡眠伴随症：如梦魇、夜惊症。

8．原发性睡眠障碍：如特发性失眠、睡眠时相延迟或提前综合征、睡眠呼吸暂停综合征。

9．假性失眠：假性失眠又称为睡眠状态误认，即将已睡误认为未睡。也有的人将疲乏认为失眠。

症状分析

1．入睡困难。2．不能熟睡。3．早醒、醒后无法再入睡。

4. 频频从恶梦中惊醒,自感整夜都在做恶梦。

5. 睡过之后精力没有恢复。

6. 发病时间可长可短,短者数天可好转,长者持续数日难以恢复。

7. 容易被惊醒,有的对声音敏感,有的对灯光敏感。

8. 很多失眠的人喜欢胡思乱想。

9. 长时间的失眠会导致神经衰弱,而神经衰弱患者的病症又会加重失眠。失眠会引起人的疲劳感、不安、全身不适、无精打采、反应迟缓、头痛、记忆力不集中,它的最大影响是精神方面的,严重一点会导致精神分裂。

按摩方法

1. 仰卧揉腹:每晚入睡前仰卧床上,意守丹田(肚脐),先用右手按顺时针方向绕脐稍加用力揉腹,一边揉一边默念计数,揉计 120 次,再换用左手逆时针方向同样绕脐揉 120 次。长期坚持对上半夜进入深睡有良好的作用。下半夜如再不能入睡,可以按上述方法各揉腹 60 次,对睡眠也有一定作用。揉腹能使胃肠蠕动,特别是年岁大的人,消化功能减弱,胃肠道的气体就会成倍增加,常把大肠膨得胀胀的。一经揉腹,大肠受到刺激,能通过放屁把气体挤出来,便于安然入睡;若不揉腹,屁放不出来,导致大肠膨胀影响入睡。

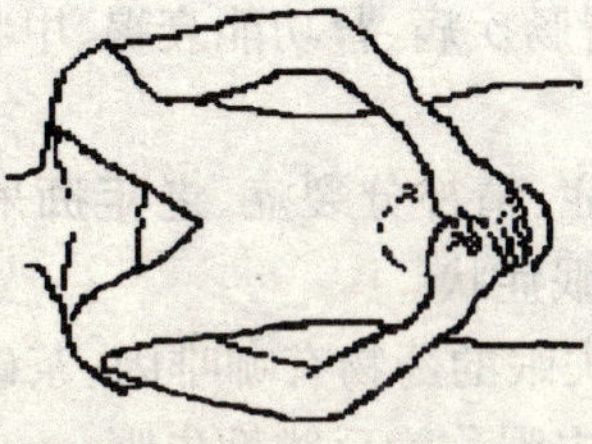

图 2-2-7

2. 踏豆按摩:用绿豆 500 克,置铁锅中用文火炒热,倒入脸盆中,同时将双脚洗净擦干,借盆中绿豆余温,用双脚蹂踏绿豆,一边踩一边揉。每天睡前一小时开始蹂踏,每次 30 分钟左右。

3. 拍打涌泉穴:每晚睡前洗脚之后,端坐床上,先用右手掌拍打左脚涌泉穴 120 次,再用左手掌拍打右脚涌泉穴 120 次,每次力度均以感到微微胀痛为宜。长期坚持即可以驱除失眠,安然入睡。

4. 卧位气功法:取右侧卧位,枕头适中,全身自然放松,双目闭合,舌尖顶上腭，意守丹田。由鼻孔慢慢吸气，使整个腹部膨胀，再从鼻孔徐徐呼出，至全腹收缩。连续坚持两周，一般失眠即愈。

七、便 秘

病因

有人说快眠、快食、快便乃是健康的基础。如果患过一次便秘的话，快眠和快食就会受到影响。便秘是由于粪便在肠中滞留过长时间造成的。便秘有弛缓性和痉挛性之分，前者大都出现在体瘦、肠子筋肉无力者。像家庭主妇忙于家事，强忍便意，则有形成习惯性便秘的倾向。

症状分析

便秘所引起的并发症包括身体倦怠、头脑昏沉、口臭、颈部与肩部酸痛、容易感冒、快速疲劳、食欲不振、手脚冰冷、口渴、鼻塞、头晕、痔疮、神经痛、起面疱等。便秘大都属于慢性，便秘时感觉与平常无异，但许多人无法忍受这种痛苦。在不知不觉中变得焦躁，心神不定，无心工作和学习。

穴位选择

取“中脘”穴、“关元”穴、“天枢”穴、“肝俞”穴、“大肠俞”穴、骶部八穴，然后在第四、五腰椎中间向左右二指腹处强压到稍有疼痛感。由于此处能刺激大肠，使大肠机能活泼，因此能治好任何便秘。

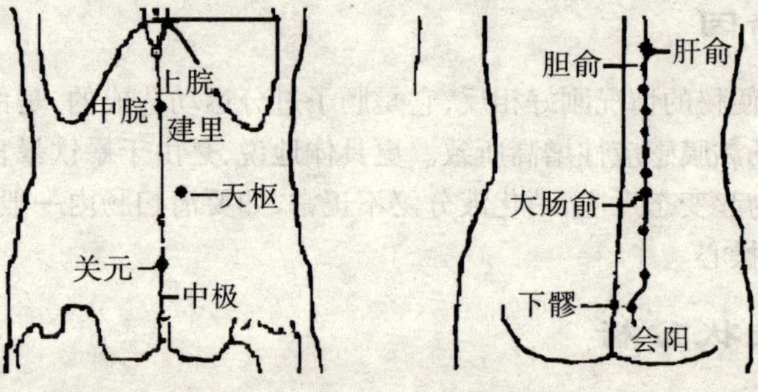

图2－2－8

指压方法

1. 用拇指推按中脘穴和关元穴，用力均匀，由慢渐快约 1 分钟。

2. 用两手拇指同时推按两侧天枢穴，各约 1 分钟。

3. 用两手拇指掌侧同时推按两侧肝俞穴至大肠俞，用力速度均匀，以患者能耐受为度，以局部皮肤微红、腹内产生温热感为宜，反复推按 10 ~15 次。

4. 两手掌反复按摩腹部，用力由轻渐重，速度由慢渐快，以局部皮肤微红、腹内产生温热感为宜，按摩约 10 分钟。

5. 用掌根在骶部八穴处按顺时针方向由下向上，由左到右，反复推揉约 100 次。患者自觉骶部和小腹部有温热感为宜。

温馨小贴士

并非说每天要上一次“厕所”才算正常，但是，如果连续一两周便秘的话，必须立刻治疗。有些人因外出旅行、食物变化就会引起便秘，这种人不会感到便秘之苦。如果必须服泻药或洗肠才能排便，这很可能是习惯性便秘，当你有此症状时，可以尝试一下穴位按摩法。

八、腹　泻

病因

下痢和便秘的情况刚好相反，它是肠子过分运动造成的，是由于肠壁刺激异常，肠黏膜感应性增高所致。更具体地说，是由于暴饮暴食使得消化不良，食物起变态反应，消化液分泌不正常，如要清扫肠内一般，但是患者不必过分操心。

症状分析

下痢即腹泻，下痢时腹部无劲，一天跑数次厕所，不仅患者无心工作和学习，这种焦躁也会使身边的人感到不愉快。

穴位选择

治疗下痢的穴位，一处是位于脚拇趾和第 2 趾中间向里 2 厘米处的“下痢”穴，第二处是位于肚脐向左右三指宽处的“天枢”。

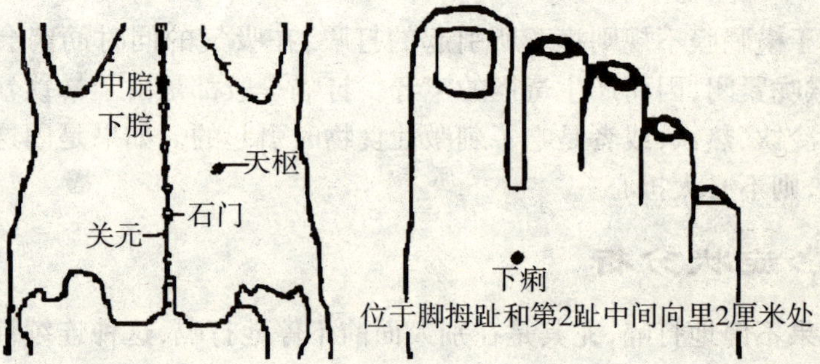

图 2－2－9

指压方法

前一穴在指压时，一面缓缓吐气，一面用拇指用力压 6 秒钟，左右脚各一次，如此重复 15 次。

后一穴在指压时，先放松筋肉，深吸一口气，一面缓缓吐出，一面同时轻压 6 秒钟，气吐尽时才将手离开，如此重复 10 次。

温馨小贴士

如果是赤痢、霍乱、肠炎等传染病或是血中毒素，应该尽快从大肠中排出来。避免下痢的方法是在日常生活中注意饮食卫生，不要吃不干净的东西，此外也可以尝试一下穴位按摩法。

九、止 嗝

病因

由于横膈膜不规则痉挛所引起的打嗝，在吸气的同时筋肉会突然收缩，使喉咙紧闭，因而产生奇怪的声音。打嗝一般都是由于暴饮暴食之后突然喝冷饮、热饮，或者是吃了刺激性食物时引起的。如果是因这种原因而打嗝，则不必太担心。

症状分析

如果不停地打嗝，尤其是在别人面前不停地打嗝，这种连续性怪音会使人感到厌烦，还会让自己或别人无法安静下来，产生不快之感。尽管自己想法止嗝，但时常无法得到预期效果。

穴位选择

治疗打嗝的穴位是“气舍”穴，它位于锁骨根部稍中之处。

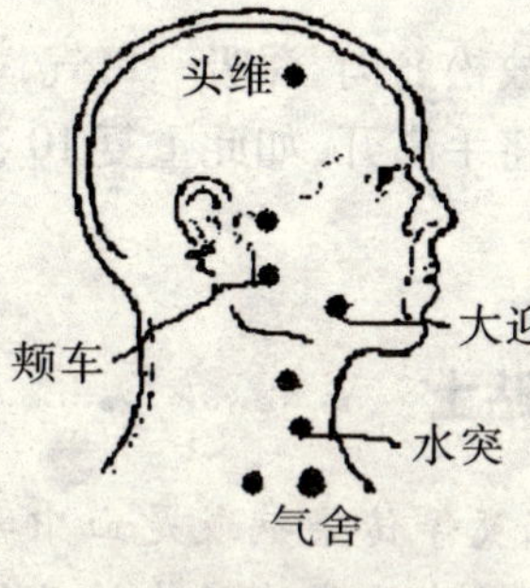

图2－2－10

指压方法

指压“气舍”穴对止嗝非常有效。可以一边吐气，一边在此强压6秒钟。在强压时张开嘴一边说“啊——”一边进行，效果会更好。如果将肌肉放松，仰卧进行，也很有效。如此重复5次就可以止嗝。

温馨小贴士

有许多是属于危险性的打嗝，如因胆结石、腹膜炎、肝脏病、胃癌、胃溃疡等所引起的打嗝。如果事先毫无征兆地突然打嗝而且无法止嗝时，可能是一种疾病，应该多加注意。其他如腹部手术后横膈膜下有脓，或是因心脏病也会引起打嗝。第四颈椎所产生的神经会支配横膈膜，因此颈椎或脊椎有毛病时也会打嗝。

十、止　屁

病因

肠道内食物经异常发酵而产生的瓦斯即是屁，换句话说是肠的机能减退，无法将食物完全消化，产生所谓“不完全燃烧”，使瓦斯积累起来而成。因此，使肠机能恢复，杜绝“不完全燃烧”，这样就会抑止放屁。

症状分析

医生利用屁可以知道盲肠手术成功与否。换句话说，放屁不仅表示手术成功，肠道通畅，也证明身体健康。因此，如果强忍放屁，将会对身体有害。当然并非到处都可以放屁，在会议中或是重要的应酬、工作中等场合都不宜放屁，放屁是最不礼貌的。

穴位选择

首先由肋骨下端旁边两侧向腹部抚摸，由此直下之处是“止屁”，按压此穴还有助于提高肠部位的机能。

按摩方法

先慢慢地吐气，一边按抚此处 6 秒钟，如此重复 3 次，既不痛苦，也能止屁。但是，如果用力过猛，可能在那一刹那也会放屁，这一点应该多加注意。

另外，这个部位在转换心绪上也具有特别好的功效，如果内心焦躁不安，无法集中意志时，对此处加以按摩也很有效。

温馨小贴士

放屁的原因有两种：一种是因常吃一些产气的食物，如地瓜、洋葱、高丽菜、豆类及其他豆制品，所以会有放屁的情形；另外则有可能罹患"激躁性大肠症候群"，此症临床上也会有腹痛、腹涨以及放屁等现象产生。在饮食上建议少量多餐，不要暴饮暴食，吃东西时宜细嚼慢咽，以免一起吃下太多空气，而容易产气的食物也要避免食用。每天喝杯优酪乳，有助于改变肠胃道细菌。

十一、止　痰

病因

可以从病状和程度对于痰或咳嗽的刺激加以判断。在咳痰时，不可以让身体受凉，尤其是背部和胸部千万不可以吹风着凉，也不要吸进灰尘或烟尘。有时咳痰容易，但有时无论你怎么咳也不出来。痰是病症的一种，如果一味想将它抑制在体内，有时反而不好。为了不使体力消耗过度，用巧妙的技巧将它咳出来也是一种好的方法。

症状分析

痰是喉咙到肺部之间的气管黏膜所产生的液状物，它掺杂有空气中的灰尘、病毒，平常是不会产生的，在心脏功能衰退或呼吸器官生病时才会产生。痰的浓淡情况会因疾病的种类而有所不同。

如果是水样的痰，呈现粉红色且含有小水泡，则表示有心脏病的可能性。在支气管炎或急性肺炎初期，也会咳出黏液性质的痰，但是如果有肺结核或支气管炎的话，痰中则会带有"脓"。如果是支气管气喘，最初会有黏液性，但随着病情的渐渐痊愈，它会变成水样的状态。如果痰中带有血丝，则说明是重病，这种情况很少例外。

穴位选择

“肺俞”穴位于第三胸椎和第四胸椎中间向左右 2 厘米处。

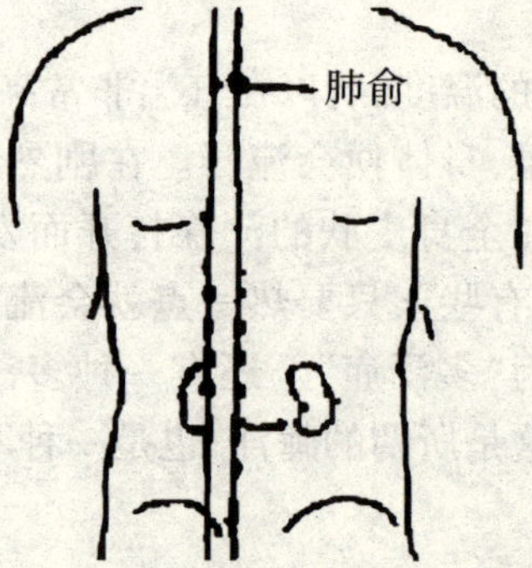

图 2－2－11

指压方法

在咳痰时，一边吐气，一边在“肺俞”穴位强压 6 秒钟，如此重复三次，这时喉咙异物便会消失。小孩在指压时不可以用力太强，但是可以增加次数。

温馨小贴士

不可胡乱使用止痰或镇咳药物，必须视症状使用。应该找出咳痰的原因，采用根本的治疗方式。如果你咳痰，但又必须与人会晤时，不妨先采用指压按摩法之后再外出。另外痰是不洁之物，不可以随意吐痰。

十二、出　汗

病因

此症是由于水分摄取过多或生病所引起的。还有的人因为排尿作用不正常，在尿很难排出的情况下，体内不必要的水分只能借助从汗腺排出来的方法。然而，如果是一般性的多汗症，只要汗腺与中枢神经没有异常，用穴位指压按摩法则能完全治愈。

症状分析

人体能够保持一定的温度，所以在气温非常高时，体温就会升高。于是，为了保持正常的体温，身体便会流汗。在剧烈运动之后，由于大脑中枢神经的命令，使分布在全身皮肤的汗腺打开而发汗。流汗其实是一种非常健康的现象，但是，有些人只要热一点就会流汗，没有活动也无缘无故地出汗，这种症状称为“多汗症”。还有一种多汗症的人，白天不出汗，到了晚上却流个不停，这是所谓的睡汗，也是一种不正常的流汗。

穴位选择

汗是由肾经与膀胱经支配。在膝盖关节内侧 5 厘米左右上方的“阴谷”穴与在第 2 腰椎左右 2 厘米处的“肾俞”穴，对治疗多汗症非常有效。“阴谷”穴能够缓和冲击肉体性、精神性的变化，是有助于恢复的穴位，“肾俞”穴是对因泌尿系统等不正常所引起的疾病具有治疗效果的穴位。

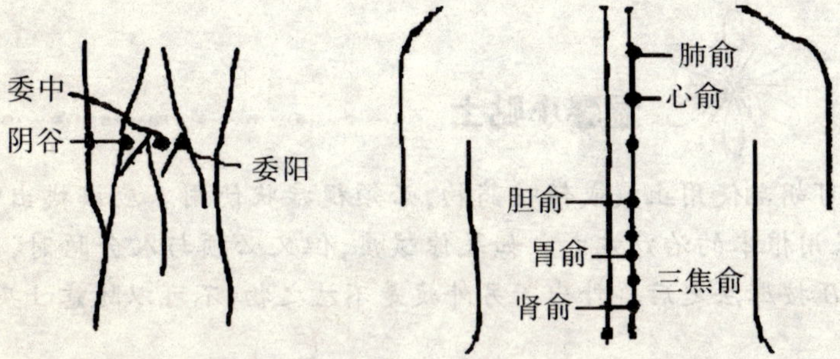

图 2－2－12

指压方法

一面缓缓吐气，一面左右同时用力按压这些穴位 6 秒钟，至发痛的程度为止。每天需有耐心做此穴位指压 30 次，多汗即可治愈。

十三、高血压

病因

引起血压高的原因有很多种，主要原因为动物性蛋白质摄取过量、疲劳、紧张过度、喝酒、抽烟过量、寒冷、暴饮暴食、食用过多的盐分、便秘等。高血压在初期几乎无自觉的症状，所以有不少人不知道自己有高血压。

症状分析

儿童的血压在出生数年之后会与成人之值相近，但是，一到40岁，会有与年龄比例增高的倾向。一般情况下，最高压20千帕（150毫米汞柱）、最低压12.7千帕（95毫米汞柱）左右就算是高血压。但血压也会因人而异，而且平均值并不一定是正值。因为有些人最高压26.7千帕（200毫米汞柱）并无任何症状，而有些人最高压16千帕（120毫米汞柱）左右却倒下来。高血压的症状有肩膀酸痛、头痛、目眩、耳鸣、心跳、呼吸困难、手脚发麻等。

穴位选择

在脚的大拇趾趾根上，有粗的横纹，在其中央是称为“高血压点”的穴位。

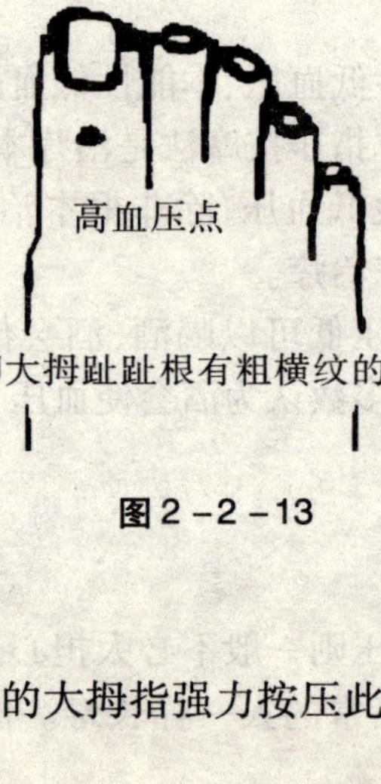

图2－2－13

按摩方法

慢慢地吐气，用两手的大拇指强力按压此处6秒钟，两脚的穴位各做

3次,一天做10次。不间断地做此指压按摩法一年,无论多高的血压,也可以有很显著的疗效。

温馨小贴士

人到了40岁以后,要重新考虑改善每日的饮食生活。首先,要控制摄取过量的蛋白质,尽量多食蔬菜、水果、海菜之类;然后以植物性蛋白质慢慢取代动物性蛋白质;另外,还需要注意少食用调味浓厚的腌制渍物。改善饮食习惯有赖于家人的协助,因为把一向吃惯的食物改以其他食物代替,尤其是上了年纪的人,很难用自己意志控制,如果没有人严密监督施行,马上就会恢复原先的饮食习惯。

随着血压的升高,动脉会硬化,如果是血管太粗或受寒等,血管破裂,就会引起脑溢血。日常血压高通常要加以注意,如果有血压突然上升的情况,就是危险的信号。为了避免发生这种危险,可以采用指压疗法。

十四、低血压

病因

低血压可以分为二次性低血压、本能性低血压、突然站起会感到目眩的起立性低血压三种。穴位指压按摩法是治疗本能性低血压与起立性低血压最有效的方法。对二次低血压,除非根本治疗,一般无法完全治愈。低血压病则需要配合症状来治疗。

另外,有一些人认为血压低可以喝酒,酒会使血压升高,这完全是错误的观点,因为现代医学大多数认为酒会使血压下降。另外,在饮食方面要避免酸辣等的刺激物。

症状分析

与高血压相比较,低血压则一般不必太担心。假如没有任何的症状,低血压的人甚至会和一般正常的人一样长寿。但是,如果有低血压的症状出现，例如站起时突然神志昏迷，则非常的危险。

穴位选择

在感到头重、头昏脑胀时，可稍微强力地指压“百会”穴。“百会”在头的最上部之中心。

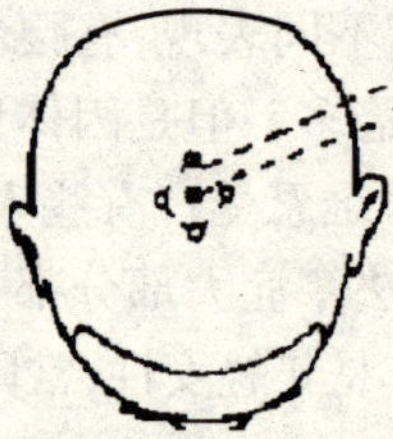

图2-2-14

指压方法

将两手的中指置于其上，缓缓吐气，强力按压6秒钟，如此反复5次，血液循环会变为良好。另外，当全身慵懒、手脚冰冷、目眩、站着时头发晕时，在脚踝附近有两个穴位，可以达到明显的效果。此穴位是在脚踝的正后面，用大拇指及食指抓住这两个点，以与前面同样的要领强力按压6秒钟，反复做20次。此穴位还是肾脏的原穴，是使体力恢复的重要穴位。

温馨小贴士

如果血压有异常，不论是高血压还是低血压，刺激物对身体不但不好，并且会妨碍治疗，使恢复转慢。但是，这只在因低血压而感到异常时才适用，如果没有任何症状时，则不必担心。虽然如此，但人的身体还是有某种限度，摄取太多刺激物对身体绝非有益。

十五、怯寒症

病因

怯寒症因人而异,一般会有不同表现,有腰部发冷型、脚发冷型、肩及手腕发冷型等,以部位的怯寒症最多。但是因体质虚弱而消瘦及全身机能低下的人,全身都会冷,其痛苦很难忍受。有些人会抖个不停,有些人甚至会局部发痛,以致无法动弹等。怯寒症大部分都是由于卡路里摄取不足该部位的血液循环不佳所致。尤其是年轻女性,常因为节食引起怯寒症。

症状分析

怯寒症大致分为两类。一是与其他部位比皮肤的温度甚低,这是因为该部位的血管收缩,血液的流动太细所致。另一种是皮肤的温度与其他部位的皮肤温度几乎相同,但总会有一冷就认为冻得不得了的感觉。特别是年轻的女性,即使是血液流动得非常顺畅,但不少人还是会有这种错觉。这种人不能只做怯寒症的治疗,还要在主观上将冬季认为是活动性的快乐季节,因喜欢运动的人都不会患怯寒症。还有一些人自觉有怯寒症便不想活动,做什么都提不起劲,这样只会使怯寒症越来越恶化。

穴位选择

以直线连结肚脐与耻骨上方,将其分为十等分,在肚脐 3/10 的位置称为“气海”,按压 6 次。治疗脚部寒冷的穴位称“梁丘”。伸展膝盖用力时,筋肉凸出处的凹洼,从膝盖骨右端约三个手指左右的上方即是该穴。肩膀及手腕寒冷的情况,治疗上半身寒冷时的穴位称为“申脉”,在脚踝根的凹洼处。治疗腰部寒冷的穴位称为“腰之阳关”,在第四腰椎与第五腰椎间的凹洼。

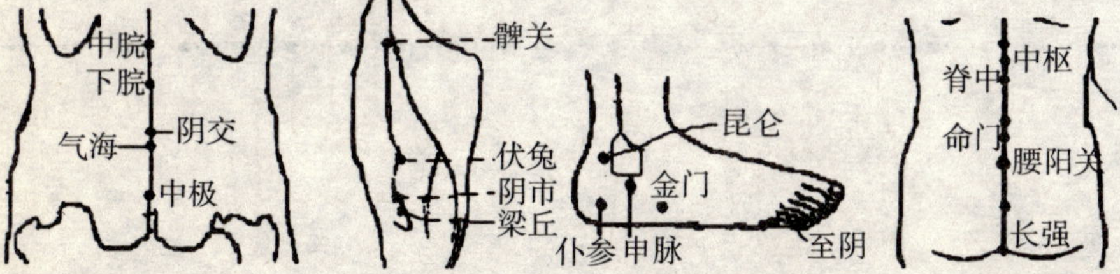

图 2-2-15

指压方法

在有全身寒冷的情况时，可指压上面的四个穴位，同时把大口吸的气缓慢吐出，每 6 秒钟按压一次。

按压“气海”6 次，“梁丘” 20 次，“申脉” 20 次，“腰之阳关”10 次。

十六、烧心、嗳气

病因

烧心主要是因为胃酸过多、胃中食物向食道逆流，或是食道运动异常、食道黏膜过酸、胃内压力增强所致。其他原因还有胃炎、胃溃疡、食道溃疡、食道炎等。

症状分析

在过度喝酒、抽烟之后，心窝会如火在燃烧似的难受，这种无法形容的感觉又称为“烧心”。在用餐或吃点心之后，或是吃柑桔、栗子、糕点等酸性较强的食物时也会有“烧心”的感觉。“烧心”的同时还会嗳气，嗳气中所带有酸味之物又称“吞酸”。“烧心”和“嗳气”虽然性质不同，但也时常同时发生。嗳气属生理反应，它是将胃中空气或瓦斯由口中排出，因此不必过分担心。如果长时间嗳气，而且感到痛、臭，则有溃疡之嫌，应立即去医院医治。

穴位选择

在胸骨和肚脐连接线中央的称为“中脘”穴，“第三厉兑”穴位于脚第三根趾头的第一关节和第二关节之间。

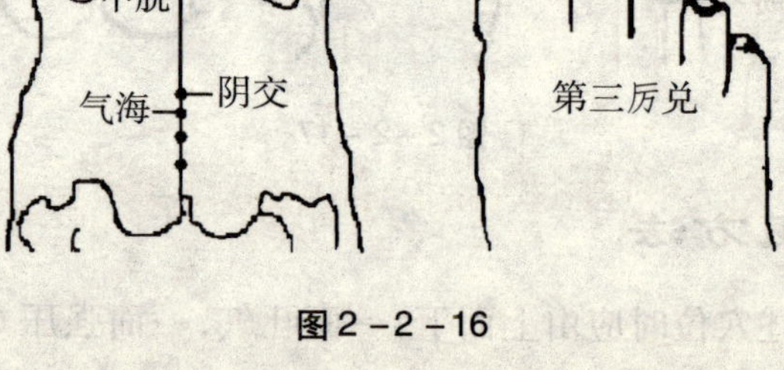

图2－2－16

指压方法

治疗烧心、嗳气的方法是以指压“中脘”穴，一边吐气，一边用拇指在此用力强压6 秒钟，重复5 次时胸部的难受感就会消失了。也可以压“第三厉兑”穴，要领同前，用拇指和食指用力向下压，如此重复3 次即可。

十七、慢性肝炎

病因

慢性肝炎是未治愈的急性肝炎慢性化而造成的，1/10 急性肝炎患者都会变成慢性肝炎。

症状分析

慢性肝炎一般都无法自觉，只感到体重减轻、恶心、呕吐、食欲不振、全身有倦怠感等，有时也会感到头痛、皮肤痒等，严重的话会导致黄疸、发烧、浮肿等症状。

穴位选择

治疗肝炎，恢复肝功能的穴位是第九、十胸椎中间左右 1 厘米的“肝俞”和肝俞正下方的“胆俞”，以及第二、三腰椎中央左右 1 厘米的“肾俞”。肚脐正上方 5 厘米处的是“中脘”穴。

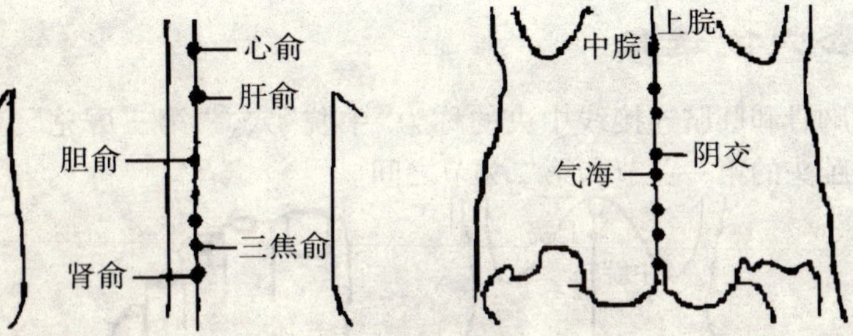

图2－2－17

指压方法

在指压上述穴位时应由上而下，一面吐气，一面强压 6 秒钟，每回压

5 次，每天压 5 回。指压肚脐正上方的“中脘”也很有效，中脘指压按摩法是由左右向中压，其他要领同上。

温馨小贴士

慢性肝炎必须及早治疗，如果置之不理，肝会渐渐硬化。治疗慢性肝炎除了采用穴位指压健康疗法之外，还要采用食物疗法。需摄取优质的蛋白物，吃卡路里高的食物，但尽量选用易于消化且质量并重的食物，并禁止饮酒。肝炎患者不必过分计较肝功能诊断结果，因为所检查的数据和症状和肝组织未必有所关连，患者只要专心治疗即可。

慢性肝炎还必须配合患者的体力和症状来治疗，不可全部都采用强压法，因为如果患者是老人或严重者，用强压反而会使病症恶化，必须时常注意指压的力量，不可越治疗反而使患者越疲劳。由与肝相关的“肝胆相照”、“心肝”……等词句中，我们能了解古代就已经非常重视肝，因此在日常生活中要保持良好的生活习惯，这不但能预防肝炎，而且能预防各种疾病的发生。

十八、食欲不振

病因

食欲不振是由担心、不安、复杂的人际关系而引起的精神性疲劳、操心、打击等所致，如果不加注意，会使体力渐渐衰退，身体健康受到影响。

症状分析

有的人没有食欲就吃胃肠药或食欲增进剂，但是这并非最佳的方法。在食欲不振时，与其勉强进食，不如等待饥饿再吃。如果没有运动当然激不起食欲，尽管到用餐的时间，仍觉得腹中有物。但如果是精神性食欲不振，那就另当别论了。

穴位选择

指压第六、七胸椎，能对食欲中枢产生显著的功效，使食欲不振渐渐治愈。第六胸椎右侧、第七胸椎左侧即是穴位所在(做时参照人体骨骼图)。

指压方法

在指压时要一面吐气,一面强压6秒钟后将手收回,恢复自然呼吸,如此重复30次。这种穴位指压按摩法必须在餐前一小时进行,而且餐前尽量少吃甜味料、白砂糖这些会减低食欲的东西。另外,时常保持情绪稳定也能防止食欲不振,多活动或干自己感兴趣的事,将不安去除后食欲就能随之产生。

温馨小贴士

大家知道,动手术将胃切除的人也会和手术前一样能产生食欲,这是因为大脑视床下部的食欲中枢支配人类空腹、满腹。我们产生"想吃"的欲望时正是血液中葡萄糖分减少的时候,产生"想喝"的欲望时正是血液中缺乏水分的时候,这都是由于食欲中枢产生功能的缘故。总之,食欲之所以产生,并非全是胃部收缩运动所致。

十九、慢性胃炎、胃痛

病因

嗜酒的人、爱抽烟的人、乱吃食物的人、喜爱刺激性食物的人、运动不足的人、乱服药物的人,都会引起慢性胃炎、胃痛。慢性胃炎患者会由身体不舒服变得焦躁,对工作没干劲,每天生活不愉快。

症状分析

有的人时常感到胃闷、恶心、打酸嗝、没有食欲,早上刷牙时感到欲呕,饭后胃痛……这些都是现代人胃异常的症状。这些症状有慢性化趋势,由于病情不重不会影响日常生活,因此许多人都不当一回事。慢性胃炎非常严重,它形成胃溃疡和癌的机率很高,这也是它的特征之一。

穴位选择

“中脘”位于胸骨下端和肚脐连线中央。“阳陵泉”位于膝盖呈直角时外侧腓骨小头之下。

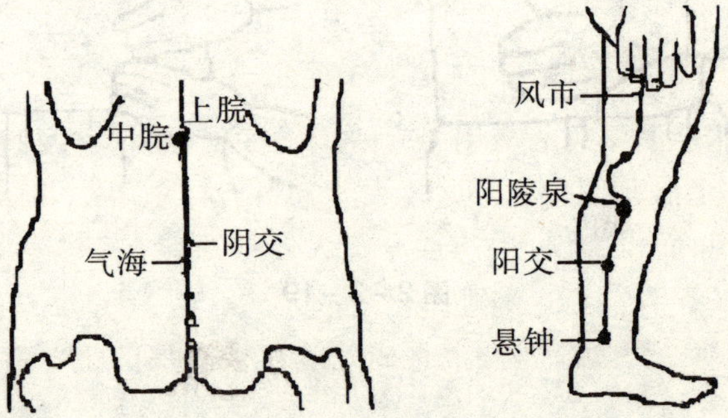

图 2－2－18

按摩方法

1. 指压方法

患者取仰卧位，放松肌肉，一面缓缓吐气，一面用指头使劲地压，6 秒钟时将手离开，重复 10 次，就能使胃感到舒适。中脘指压按摩法如果在胃痛时采用效果更佳，它与过酸性和减酸性无关。如果是过酸性的话，可指压“阳陵泉”。刺激时一面吐气，一面压 6 秒钟，如此重复 10 次，会使制酸作用活泼，不会打酸嗝。如果是减酸性的话，要指压“足三里”。指压要领同上，重复 10 次就可以促进胃酸分泌，使胃感到舒服。如果弄错过酸性和减酸性会产生反效果，因此必须多加注意。

2. 自我按摩治疗慢性胃炎

慢性胃炎是最为常见的消化道疾病之一，临床常见腹痛、腹胀、食欲不佳、恶心呕吐、消化不良、返酸、乏力、消瘦等症状。对慢性胃炎不能轻视，必须进行积极的治疗。除服用药物外，推拿也是一种极为有效的疗法。

（1）摩腹：取仰卧位，以中脘穴为圆心，用掌根在上腹部轻轻摩动，约 3 分钟，以腹内感觉温热为宜（如下图一）。

（2）捏拿腹直肌：取仰卧位，用两手分别捏住两侧腹直肌，由上向下，慢慢捏拿，约 2 分钟（如下图二）。

（3）揉天枢：取坐位或仰卧位，双手食指分别抵住腹部天枢穴，开始稍稍用力揉动，渐渐加力，以能够忍受为度，约 2 分钟。

（4）点按足三里：取坐位或仰卧位，用拇指抵住双侧足三里穴，用力揉捻，以酸胀感向下传导为宜，约 3 分钟。

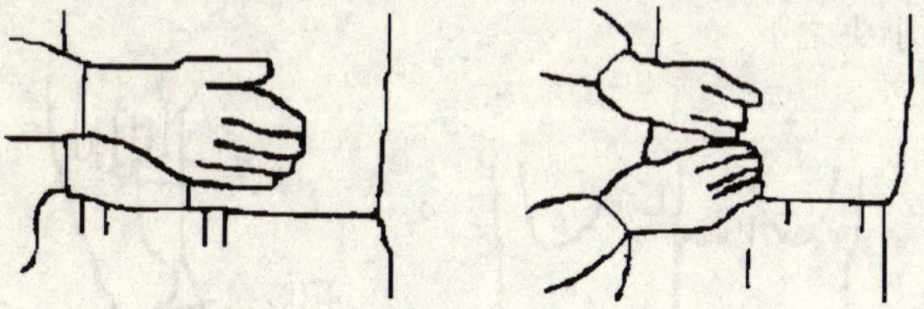

图一　　图二

图 2－2－19

温馨小贴士

仅仅用穴位指压法来治疗是不够的，常言说："保养重于治疗"。要切记三个原则：一是自觉地吃，二是吃温热食物，三是只吃八分饱。如果按上述原则进餐，胃痛在一周左右就会消失。因为吃过冷、过热的食物会给胃强烈刺激，使胃虚弱，并在不知不觉中恶化。胃肠很虚的人不妨少量多餐。慢性胃炎有过酸性和减酸性之分，它们的治疗方法各异，应加以注意。

二十、脑溢血后的复原

病因

脑溢血是由于血压激烈的震动所引起，因此要尽量避免发怒、悲伤等精神性的兴奋或过度的、激烈的肉体性疲劳。另外，也必须避免直接受到寒冷的刺激。脑溢血多是发生在玩麻将或赌博之时、寒冷之日入夜后、突然站起等时候。最初有头痛、失眠肩膀酸痛的自觉症状亦不少，所以平常有血压高的人必须注意。

症状分析

脑溢血是脑的动脉破裂，脑内的某一处发生出血的现象。这是一种威胁生命的大病。脑溢血常见于中年以上的人，特别是血压高的人容易患此病。另外，饮酒过多、不注意健康及动脉硬化的人也会引起脑溢血。

穴位选择

对脑溢血复原有显著效果的穴位是在后颈凹处左右的“眼点”，颈部的颈根与肩膀几乎近中央的“肩井”，脚底中央稍近脚趾的“涌泉”等周围。

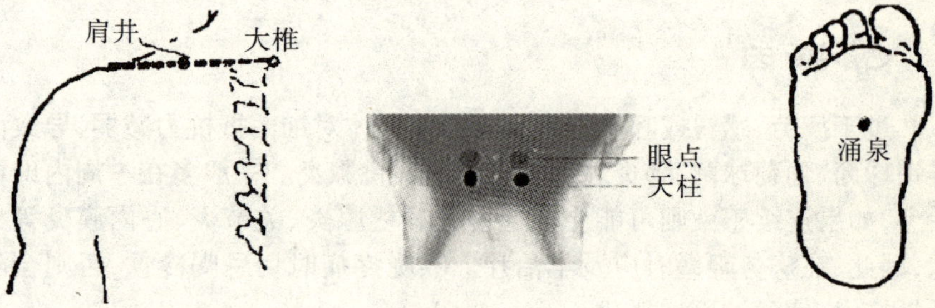

图 2－2－20

按摩方法

在按摩时，一面缓缓地吐气，一面轻轻地按压这些穴位。在眼点反复做 5 次，肩井做 10 次，涌泉做 10 次。如果能每日按摩穴位进行治疗，则脑溢血会很快复原。

温馨小贴士

大多数情况下，从人倒下之后到没有意识为止，都会有一段短时间，此时不能慌张地想把患者摇起，而是应该马上送到医院。最好的方法是遵照医生的指示仰卧。出血的部位在左还是在右，可以由出血相反侧的手有无力、发麻等情况得知。另外，还可以观察眼睛，两眼朝同一方向，表示该方向有出血。

呈昏睡状态时，会有打鼾的情况，这是最危险的状态。50% 的患者在 3 ~10 日的昏睡状态下死亡，但是从昏睡到清醒时则进入复原期。进入复原期的知觉麻痹及运动麻痹、语言迟钝等，依其出血处与程度不同而有不同的症状。在此时期若巧妙地使用穴位指压疗法，脑溢血则会很快复原。

总之，脑溢血是很危险的疾病之一，正因如此，治疗也需相当的慎重。另外，周围人们的谨慎与否，与复原期的长短有很大关系。给予心灵上的安慰，对患者而言乃是最具有效果的治疗法。

二十一、扁桃腺炎

病因

过于疲劳、感冒或呼吸器官衰弱会使人体对细菌抵抗力减弱，导致由连锁球菌、葡萄球菌、肺炎球菌所引起的扁桃腺炎。一般多在一周内即可治愈，如果连续感染则可能会引起慢性扁桃腺炎、关节炎、心内膜炎等症状，因此，在病势轻微时应及早治疗。喉咙疼痛时切忌喝冷饮，否则会降低抵抗力，使病情更加恶化。

症状分析

感冒前后时常会感到喉咙痛，有时数日不愈，这是由扁桃腺发炎引起的。它并非单纯的疼痛，平时吞唾液、谈话、饮食时也都会引起疼痛。喉咙内部会感到干燥，有时会咳嗽、吐痰。这种疼痛并非只是在喉咙，有时连耳后根和颈筋也会疼痛，更甚者会出现 39 度或 40 度的高烧。平常所说的扁桃腺炎是指口盖扁桃腺炎。所谓口盖扁桃腺在喉咙左右各有一处，当喉咙痛时它就会肿，将口张开就能看到它突于舌头根处。有时喉咙痛会引起喉咙黏膜变红发炎，这种症状比口盖扁桃腺炎要轻微。

穴位选择

指压“合谷”对于治疗扁桃腺疼痛非常有效，合谷穴不仅能治扁桃腺疼痛，对于牙痛、高血压、面疱也很有效。“合谷”是将拇指和食指张成 45 度角时，位于骨头延长角。

按摩方法

在指压时，要一面缓缓吐气，一面用拇指、食指上下捏压 6 秒钟，然后迅速离开，手指离开时应保持气已吐尽状态。如此重复 10 次，扁桃腺疼痛就可以逐渐地消除。

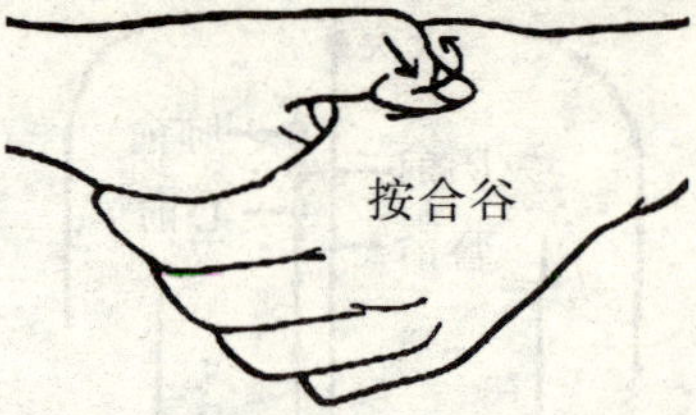

图 2-2-21

二十二、冠心病

病因

冠心病是危害中老年人健康的常见病之一，是冠状动脉粥样硬化性心脏病的简称。它是指供给心脏营养物质的血管——冠状动脉发生了严重粥样硬化或痉挛，使冠状动脉狭窄或阻塞，以及血栓形成造成管腔闭塞，导致心肌缺血缺氧或梗塞的一种心脏病，亦称缺血性心脏病。本病多发生在 40 岁以后，男性多于女性，脑力劳动者多于体力劳动者，城市多于农村，平均患病率约为 6.49%，而且患病率随年龄的增长而增高。

症状分析

劳力型心绞痛是其典型的症状，在活动或情绪激动时出现心前区压榨性疼痛，部分患者向左肩部或左上臂部放散，一般持续 5～10 分钟，休息或含服硝基甘油等药物可以缓解。部分伴有胸闷或以胸闷为主，严重者疼痛较重，持续时间延长，休息或睡眠时也可以发作。询问病史要注意诱因、疼痛的部位、持续时间、有无放散、伴随症状及缓解方式。

穴位选择

内关、膻中、心俞、灵道、厥阴俞、肺俞等。

按摩方法

1. 点按内关穴。内关为手厥阴心包经之合穴，手厥阴心包经起于胸中，旁络三焦，其经络循行路线起于乳旁，外走上臂内侧，下行至中指指端。中医学认为心经为本经，心包络经则与心经互相联络，心脏有邪心包络直受其过，若心脏有病可以反映于心包络经，内关是手厥阴心包经的重

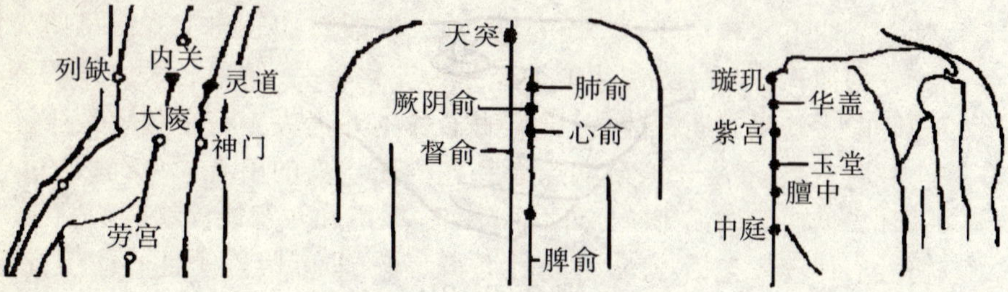

图 2-2-22

要合穴，所以能治冠心病等心脏病。当心绞痛、心律失常发作时，不停地用力点按内关穴，每次 3 分钟，间歇 1 分钟，能迅速止痛或调整心律。

2. 选穴膻中或背部两侧膀胱经之肺俞、心俞、厥阴俞等穴，用拇指做按揉法、腕推法、一指禅点按法，每次 15 分钟，每天 1 次，15 次为一疗程，治疗期间停服强心药及其他药物。治疗一疗程后，胸痛心悸、气短乏力、阵发性呼吸困难均有不同程度的改善。

3. 揉灵道穴，灵道为手少阴心经的经穴，位于小指内侧腕关节上 1 寸处。左侧灵道穴有明显的压痛。冠心病犯病时，可用拇指先轻揉灵道穴 1 分钟，然后重压按摩 2 分钟，最后轻揉 1 分钟，每天上下午各揉 1 次，10 天为一疗程，间歇 2 ~3 天，揉按治疗后心绞痛症状明显减轻，心电图亦有改善。

温馨小贴士

中医学认为：人体经络内联脏腑，外络肢节。冠心病患者在手少阴心经、手厥阴心包经的循经穴位，以前胸部的膻中穴，背部的心俞穴，均有较为敏感的压痛点。按摩这些穴位，能起到疏通气血，强心止痛的效果。特别是重按内关穴对于缓解冠心病心绞痛、心律失常、心肌梗塞的危急状态和及时救治患者有重要意义。

二十三、心律不齐

病因

此症有很多类型和原因，应先查清，再针对病因和心律不齐的类型进行治疗。心律不齐和早博不一定是病，绝大多数窦性心律不齐或早博无需治疗。心律不齐与呼吸和迷走神经张力变化有关，此种心跳快慢的变化是随呼吸运动呈周期性改变，屏息时心律不齐消失。有少数窦性心律不齐与呼吸无关，常见于心脏病患者和颅内压增高的患者。单纯性的心律不齐和早博对身体没影响，平时注意加强锻炼和注意饮食就行了。

窦性心律不齐包括：呼吸性窦性心律不齐、非呼吸性窦性心律不齐、窦房结内游走性节律、与心室收缩排血有关的窦性心律不齐、异位心律诱发的窦性心律不齐。

症状分析

窦性心律不齐是一种正常的生理现象，不是病。以儿童、青少年最常见，成年人也不少见。正常人的心脏跳动是由一个称为“窦房结”的高级司令部指挥，窦房结发出信号刺激心脏跳动，这种来自窦房结信号引起的心脏跳动称为正常的窦性心律，频率每分钟约为60～100次。每分钟心跳的次数即心率。但这个频率可能受很多因素的影响，甚至呼吸的影响。一般情况下，心跳节律是规律整齐的，如果心脏跳动不整齐则为心律不齐。窦性心律不齐是最常见的一种心律失常，是因为来自窦房结的信号并不完全规整所致。但这种心律失常大多数属于呼吸性窦性心律不齐，是一种正常生理现象。窦性心律不齐是完全正常的，不必担心，也不用治疗。

穴位选择

阳溪穴、少府、通里、内关等。

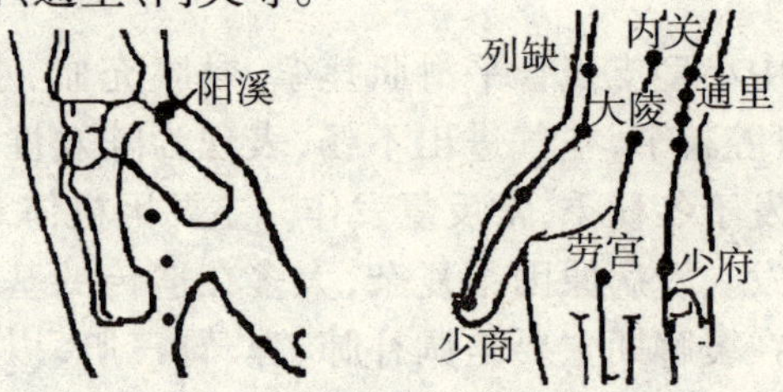

图2－2－23

按摩方法

先用右手食指尖点按左手阳溪穴（在手腕横纹上端拇指根部凹陷

处)，时间是 5 分钟，前 2 分钟点按不动，后 3 分钟指尖不离位全手转动。之后换左手食指点右手阳溪穴同上。

1. 伸右手拇指点左少府穴(左手掌侧小指与各个指中线横纹十字处)。

2. 接着点左手通里穴(掌侧，腕屈肌腱侧缘，腕横纹上一寸处)。

3. 再接着点左手内关穴(手腕横纹正中线上二寸)。

以上三穴位点完后，换左手拇指点右手三个穴位同前。每天早晚各一次，坚持 5 天脉搏正常。为巩固疗效，可再坚持几天。另外，点按以上四个穴位还可以治失眠头晕、胸闷等症状。

温馨小贴士

被诊断为窦性心律不齐的人，要注意一下自己心率的加速和减速跟呼吸之间有没有关系。只要没有任何其他症状，就不需要治疗，完全可以从事正常的学习和生活。现在不少医生也注意到窦性心律不齐给人带来的恐慌，于是在诊断时会写作“窦性心律”。此外，精神紧张等因素也可能造成窦性心律不齐，这种情况也不需要治疗。

二十四、哮　喘

病因

原因是由于中小型支气管平滑肌痉挛，黏膜充血、水肿，管腔内粘稠分泌物增多，使管腔狭窄，空气进出不畅，表现为阵发性带有哮鸣音的呼吸困难。本病好发于冬秋季，常反复发作。主要因机体对某些物质过敏、呼吸道感染而诱发。发病原因很复杂，大多在遗传的基础上受到体内外某些因素影响。在缓解期主要是调补肺、脾、肾三脏，以提高身体抗病能力，减少发病次数，直至痊愈。

症状分析

发作性伴有哮鸣音的呼气性呼吸困难，常反复发作，伴有咳嗽少痰，部分患者有胸闷、呼吸不畅、干咳、胸部紧迫或连声喷嚏等先兆症状。多在夜间和(或)凌晨发生。严重者有大汗淋漓及濒死感。部分患者还可表现为以长期反复咳嗽为主要症状的不典型的支气管哮喘。

穴位选择

膻中、天突、丰隆、少商、鱼际、列缺等。

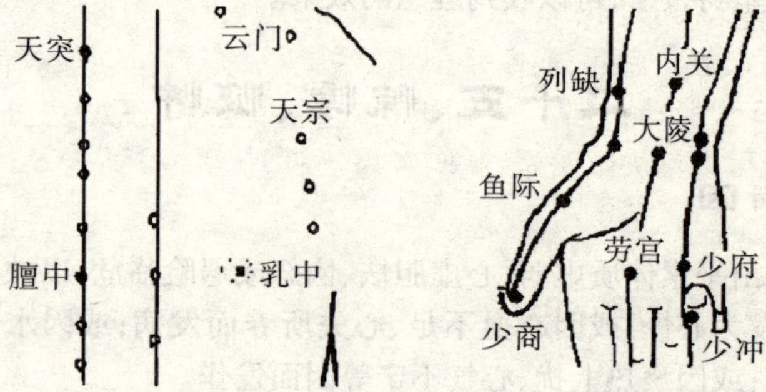

图2-2-24

按摩方法

1. 按揉膻中:此穴位于胸骨正中线上,平第四肋间隙,两乳头之间的中点处。用食指或中指的指腹按揉膻中穴3~5分钟。按摩此穴能调气降逆、清肺化痰、宽胸利膈,治疗咳嗽、支气管哮喘、胸痛、胸闷、缺乳、肋间神经痛等症。

2. 点按天突:此穴位于胸骨切迹上方正中凹陷处。用食指或中指指腹慢慢地点按天突穴1~2分钟。按摩此穴能宣肺化痰、利咽开音,治疗咳嗽、支气管哮喘、咽喉炎、扁桃腺炎等症。

3. 按揉丰隆:此穴在小腿前外侧,外膝眼与外踝尖连线的中点处(即外踝尖上八寸)。按摩此穴能和胃气、化痰湿、清神志,治疗咳嗽、眩晕、腹痛、下肢痛、咽喉肿痛等症。

4. 点按少商:此穴在拇指末节桡侧,距指甲根角一分处。用拇指指腹先后点按两侧少商穴各1~2分钟。按摩此穴能通经气、疏厥逆、清肺逆、利咽喉,治疗咳嗽、气喘、咽喉肿痛、呼吸衰竭、中风昏迷等症。

5. 按揉鱼际:此穴在第一掌骨中点之桡侧,赤白肉际处。用拇指指腹先后按揉两侧鱼际穴各1~2分钟。按摩此穴能散风化痰、清肺利咽,治疗咳嗽、气喘、头痛、咽喉肿痛等症。

6. 按揉列缺：此穴在桡骨茎突上方腕横纹上一寸五分处。两手虎口交叉，一手食指指尖按在另一手的桡骨茎突上，食指尖处即为此穴。用食指按揉两侧列缺穴各 1 ~2 分钟。按摩此穴能宣肺祛风、疏经通络，治疗咳嗽气喘、偏正头痛、咽喉肿痛等症。

上述方法每日早、中、晚各按摩一次，可使气行通畅，症状减轻。如能持之以恒地坚持按摩，可以收到理想的效果。

二十五、惊悸、怔忡

病因

本症是由平素体质虚弱、心虚胆怯、恼怒或遇险临危，以致心悸神摇，不能自主，发为心悸；或因心血不足、心失所养而发病；或因水饮内停、心阳不振而致；或因痰热上扰、心气不宁等因而发作。

症状分析

症状为患者自觉心动异常，心慌不安，甚至不能自主。惊悸是因突然受惊而作，怔忡起因与惊恐无关，两者在病情和病程方面有轻重、短长之分。鉴于惊悸、怔忡在病因、病机和针灸治疗方面颇为相似，故合并叙述。本症常见于部分心律失常、心脏神经官能症、冠状动脉硬化性心脏病，以及甲状腺功能亢进、贫血等。凡引起心脏频率、节律异常的均属本病。

穴位选择

1. 心胆气虚：心俞、胆俞、内关、神门。
2. 心肾不交：肾俞、心俞、内关、太溪、三阴交。
3. 心血不足：膈俞、脾俞、足三里。
4. 痰火内动：尺泽、内关、丰隆。
5. 水饮内停：脾俞、胃俞、三焦俞。

按摩方法

本症治法以安神定悸为主。郄门为心包经的郄穴，神门为心经的原穴，两穴具有安神定悸的作用，心痛、心悸突然发作最为适宜。

心俞、巨阙分别为心的背俞穴和心经募穴，两穴俞募相配，协调心经气机而收镇惊宁神之效。

心血不足者，取血会膈俞和脾俞、足三里，用补法以充养心血。

痰火内动者，取尺泽、丰隆，用泻法以清热化痰，使肺得清肃，内关通于阴维脉，善治烦躁心悸。

水饮内停者，取脾俞、胃俞、三焦俞使其气机通畅，下行水气而定悸。

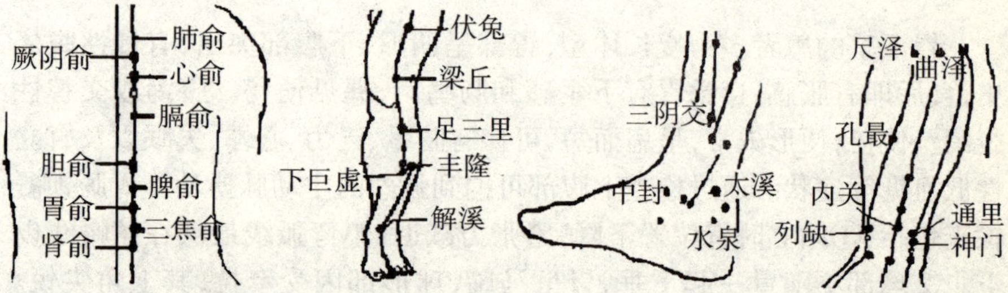

图 2－2－25

足部按摩治疗惊悸、怔忡

1. 按摩部位

(1) 足底部反射区：头部（大脑）、小脑及脑干、脑垂体、耳、甲状旁腺、甲状腺、胆囊、心、肾上腺、肾、输尿管、膀胱、失眠点、生殖腺。

(2) 足外侧反射区：生殖腺。

(3) 足背部反射区：胸（乳房）、内耳迷路。

2. 常用手法

(1) 足底部反射区：拇指指端点法、食指指间关节点法、拇指关节刮法、按法、食指关节刮法、拇指推法、擦法、拳面叩击法等。

(2) 足外侧反射区：食指外侧缘刮法、按法、拇指推法、叩击法等。

(3) 足背部反射区：拇指推法、食指推法等。

二十六、胃下垂

病因

中医认为脾胃为后天之本，是消化系统中重要的组成部分。水谷入胃，经过胃的腐熟和脾的运化功能，把水谷中的精气上输于肺，在肾精的作用下与自然清气结合，构成了元气，在肝的疏泄功能作用下，元气流行全身,维持了人体的正常生命活动。如果经常暴饮暴食,饭后剧烈运动,脾胃损伤;或七情所伤,肝气郁结、横逆犯胃,日久脾胃受损,进而生化之源不足,日久导致元气亏损,中气下陷,升举无力,形成本病。也可因各种原因耗伤元气,如病后产后,气血亏损、元气未复、脾胃虚弱。

症状分析

胃下垂的患者多为瘦长体型,胃部呈凹形,下腹部突出,有慢性腹痛史,食后即有胀感,自觉胃有下垂感和肠鸣声,偶见便秘。腹泻或交替性腹泻及便秘,便形失常,呈扁而短,可伴有眩晕、乏力、心悸、失眠以及直立性低血糖等症状。通过检查上腹部可扪到强烈的主动脉搏动。胃肠钡餐检查包括:①站立时胃位置下降,紧张力减退,小弯弧线最低在髂嵴线以下。②球部不随胃一起下垂,胃呈马蹄,球形部因受牵拉,其上角尖锐。③十二指肠第三段可因肠系膜动脉压迫而呈十二指肠壅滞。

按摩方法

取坐位,腰微挺直,双脚平放与肩同宽,右手掌心与左手背重叠,轻轻放在小腹部,双目平视微闭,呼吸调匀,全身放松,静坐 1 ~2 分钟。

1. 按揉百会穴:将左手的中指指腹放在百会穴上,适当用力按揉 0.5 ~1 分钟。功效:升阳举陷。

2. 掌揉中脘穴:将右手拇指指腹放在中脘穴上,适当用力揉按 0.5 ~1 分钟。功效:疏肝和胃、止痛止吐。

3. 团摩上腹:左手掌心叠放在右手背上,将右手掌根放在上腹部,适当用力做顺时针环形摩揉 0.5 ~1 分钟,以腹部发热为佳。功效:宽胸理气、健脾和胃。

4. 拿捏腹肌:将两手拇指与其余四指用力对合,拿捏上腹正中线两侧肌肉,从上腹拿捏到下腹部,反复做 0.5 ~1 分钟。功效:调中和胃、补肾纳气。

5. 按揉脾俞穴、胃俞穴:双手握拳,将拳背第二、三掌指关节放在脾、胃俞穴上,适当用力揉按 0.5 ~1 分钟。功效:健脾和胃、调理气血。

6. 揉按肾俞穴:两手叉腰,拇指按在同侧肾俞穴,其余四指附在腰部,适当用力揉按 0.5 ~1 分钟。功效:温肾壮阳固脱。

7. 按揉足三里穴:身体前倾,将拇指指腹放在同侧足三里穴,适当用力按揉 0.5 ~1 分钟。功效:补脾健胃、调和气血。

8. 掐揉合谷穴：将一手拇指指尖放在另一手的合谷穴上，其余四指放在掌心，适当用力掐揉0.5～1分钟，以有酸胀感为度，双手交替进行。功效：宁心通络、解痉止痛。

9. 合按内关穴、外关穴：将一手的中指和拇指指端放在对侧的外关穴和内关穴上，中指、拇指对合用力按压0.5～1分钟，双手交替进行。功效：安神镇静、和胃理气。

10. 搓涌泉穴：将左（右）下肢平放在对侧膝上，用右（左）手掌心按于涌泉穴上，反复搓擦0.5～1分钟。功效：醒脑开窍、补肾聪耳。

以上手法每日早晚各做一遍。

温馨小贴士

◎宜少食多餐，忌食生冷、刺激性及不易消化的食物。

◎生活起居要有规律，情志舒畅。

◎平时可配合做适当的腹肌锻炼（如仰卧起坐），但不可过度疲劳。

◎胃下垂严重者，可用胃托帮助。

二十七、糖尿病

病因

从食物中摄取的葡萄糖通过血液被送到全身，成为脑、肌肉等的能源。葡萄糖在体内的利用离不开胰脏分泌的胰岛素。因为血液中的葡萄糖，在胰岛素的作用下，通过细胞贮藏在肝脏中。但是，糖尿病胰岛素分泌低下，不能发挥作用，会使葡萄糖不能被很好地贮藏和利用，所以血液中的葡萄糖浓度增高，并通过尿排出体外，这就是糖尿病。胰岛素分泌异常、功能低下的原因，除遗传因素外，还与过食、运动不足导致的肥胖、精神紧张、病毒感染有关。其中，肥胖的影响非常大。

症状分析

尿量异常增加，并因尿量增加而导致口渴、多饮，食欲旺盛，体重减轻，但因初期水肿不大容易被发现。发现以上早期症状后要及早治疗，便可以抑制糖尿病的继发病。如果不能早发现、早治疗，任其发展下去，就会食欲不振、体衰、无精打采，到了这个阶段就会明显消瘦。后期会出现呕吐、呼吸困难、昏睡，甚至可能死亡。此外，糖尿病血液中葡萄糖过剩，还使血管、神经等受到侵害，出现肾功能不全、白内障等多种并发症。这些并发症有时会对身体造成很大威胁。糖尿病最可怕之处在于无症状发展，然后突然出现这些并发症。

典型症状包括：①“三多一少”即多饮、多尿、多食、消瘦。②典型症状的发生有快有慢，有轻有重，这些症状在每个患者表现不同，可能某项症明显，其他症状不突出。③Ⅱ型糖尿病起病时症状出现比较缓慢，不易引起注意。Ⅰ型糖尿病起病时症状常较明显。

穴位选择

胰俞、肝俞、肾俞、中脘、天枢、气海、太冲、涌泉等。

按摩方法

1．揉胰俞：患者取俯卧位，在胰俞（胸8椎旁开1.5寸）处，用拇指点揉法用力揉捻5分钟。

2．揉肝俞、肾俞：患者取俯卧位，握拳用力在肝俞、肾俞处各揉2分钟。

3．点揉中脘、天枢、气海：患者取仰卧位，以拇指点揉法分别在中脘、天枢、气海处揉捻各2分钟。

4．揉太冲、擦涌泉：患者取坐位，先用拇指在双侧太冲穴处揉捻2分钟；再用鱼际擦法施于涌泉，约1分钟。

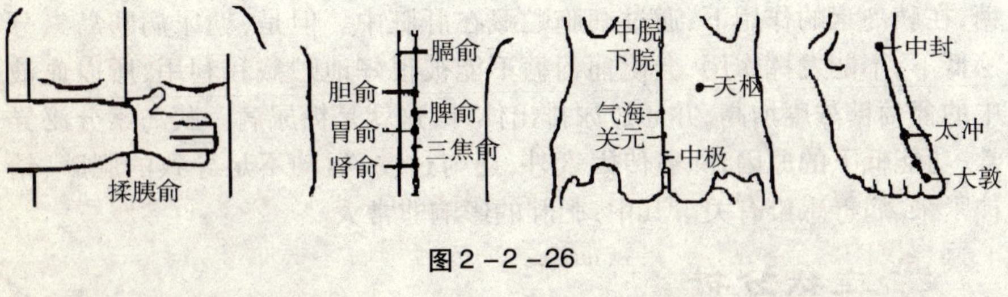

图2－2－26

温馨小贴士

◎按摩治疗结合药物治疗，可收到事半功倍的效果。

◎应用按摩疗法痊愈后，仍要坚持锻炼。可将练功次数和时间适当减少，这样不但可以巩固疗效，防止复发，还可以强壮身体，益寿延年。

◎合理安排生活，对于稳定病情、恢复健康极为重要。要按时作息、就餐，饮食要适度，忌食甜食及油腻刺激性食物，适当多吃新鲜蔬菜、豆类及豆制品。

◎保持乐观情绪，避免精神刺激，都是利于本病康复的有效措施。同时要注意节制房事并养成习惯。

二十八、胆囊炎

病因

胆囊疾病中最常见的一种是胆囊炎。女性发病率偏高，发病年龄多数在20～50岁之间，发病原因主要是细菌感染、胆道阻塞、胆固醇代谢失常以及化学性因素等其他的因素。

症状分析

1. 急性期

（1）急性胆囊炎：①上腹或右上腹剧烈绞痛，可放射至右肩背部，甚至可诱发心绞痛；②可有不同程度的发热；③常有恶心、呕吐、腹胀和食欲下降等；④可出现不同程度的黄疸。

（2）急性化脓性胆管炎：腹痛、寒战、发热和黄疸是胆总管结石伴急性胆管炎的典型表现。

2. 慢性期（发作间歇期）：

（1）慢性非结石性胆囊炎其临床表现多不典型，多为右上腹或上腹不同程度的隐痛或刺痛，进食油腻食物或劳累后症状加重。

（2）慢性结石性胆囊炎多有反复发作或绞痛史，冬秋之交发作较频繁，较大结石有时长期无症状。

(3)慢性胆管炎与胆管结石的临床表现亦不典型,可无症状或类似慢性胆囊炎的征象。

穴位选择

曲池、阳池、阳陵泉、足三里、悬钟、阳辅、丘墟、足临注等。

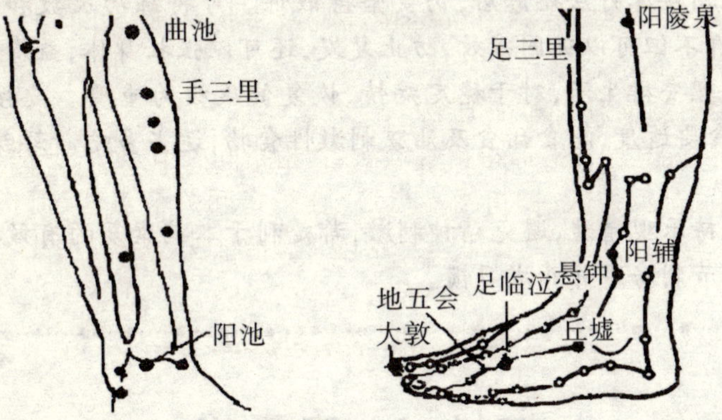

图 2-2-27

按摩方法

1. 曲池:取穴时屈肘,在肘横纹头外端凹陷中。功效:调理脾胃、行气活血。

2. 阳池:在手背腕横纹正中的凹陷中。功效:清利三焦、除烦、清利湿热。

3. 阳陵泉:取穴时屈膝垂足,在腓骨小头前下方凹陷中。功效:清利肝胆,疏利关节、清利湿热,是肝胆保健之要穴。

4. 足三里:在外膝眼下 3 寸(10 厘米),胫骨脊外缘一横指处凹陷中。功效:健脾和胃、补气养血、疏通经络、解痉止痛。

5. 悬钟:在外踝尖上 3 寸(10 厘米),腓骨前缘凹陷中,功效:清肝利胆、通经活络、补肾养髓。

6. 阳辅:在外踝尖上 4 寸(约 13 厘米),腓骨前缘两筋之间。功效:清泄肝胆、疏经活络。

7. 丘墟:在外踝前下方凹陷中。功效:清肝利胆、疏筋利节。

8. 足临注:在足背小趾、四趾的趾缝纹头后 1.5 寸(5 厘米),小筋后骨缝中。功效:清肝利胆、疏经通络、理气止痛。

足部按摩治疗慢性胆囊炎

1. 按摩部位

(1) 足内侧反射区：颈椎、胸椎、腰椎、骶骨。

(2) 足背部反射区：上身淋巴结、下身淋巴结、肋骨、膈。

(3) 足底部反射区：头部(大脑)、脑垂体、腹腔神经丛、甲状腺、甲状旁腺、肝、胆囊、肾上腺、肾、输尿管、膀胱、胃、胰、十二指肠、盲肠(阑尾)、回盲瓣、升结肠、横结肠、降结肠、乙状结肠及直肠、小肠、肛门。

2. 常用手法

(1) 足内侧反射区：拇指推法。

(2) 足背部反射区：拇指指端点法、食指指间关节点法、分法等。

(3)足底部反射区：拇指指端点法、食指指间关节点法、拇指关节刮法、食指关节刮法、双指关节刮法、拳刮法、拇指推法、擦法、拍法等。

二十九、腓肠肌痉挛

病因

腓肠肌即小腿后面正中的肌肉，俗称“小腿肚”。因种种原因如感受风寒之邪、突然受到冷水刺激、缺钙等引发的小腿肚抽筋，局部疼痛难忍。腿不能直伸的病症就是腓肠肌痉挛，别名腓喘或转筋。

症状分析

腓肠肌痉挛是指小腿肚筋脉牵掣拘挛，痛如扭转，是一种常见的症状。男女老少皆多见，常于夜间睡眠时发生，四时皆有，临床以一侧或两侧小腿肚突然抽搐剧痛为特点。轻者数分钟，重者半小时以上，按摩后方能缓解。

按摩方法

由于过度疲劳或寒冷刺激而使腓肠肌痉挛所致小腿肌肉僵硬、剧痛等症状，推拿法对此效果颇佳，可以手到病除。

1. 勾脚法：如果你是在睡觉中，可以背屈患脚，给腓肠肌以被动牵拉的力，可以解除痉挛。

2. 推拿小腿肚：患者取坐位，用一手自腘窝至跟腱用力提拿数分钟，至痉挛缓解为止。

3. 点承山：患者坐位，用拇指轻轻点揉承山穴，以有酸胀感下传为宜，约2分钟。

4. 弹拨跟腱：患者坐位，用拇指用力弹拨跟腱数10次。

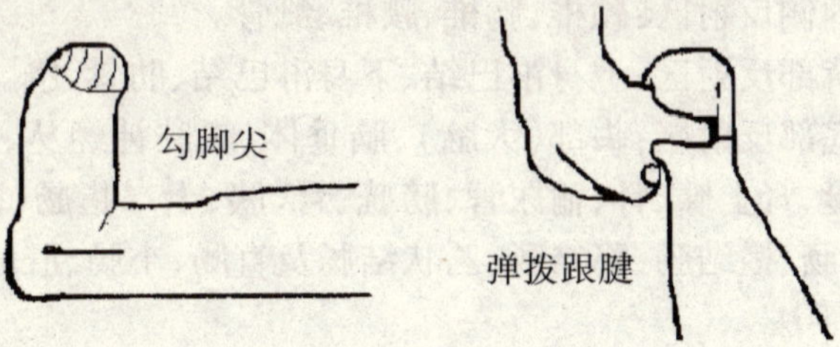

图2-2-28

三十、慢性前列腺炎

病因

慢性前列腺炎是泌尿外科最常见疾病，患者甚多。其病因有以下六种：

1. 急性炎症病变严重或未予彻底治疗而转为慢性前列腺炎。

2. 急性尿路感染治愈或未治愈而蔓延为前列腺炎，或迁延不愈为慢性前列腺炎。

3. 邻近病变经淋巴途径蔓延至前列腺。

4. 性交过频、前列腺充血、下尿路梗阻或炎症、会阴及尿道损伤后诱发前列腺炎。

5. 全身其他部位病灶经血行感染影响前列腺而导致前列腺炎。

6. 其他，如前列腺增生和前列腺肿瘤时也可合并感染，尿道炎直接蔓延是引起慢性前列腺炎的主要途径。

症状分析

不同患者的临床症状表现差别很大，常见的症状有：

1. 疼痛：后尿道可有烧灼感、蚁行感，会阴部、肛门部疼痛可放射至腰骶部、腹股沟、耻骨上区、阴茎、睾丸等，偶可向腹部放射。

2. 泌尿系症状：炎症累及尿道，患者可有轻度尿频、尿急、尿痛，个别患者可出现终末血尿，清晨排尿之前或大便时尿道口可有黏液或脓性分泌物排出。

3. 性功能障碍。

4. 神经衰弱症状：心情忧郁、乏力、失眠等。

5. 继发症状：可出现结膜炎、虹膜炎、关节炎、神经炎等。

按摩方法

1. 在肚脐下1寸半处，用手掌顺时针方向按摩50次和逆时针方向揉摩50次。

2. 从腹股沟处向斜前上方擦摩50~60次，直到小腹部有温热为好。次数随自感小腹热量程度而加减。

3. 腰骶部与前列腺组织相关连，同样用手掌自下而上和左右腰骶部斜向尾骨端揉摩50次，再自上而下做50次。

上述按摩、擦揉的手法宜轻柔缓慢进行，不可用力过猛。每日按摩2~3次，可以达到活血化瘀、通经消炎的目的。

温馨小贴士

慢性前列腺炎的注意事项：

◎保持良好的心态，一旦患病切不可乱投医。

◎注意饮食结构，营养均衡，劳逸结合。

◎忌食烟酒、辣椒、大蒜、芹菜、萝卜等食物。

◎注意不能久坐、熬夜、酗酒。

◎性生活应规律、节制，但如夫妻长久分居也不利于前列腺康复，且易复发。

三十一、尿路感染

病因

引起尿路感染的因素很多，与尿路感染有关的病因有：

1. 上尿路感染在女性极为常见，主要是由于女性尿道短，细菌上行较男性更容易。另外，女性尿道口有大肠杆菌存在，性交是引起感染的重要原因。

2. 妊娠是尿路感染的重要诱因。

3. 尿路梗阻是诱发感染易于上行的重要原因。

4. 尿路畸形或功能缺陷,如肾脏发育不全、多囊肾、髓质囊性病、铁蹄肾以及其他肾、肾盂、输尿管畸形或膀胱输尿管反流等,都易发生感染。

5. 糖尿病并发尿路感染的机会较多,这是由于尿中的葡萄糖为细菌提供了营养。

6. 其他因素:全身性疾病;妇科炎症、包皮炎及前列腺炎等;低血钾、高血钙和滥用止痛剂等;导尿和做泌尿道器械检查,会将细菌带入膀胱;滥用非那西汀者。

症状分析

1. 排尿异常:尿路感染常见的排尿异常是尿频、尿急、尿痛,也可见到尿失禁和尿潴留。慢性肾盂肾炎引起的慢性肾功能衰竭早期可有多尿,后期可出现少尿或无尿。

2. 尿液异常:尿路感染可引起尿液的异常改变,常见的有细菌尿、脓尿、血尿和气尿等。

3. 腰痛:腰痛是临床常见症状,肾脏及肾周围疾病是腰痛的常见原因之一。肾脏包膜、肾盂、输尿管受刺激或张力增高时,均可使腰部产生疼痛感觉,下尿路感染一般不会引起腰痛。肾及肾周围炎症,如肾脓肿、肾周围炎、肾周围脓肿、急性肾盂肾炎,常引起腰部持续剧烈胀痛,慢性肾盂肾炎引起的腰痛常为酸痛。

穴位选择

气海、关元、中极、三阴交、太溪、肾俞、膀胱俞、八髎、利尿穴(别名止泻、血清、关元上)等。

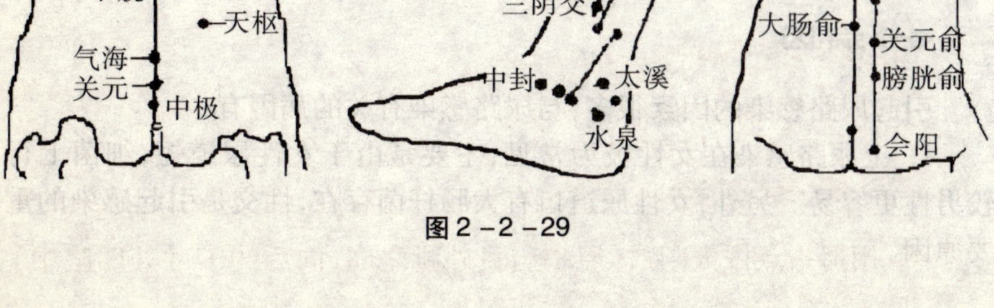

图2-2-29

按摩方法

1. 采用足部反射区按摩治疗尿频尿急：取肾、输尿管、膀胱、尿道、淋巴腺等反射区，刺激力度稍强，以其能忍受为度。在反射区按摩刺激几分钟后，会自觉尿道口的灼热感豁然消失，20 分钟后尿急感大大减轻。3 个小时后复行按摩 1 次，共按摩 3 次，症状全部消失。

2. 尿路推拿法：此法针对遗尿。患者仰卧，家人摩气海、关元，中极，按三阴交，拿太溪；再俯卧，揉肾俞、膀胱俞、擦八髎。

3. 尿潴留：按压利尿穴（脐与耻骨联合上缘间连线的中点），力量由轻渐重，逐渐加压，直至小便排出为止。应在膀胱充盈时按压，潴留尿量越多效果越好。对阻塞性尿潴留（如前列腺增殖症、膀胱肿瘤、下尿路结石、尿道狭窄等引起者），不可使用本法。

三十二、三叉神经痛

病因

三叉神经痛是指面部、三叉神经分布区内出现阵发性、短暂性剧烈疼痛，又名“痛性痉挛”，临床上以第 2 支、第 3 支发病居多。本病可分为原发性和继发性两种。发病年龄多在中年以后，女性患者居多。其病因学和病理学至今还未完全研究清楚，所以治疗的目的应是良好镇痛、消除症状。

症状分析

本病常因触及面部某一点而突然发作，致使患者不敢洗脸、漱口和进食。疼痛呈阵发性闪电样剧痛，其痛如刀割、针刺、火灼，可伴有病侧面颊部肌肉抽搐、流泪、流涕及流涎等现象。发作时间短暂，数秒钟或数分钟后即行缓解。间歇期间可无症状。

穴位选择

太阳、下关、翳风、风池等。

按摩方法

1. 用拇指点按太阳穴（眉梢与目外眦之间，向后约 1 寸处凹陷中），

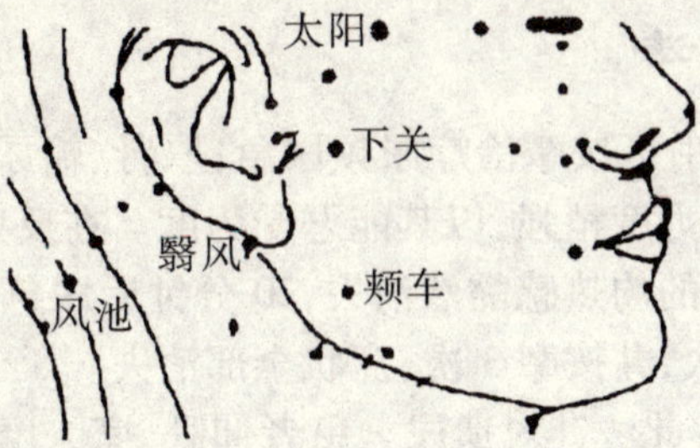

图 2-2-30

以局部酸胀为宜，约 1 分钟即可。注意用拇指点按时，手指用力应保持一定姿势，避免在点按的过程中出现因手指过伸或过屈而造成损伤。

2. 拇指抵住下关穴，食指置于耳后翳风穴（乳突骨前下方平耳垂后下缘的凹陷中），两指同时用力 1 分钟。

3. 用双手食指分别抵住风池穴（胸锁乳突肌与斜方肌肉之间凹陷中），用力揉按 2 分钟。

4. 捻掐无名指内侧。

5. 双手掌心对应，摩擦发热后做洗脸动作 30～50 遍。

足底按摩治疗三叉神经痛的方法：人体重要脏腑、器官在足部均有各自的对应区，治疗时可选择相应的对应区进行按揉。治疗三叉神经痛可以选择三叉神经、头、额窦、肝脏、胃、肾脏、眼、耳、上腭、下腭等。用手指按揉，用力要均匀，至止痛或疼痛减轻为止。

三十三、面神经麻痹

病因

面神经麻痹是以面部表情肌群运动功能障碍为主要特征的一种常见病，又叫面神经炎、贝尔氏麻痹、亨特综合征，俗称“面瘫”、“歪嘴巴”、“歪歪嘴”、“吊线风”。它是一种常见病、多发病，且不受年龄的限制。患者面部往往连最基本的抬眉、闭眼、鼓嘴等动作都无法完成。

症状分析

面瘫的临床表现十分特殊，多数患者往往于清晨洗脸、漱口时突然发现一侧面颊动作不灵、嘴巴歪斜。病侧面部表情肌完全瘫痪者，前额皱纹消失、眼裂扩大、鼻唇沟平坦、口角下垂,露齿时口角向健侧偏歪。病侧不能做皱额、蹙眉、闭目、鼓气和噘嘴等动作。鼓腮和吹口哨时,因患侧口唇不能闭合而漏气。进食时,食物残渣常滞留于病侧的齿颊间隙内,并常有口水自该侧淌下。由于泪点随下睑内翻,使泪液不能按正常引流而外溢。面瘫分为周围性和中枢性两种。其中周围性面瘫发病率很高,最常见者为面神经炎或贝尔麻痹。人们常说的面瘫,在多数情况下是指面神经炎。因为面瘫可引起十分怪异的面容,所以常被人们称为"毁容病"。

穴位选择

睛明、鱼腰、丝竹空、瞳子髎、太阳、承浆、水沟、翳风、地仓、合谷等。

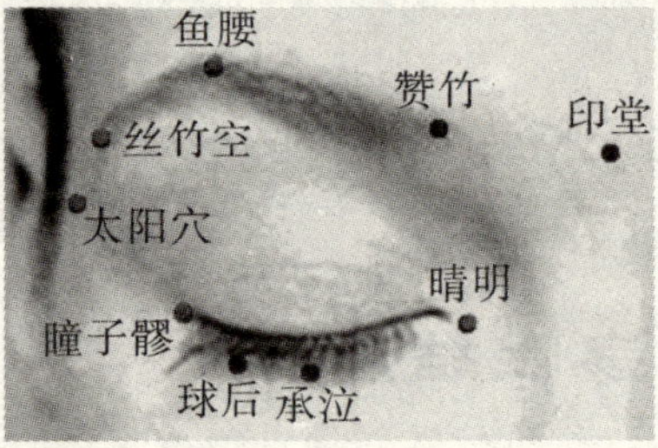

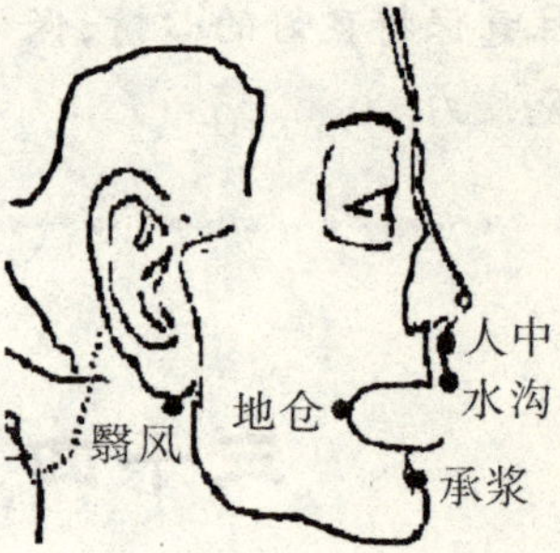

图2-2-31

按摩方法

1. 用拇指由患侧睛明穴沿眉经鱼腰、丝竹空、瞳子髎至太阳穴推摩2~3分钟。

2. 用中指指端重按并加以节律性的刺激患侧鱼腰、牵正、承浆、水沟、翳风各穴2~3分钟。

3. 用拇指尖端按在患侧地仓穴上,食指尖端按在颊车穴上,两指同时相对捏2~3分钟(类似针刺地仓透颊车)。

4. 用大鱼际或掌跟推擦患侧眼轮匝肌、额肌、皱眉肌、腰肌等表情肌部分,反复推摩直至整个患部发热发红,注意不能用力过猛以免面部皮肤破损。

5. 用拇指指前端压在双侧合谷穴2~3分钟。上述治疗每日1次,7次为1个疗程。

温馨小贴士

面神经麻痹只是一种症状或体症，必须仔细寻找病因，如果能找出病因如重症肌无力、结节病、肿瘤或颞骨感染，并及时进行处理，可以改变原发病及面瘫的进程。面神经麻痹还有可能是一些危及生命的神经科疾患的早期症状，如脊髓灰白质炎，如能早期诊断可以挽救生命。

另外，心理因素易引发面瘫。调查显示，心理因素是引发面神经麻痹的重要因素之一。面神经麻痹发生前，有相当一部分患者存在身体疲劳、睡眠不足、精神紧张及身体不适等情况。所以防止面瘫最好的办法是平时要注意保持良好的心情，保证充足的睡眠，并适当进行体育运动，增强机体免疫力。

三十四、溃疡性结肠炎

病因

此病是一种病因不十分清楚的直肠和结肠慢性非特异性炎症性疾病。病变主要限于大肠黏膜与黏膜下层。本病的原因迄今为止尚不明确，有各种学说：

1. 精神学说。
2. 关于营养缺乏学说。
3. 肠壁分泌过多的溶菌酶破坏黏液的保护作用。
4. 由于本病的病理变化和临床表现酷似菌痢，起病系由痢疾杆菌或组织阿米巴引起。

症状分析

主要症状为腹痛、腹泻、粪便中含血脓和黏液，病急后重并可见腹胀、呕吐、食少和恶寒发热、头痛身重、烦躁神昏、肢倦无力。四季均可发病，但以夏秋季多见。病情轻重不一，有反复发作的趋势。可发生于任何年龄，但多在20～40岁之间。

穴位选择

脾俞、胃俞、三焦俞、上脘、下脘、水分、气海、关元、曲骨、天枢、大横、腹结等。

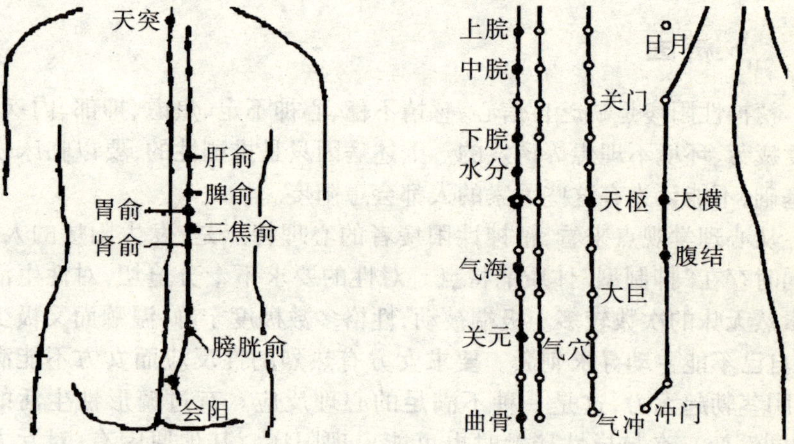

图2－2－32

按摩方法

1. 背部推揉法：患者俯卧位，掌揉脊柱两侧膀胱经线脾俞至大肠俞一段，双手拇指对揉，对按脾俞、胃俞、三焦俞，叠掌揉骶髂面，按压、缓拨会阳穴。功效：健脾益肾、调气补虚。

2. 按腹中法：患者仰卧位，以拇指或手指掌侧并置于上腹部上脘穴处，沿腹正中线向下点按，经中脘、下脘、水分、气海、关元、曲骨穴止，反复操作5～10分钟。功效：健运脾胃、温肾壮阳。

3. 脐旁横摩法：患者仰卧，以手四指或两手指掌侧置于腹部右或左侧大横、腹结穴处，经天枢、外陵至对侧、大横、腹结穴处止，反复横摩2～5分钟。功效：温补脾肾、调中和胃。

4. 腹肌提拿法：患者仰卧，以两手四指分置腹部两侧章门穴处，自外向内将腹部肌肉挤起，然后两手交叉扣拢，两手四指掌侧置腹部一侧，拇指掌侧置腹肌另一侧。自两侧之关门、太乙、滑肉门穴平高处，自上向下逐渐移动至天枢、水道、归来穴处止，反复拿提3～5次。功效：调中和胃、补肾纳气。

5. 头部揉抹法：患者两拇指分抹额颞部，两手多指揉两颞部，单拇指揉百会，侧指敲击头部。功效：健脑宁神、平衡阴阳。

患者每日按摩 1 次，1 次 40 分钟，20 次为 1 个疗程。

三十五、精神性阳痿

病因

精神性阳痿是缺乏自信心、感情不稳、心神不定、焦虑、抑郁、内疚感、过度疲劳、环境不理想等诱发的。上述病因只是推测性的，要以临床表现为基础，不能认为有这些因素的人都会患阳痿。

从心理学观点来看，精神性阳痿者的心理特点是：发生阳痿的人，可能同时存在“抑制型”体质的特点。对性的要求不十分迫切，对性生活感到索然无味的次数较多。极端被动，性格多数极度宁静，温顺而又极少愠怒，自己不能主动寻求刺激。要求女方有热烈的性反应而女方不能满足时，阴茎勃起无力，这是一种不满足的心理反应。有过畸形性生活的人（如同性恋），在与异性接触时也可能出现阳痿。其他原因有：对女方怀过多的钦佩、崇敬心情，同房时拘谨而不热烈。家庭矛盾或夫妇间感情不和，造成思想负担过重。性格孤独，对女方怀有敌意或对女方不信任，女方对其缺乏吸收力；或性爱好、性观念异常。由于性无知或父母及家庭的影响，对性的问题产生神秘感和恐惧感。

症状分析

现代人每天要面对各种压力性问题，在不安、焦虑中生活，这是现代人的特征，而神经衰弱可以说是现代病的一种。精神性阳痿就是典型性例子。有些人到夜晚就没精神，如果知道原因治疗就很简单，但这种精神性阳痿原因不明，连现代医学也很难解释。患有精神性阳痿的人，时常会向更恶劣的方面想。内心焦躁根本无法性交，由于没有性交，所以就处于阳痿状态，最后会对性交怀有恐惧感，甚至怀疑自己真的是阳痿。患精神性阳痿的人，城市的人数远比农村中的要多，一般三四十岁的人容易患上此症，但是最近连 20 岁的青年人也有很多患精神性阳痿的。

穴位选择

治疗精神性阳痿必须除去焦躁，使身体血液畅通无阻，让身体和精神都得到舒畅，指压“肩外俞”和“手三里”就可以奏效。肩外俞位于背部第一胸椎和第二胸椎突起中间向左右各 4 指腹处；手三里位于手肘弯曲处向前 3 指腹，用手一按就痛之处。

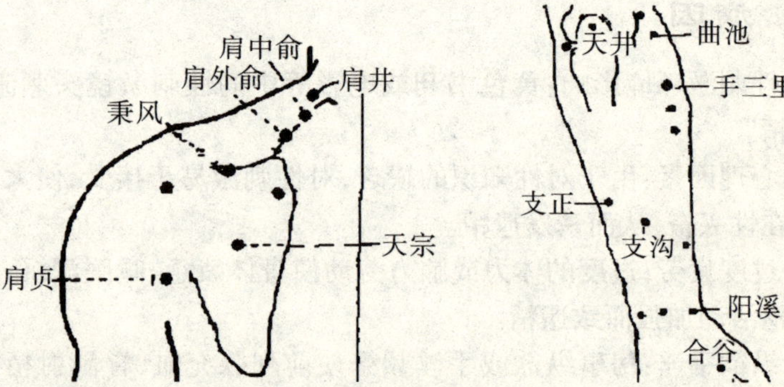

图 2－2－33

按摩方法

指压肩外俞对促进体内血液流畅，缓解肩膀僵硬、耳鸣非常有效。指压要领是：保持深吸气状态，用手下劈。在劈的同时，由口、鼻吐气，如此重复 20 次。指压手三里除对精神镇定有效之外，对齿痛、喉肿也很有效。要领同上，重复 10 次。在指压上述两穴时，最好先将手搓热，以便增大治疗精神性阳痿的效果。

温馨小贴士

人的身体活动，可以分为随意运动和不随意运动。操纵随意运动的是动物性神经，控制不随意运动的是植物性神经。维持人体健康的是由植物性神经中枢的脑和内分泌神经的脑下垂体密切相连，只要稍加刺激，这两处就会失去平衡，如此一来便会引发各种疾病。总之，这是属于自律神经失调，对于疾病产生的恐惧，才使得各种疾病恶化。因此，要治疗神经性阳痿，必须先除去自律神经的紧张才能治愈。

三十六、遗　精

病因

1. 性刺激环境影响：黄色书刊或电影等中的性刺激镜头刺激大脑，诱发遗精。

2. 心理因素：由于对性知识的缺乏，对性刺激易于接受，使大脑皮层持续存在性兴奋，从而诱发遗精。

3. 过度疲劳：过度的体力或脑力劳动使身体疲惫、睡眠深沉、大脑皮质下中枢活动加强而致遗精。

4. 纵欲手淫：房事纵欲或手淫频繁使前列腺充血、脊髓射精中枢呈病理性兴奋而诱发遗精。

5. 炎症刺激：外生殖器及附属性腺炎症，如包皮龟头炎、前列腺炎、精囊炎、附睾炎等的刺激而发生遗精。

6. 物理因素：仰卧入睡，被褥温暖沉重会刺激、压迫外生殖器，或穿紧身衣裤束缚挤压勃起的阴茎而诱发遗精。

症状分析

非性交时发生精液外泄，一夜2～3次或每周2次以上，或在清醒时精自滑出，伴精神萎靡、头晕耳鸣、失眠多梦、神疲乏力、腰膝酸软、记忆力减退等。如由外生殖器炎症引起者，会有相应的炎性体症。该症多发于青壮年，常有精神、心理因素，或物理因素，或纵欲、过劳史，或生殖器炎症史。

穴位选择

会阴、关元、气海、三阴交、足三里、太溪、神门。

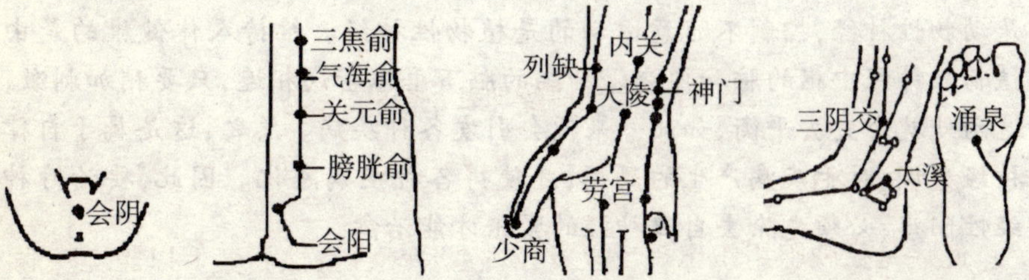

图2－2－34

按摩方法

1. 按揉会阴穴：取仰卧位，以食指或中指按揉会阴穴，肾气不固用补法，湿热下注用泻法，按揉时做吸气提肛收腹动作，一张一弛，每次做 20 分钟，每日睡前 1 次，15 次为 1 疗程。

2. 按揉关元、气海穴：取坐位或仰卧位，选准穴位后，将两手用力摩擦搓热后，一只手托起阴囊，另一只手用中指按揉穴位，每穴按揉 1 分钟，边搓手边按揉穴位交叉进行。每日 1 次，15 次为 1 疗程。

3. 取穴：三阴交、足三里、太溪、神门、内关、涌泉。采用点按法、点揉法。每日 1 次，15 日为 1 疗程。

点按、按揉以上穴位可以益肾固精止遗。

足部按摩治疗遗精

1. 按摩部位

(1) 足背部反射区：腹股沟管、胸部淋巴腺(胸腺)。

(2) 足外侧反射区：生殖腺。

(3) 足内侧反射区：颈椎、胸椎、腰椎、骶骨、尿道及阴道、前列腺或子宫。

(4) 足底部反射区：头部(大脑)、脑垂体、小脑及脑干、甲状腺、心、肾上腺、肾、输尿管、膀胱、生殖腺。

2. 常用手法

(1) 足背部反射区：拇指指端点法、食指指间关节点法、食指推法、拇指推法等。

(2) 足外侧反射区：食指外侧缘刮法、拇指推法、按法、叩击法等。

(3) 足内侧反射区：食指外侧缘刮法、拇指推法、叩击法等。

(4) 足底部反射区：拇指指端点法、食指指间关节点法、拇指关节刮法、食指关节刮法、拇指推法、擦法、拳面叩击法等。

三十七、慢性胰腺炎

病因

此症是指胰腺组织出现反复发作性或持续性炎性病变。以胆道疾病(结石、炎症、蛔虫)为主要病因，西方国家与慢性酒精中毒有关。上述致病因素的长期存在，使胰腺炎症反复发作而呈慢性经过，最终导致慢性胰腺炎。肠道炎性病变、肝硬化、营养不良、噻唑类药等也可诱发本病。另有不少患者病因未明。

症状分析

1. 胰腺外分泌不足的表现：患者可出现食欲减退、腹胀、不耐油腻食物等，大便次数频繁，量多，色淡，有恶臭。长期腹泻致患者消瘦、营养不良及维生素 A、D、E、K 缺乏等。

2. 腹痛常见，占 90% 左右，多呈间歇性发作，少数呈持续性发作。疼痛多位于上腹部，可向背部、双侧季肋部、前胸、肩胛等处放散，饭后或饱餐后可诱发，仰卧位时加重，前倾、坐位减轻。发作时可伴有发热或黄疸。间歇期可无症状，或仅有消化不良表现。少数患者以隐袭慢性炎症方式进行，临床上可不发生腹痛。

3. 胰腺内分泌不足的表现：10% ~20% 患者有显著糖尿病症状，如多饮、多食、多尿、体重减轻等。约 50% 患者发生隐性糖尿病，葡萄糖耐量试验结果异常。

穴位选择

1. 足内侧反射区：胸椎、腰椎。

2. 足背部反射区：上身淋巴结、下身淋巴结、膈。

3. 足底部反射区：腹腔神经丛、脾、肝、胆囊、肾上腺、肾、输尿管、膀胱、胃、胰、十二指肠、盲肠（阑尾）、回盲瓣、升结肠、横结肠、降结肠、乙状结肠及直肠、小肠、肛门。

按摩方法

1. 足内侧反射区：拇指推法。

2. 足背部反射区：拇指指端点法、食指指间关节点法、分法等。

3. 足底部反射区：拇指指端点法、食指指间关节点法、食指关节刮法、双指关节刮法、拳刮法、拇指推法、擦法、拍法等。（做时请参照前面的足底反射区图）

温馨小贴士

◎慢性胰腺炎病程迁延，患者应树立战胜疾病的信心，要积极配合治疗，并坚持不懈。

◎如遇急性发作，要及时到医院就诊，并按急性胰腺炎作进一步处理；如无急性发作也应定期到医院检查。

◎伴有糖尿病者应根据医嘱控制饮食，并在医师指导下应用降糖药物。

◎有腹泻者应食高糖、高蛋白、低脂肪食物，或加用胰酶片等药物，不要滥用抗菌药物。

◎如有胆道疾病要积极治疗，必要时做外科手术治疗，以利胰腺疾病的康复。

◎必须禁酒、戒烟，同时避免过食、饱餐，以免进一步损伤胰腺功能。

三十八、胃/十二指肠溃疡

病因

胃及十二指肠溃疡是一种多病因疾病。各种与发病有关的因素如胃酸、胃蛋白酶、感染、遗传、体质、环境、饮食、生活习惯、神经精神因素等，通过不同途径或机制导致上述侵袭作用增强和或防护机制减弱，均可促发溃疡发生。

1. 胃酸及胃蛋白酶的侵袭作用及影响因素。

（1）胃酸及胃蛋白酶的侵袭作用，尤其是胃酸的作用，在溃疡形成中占主要地位。

（2）神经精神因素：持续和过度的精神紧张、劳累、情绪激动等神经精神因素常是十二指肠溃疡的发生和复发的重要因素。

（3）幽门螺旋杆菌系是导致消化性溃疡的重要因素之一。

2. 削弱黏膜的保护因素。

3. 其他因素

(1) 与遗传因素有关。

(2) 饮食、药物、吸烟对胃黏膜及其屏障可以有物理性或化学性损害作用。

(3) 全身性疾病的影响：如肝硬化术后，肺气肿、类风湿性关节炎。

症状分析

多数消化性溃疡患者具有典型临床表现。症状主要特点是慢性、周期性、节律性上腹痛，体症不明显。部分患者(约 10% ~15%)平时缺乏典型临床表现，而以大出血、急性穿孔为其首发症状。少数特殊类型溃疡的临床表现又各有特点。典型症状为：

1. 慢性、周期性、节律性上腹痛是消化性溃疡的主要症状。

2. 其他胃肠道症状及全身症状如嗳气、反酸、胸骨后烧灼感、流涎、恶心、呕吐、便秘等可单独或伴疼痛出现。

穴位选择

1. 足内侧反射区：胸椎、腰椎。

2. 足背部反射区：上身淋巴结、下身淋巴结、膈。

3. 足底部反射区：甲状旁腺、腹腔神经丛、脾、肝、胆囊、肾上腺、肾、输尿管、膀胱、胃、胰、十二指肠、盲肠(阑尾)、回盲瓣、升结肠、横结肠、降结肠、乙状结肠及直肠、小肠、肛门。

按摩方法

1. 足内侧反射区：拇指推法。

2. 足背部反射区：拇指指端点法、食指指间关节点法、分法等。

3. 足底部反射区：拇指指端点法、食指指间关节点法、拇指关节刮法、食指关节刮法、双指关节刮法、拳刮法、拇指推法、擦法、拍法等。

三十九、胃脘痛

病因

胃脘痛常与肝脾等脏腑相关，病位在胃。中医学认为：寒邪外犯，饮食不节，湿热中阻，胃气壅滞；或情志失调，肝气郁结，肝气犯胃；或肝胃郁热伤阴，肝胃阴虚，胃络失于濡养；或胃痛日久，气滞血瘀，血瘀内积；或素体脾胃虚弱，中阳虚寒，胃失温阳等，均可导致中焦气机阻滞，胃络气血不畅，“不通则痛”，“不荣则痛”。初病多实，久病多虚，初病在气，久病多瘀。

症状分析

此症的主要表现为上腹部疼痛不适，常伴有恶心、烧心、吐酸等，是临床比较多见的症状，可见于现代医学的急慢性胃炎、消化性溃疡等。胃脘痛的辨证要点，应重视辨虚实，辨寒热，辨气血，辨病位在胃、在肝、在脾。

穴位选择

内关、足三里、公孙穴等。

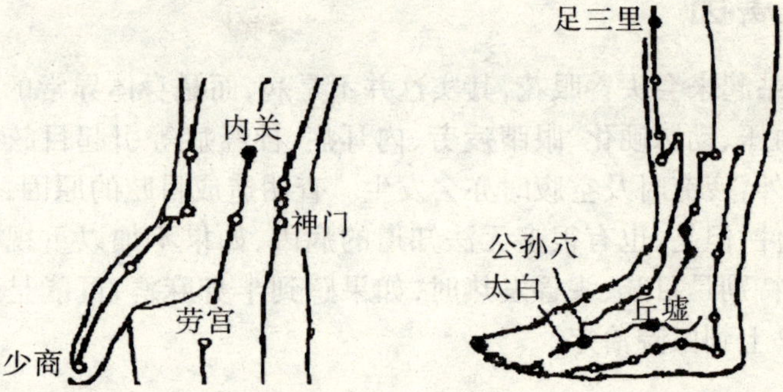

图2-2-35

按摩方法

1. 轻揉内关穴2~3分钟。内关穴在腕横纹正中上2寸（约两横指），两筋腱中间。

2. 按揉足三里穴2~3分钟。足三里穴在外膝眼（犊鼻穴）下3寸（约四横指），胫骨外缘一横指处。

3. 按揉公孙穴2~3分钟。公孙穴在足内侧，第一跖骨底前缘。

温馨小贴士

◎切忌诊断不清，见痛止痛，一定要明确诊断，即使不能明确亦当排除心、肝胆、胰等脏器的严重疾病或胃的梗阻、穿孔、肿瘤、扭转等急腹症；若不能排除，则不能随便处理，当请外科会诊处理。

◎患者生活起居要有规律，饮食有节，要高营养、易消化。

◎避免情志刺激与过度疲劳。

◎本病一般预后良好，近期疗效满意，以急性疼痛尤好。慢性者坚持治疗亦可取得满意疗效，但治疗不彻底者可复发或由急性转为慢性。恶性病变预后差。

四十、目眩、头昏眼花

病因

目眩站起来会头昏眼花，其实这并不是病，而是身体异常的症状。高血压、低血压、动脉硬化、眼睛疲劳、内耳症、神经症等引起目眩的情况也不少。此外，疲劳时及空腹时亦会发生。查明造成目眩的原因，对症下药是先决条件，但是，也有很多无法知道的病因，如果不加以重视会导致病情加重。特别是目眩、头昏发热时，如果感到半身麻痹，可能是脑血管堵塞，必须马上到医院治疗。

症状分析

目眩、头晕眼花通常在突然想站起时或突然回头时发生。目眩的程度只要没有影响日常的生活均不需担忧，但这种情形往往会有欲呕、头痛、肩痛、耳鸣等症状。血压高的人，如果发生此种症状，意识会渐渐薄弱，但是如果无上述症状，只是单纯的站起来便头晕眼花的，则可以马上治愈。

穴位选择

现代医学认为头昏目眩并非简单技能治愈，患过头晕目眩的人不妨试一试穴位指压按摩法。治疗头晕目眩的穴位称为“中渚穴”，是在小指与无名指指根间下两厘米手背凹陷处，用力按压会有力量脱落的感觉。

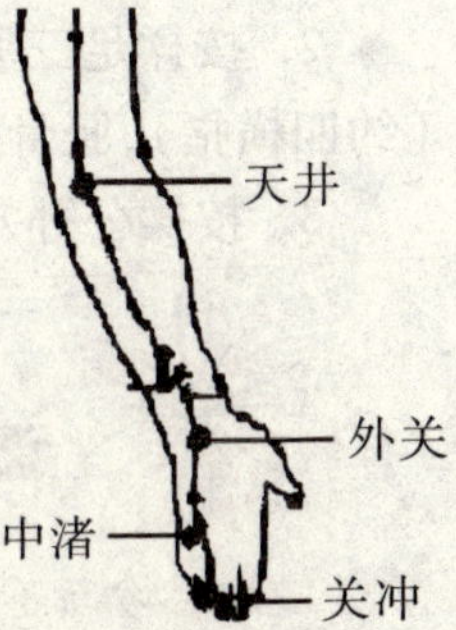

图2-2-36

按摩方法

用食指与大拇指夹住手掌内侧与外侧，深呼吸后按压中渚穴，经 6 秒钟后，缓慢吐出，坚持做 20 分就会见效。

四十一、心绞痛

病因

本病常见的诱因为劳累、情绪激动、饱食、受寒、阴雨天气、急性循环衰竭等；冠状动脉粥样硬化、主动脉瓣狭窄或关闭不全、梅毒性主动脉炎、肥厚型原发性心肌病、先天性冠状动脉畸形、风湿性冠状动脉炎等可引起本病。

症状分析

疼痛在胸骨后中部或上 1/3 处，可放射到左肩、左上臂疼痛，但也可在胸骨下部、上腹部、左侧胸部、左颈、下颌等部位疼痛。疼痛为一种压迫感、沉重感、紧束感、灼烧感等，发作大都持续 2 ~ 3 分钟，最长一般不超过半小时；情绪激动诱发心绞痛者，随着心平气和之后可以消退；体力活动诱发心绞痛者，常在运动停止后常短时间内缓解。硝酸甘油舌下含化通常可在 3 分钟内使心绞痛发作停止，否则应怀疑心肌梗塞。

穴位选择

心俞、肺俞、膈俞、内关、神门、足三里等。

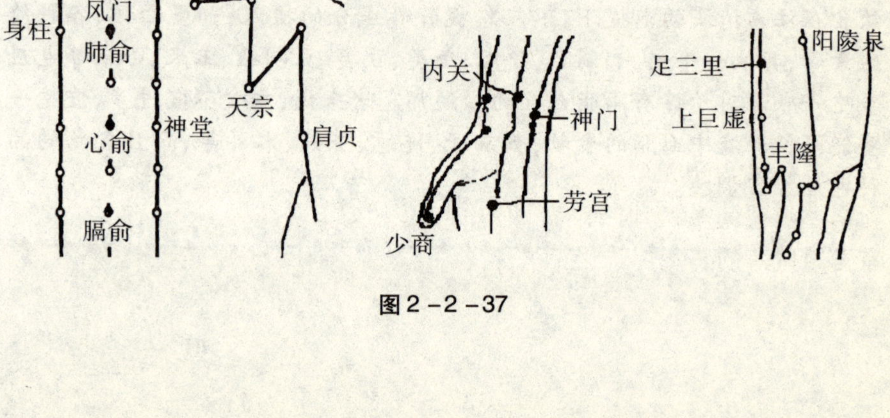

图 2－2－37

按摩方法

1. 令患者半卧，下肢向上抬 30 度左右，再向外侧开 30 度左右。然后由他人手持患者脚的斜外上部，使其稍稍向脚背内侧屈曲，如此左右脚交互进行数次，发作便可停止。

2. 在用按、揉、指推、按摩等方法治疗时，找准心俞、肺俞、膈俞、厥阴俞、内关、神门、足三里穴。手法宜轻柔，不要重滞，以免症状加重。同时可口含硝酸甘油、速效救心丸等药物治疗。

本法仅能治好心绞痛发作时的疼痛，如为原发病应到医院进行积极治疗。

温馨小贴士

◎如果患者经常在情绪激动时发生心绞痛，就应当避免情绪激动，特别是一旦遇到极度悲痛的事件，更要注意情绪的稳定，要保持冷静，当然如果能更换一下生活环境则更好。

◎如果是在用力大便时诱发心绞痛，就宜多食些蔬菜、水果，并养成每日排大便的习惯。如果是在性生活时诱发心绞痛，则应节制性生活，可以改用其他方式予以慰藉。

◎劳动时也可引起心绞痛的发作，这时应当控制劳动强度，不要超出心脏能以承受的负荷。特别需要注意的是，心绞痛常常会在餐后发作，这就需要给自己制定一个完美的进食计划。首先是要遵照少量多餐的原则，其次是不吃肥甘厚味的食物，不要饮酒，特别是晚餐更应当心。第三，饮食在注意清淡的前提下，不应忽视营养成分的摄入，如蛋白质、各种维生素等，其他如牛奶、奶制品、瘦肉、鱼类、豆类、豆制品、玉米、小米等也应多吃一点。对于伴有高脂血症的心绞痛患者来说，主食不宜过多，宜吃一些能降低血液中血脂的食物，如茄子、洋葱、香菇、木耳等，而且食物的品种也应经常调换。

四十二、慢性支气管炎

病因

由感染或非感染因素引起气管、支气管黏膜及其周围组织的慢性非特异性炎症称为慢性支气管炎。其病理特点是支气管腺体增生、黏液分泌增多。早期症状轻微，多在冬季发作，春暖后缓解；晚期炎症加重，症状长年存在，不分季节。疾病进展又可并发阻塞性肺气肿、肺源性心脏病，严重影响劳动力和健康。

症状分析

在排除其他心、肺疾患（如肺结核、尘肺、支气管哮喘、支气管扩张、肺癌、心脏病、心功能不全等）后，临床上凡有慢性或反复的咳嗽、咳痰或伴喘息，每年发病至少持续 3 个月，并连续两年或以上者，诊断即可成立。如每年发病持续不足 3 个月，但有明确的客观检查依据（如 X 线、肺功能等）亦可诊断。根据临床表现，将慢性支气管炎分为单纯型与喘息型两型。前者主要表现为反复咳嗽、咳痰；后者除咳嗽、咳痰外还有喘息症状，并伴有哮鸣音。

按摩方法

1. 点按中府、膻中、天突、太渊等穴各 1 ~ 2 分钟，以感到酸麻为度。
2. 按揉定喘、风门、肺俞、中府、厥阴俞各 1 ~ 2 分钟，以感到酸麻为度。
3. 用掌拍法拍打胸背部至背部发热，以皮肤发红为度。
4. 推按膀胱经胸背部经线，自上而下，反复 10 ~ 20 次。

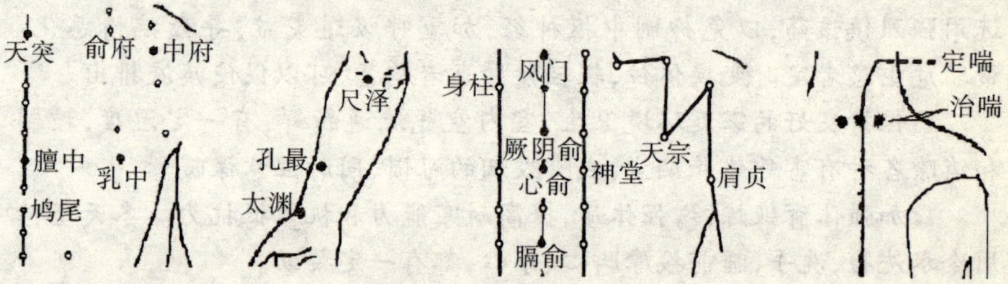

图 2－2－38

足底按摩治疗慢性支气管炎的方法

1. 按摩部位

(1) 足外侧反射区：生殖腺。

(2) 足背部反射区：扁桃体、胸部淋巴腺（胸腺）、胸（乳房）、上身淋巴结、下身淋巴结。

(3) 足底部反射区：鼻、肺及支气管、脾、肾上腺、肾、输尿管、膀胱、胃、胰、十二指肠、盲肠（阑尾）、回盲瓣、升结肠、横结肠、降结肠、乙状结肠及直肠、小肠、肛门、生殖腺。

2. 常用手法

(1) 足外侧反射区：食指外侧缘刮法、拇指推法、叩击法等。

(2) 足背部反射区：拇指指端点法、食指指间关节点法、食指推法、拇指推法等。

(3) 足底部反射区：拇指指端点法、食指指间关节点法、食指关节刮法、双指关节刮法、拳刮法、拇指关节刮法、拇指推法、擦法、拍法、拳面叩击法等。

温馨小贴士

为了延长缓解期，减少复发，防止疾病进一步发展，患者及家庭成员应该重视预防和护理工作。

◎积极控制感染：在急性期，遵照医嘱，选择有效的抗菌药物治疗。常用药物有：复方磺胺甲醛异恶挫、强力毒素、红霉素、青霉素等。治疗无效时，也可以选用患者未用过或少用的药物，如麦迪霉素、螺旋霉素、先锋霉素等。在急性感染控制后，及时停用抗菌药物，以免长期应用引起副作用。

◎促使排痰：急性期患者在使用抗菌药物的同时，应用镇咳、祛痰药物。对年老体弱无力咳痰的患者或痰量较多的患者，应以祛痰为主，不宜选用强烈镇咳药，以免抑制中枢神经，加重呼吸道炎症，导致病情恶化。帮助危重患者定时变换体位，轻轻按摩患者胸背，可以促使痰液排出。

◎保持良好的家庭环境卫生，室内空气流通新鲜，有一定湿度，控制和消除各种有害气体和烟尘，戒除吸烟的习惯，同时注意保暖。

◎加强体育锻炼，增强体质，提高耐寒能力和机体抵抗力。冬天坚持用冷水洗脸、洗手，睡前按摩脚心、手心，都有一定帮助。

◎在气候变化和寒冷季节，注意及时添减衣服，避免受凉感冒，预防流感。注意观察病情变化，掌握发病规律，以便事先采取措施。如果患者出现呼吸困难、嘴唇或指甲发紫、下肢浮肿、神志恍惚、嗜睡，要及时送医院治疗。

慢性支气管炎是由多种原因引起的。临床上以长期咳嗽、咳痰、喘息为主证。常在寒冷季节及气候剧变时反复发作。本病如迁延不愈，可并发肺气肿，甚至肺原性心脏病。

四十三、肋间神经痛

病因

此症的原因是由于脊椎生病或是肋膜粘合，但还有其他的尚无法了解的原因。目前人们对突发性、真性的肋间神经痛原因仍然一无所知，但是对肋间神经痛的症状却非常了解。这种疼痛会因咳嗽或呼吸强弱而不同，严重时可能会形成呼吸困难。一般是吸气感到痛苦，吐气不会痛苦。应该注意的是，有时误认为是肋间神经痛的疼痛其实是肋膜炎或狭心症。

症状分析

由胸部到侧腹或是由背部到侧腹，如果产生强烈疼痛，那么在转身、大声笑、深呼吸、打哈欠时都会感到很痛苦，这就是肋间神经痛。所谓肋间神经，是沿着胸部肋骨由背后经过侧腹，一直到胸前的神经。肋间神经痛就是沿着这条神经，经胸部、腹部呈半环状的强烈疼痛。真性的肋间神经痛有三种特征：一是背骨侧面即是压痛点，二是腋窝即是压痛点，三是胸侧面即是痛点，只轻轻一压就疼痛难当。

穴位选择

在手背距横纹三指腹处有“外关”穴。在小脚趾和第四趾之间用指尖向上搓，到了尽处就是“临泣”穴。

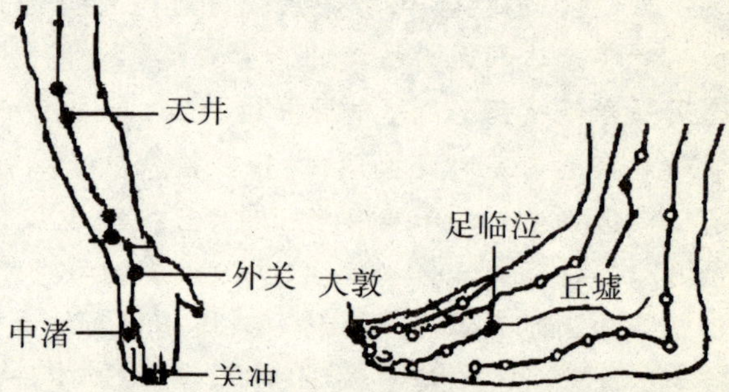

图2-2-39

指压方法

在指压时只要在这两处穴位上，一面缓缓吐气，一面轻压 6 秒钟，左右各按 10 次就能去除疼痛。

为了防止肋间神经突发性，一定要谨用穴位指压按摩法，这种方法在病发半年内能即刻治愈，如果病发数年的话，只要持之以恒也能治愈。肋间神经痛有时不只限于胸部，连背部和肚子也有疼痛的可能。在这种情况下，只要用穴位指压按摩法就可奏效。如果想提高效果，可在指压前先用温湿布覆盖患处。如果治疗后还感到相当疼痛，则再用温湿布擦患处，重新再指压一次就可以减轻疼痛。

第3章 妇科病症

一、痛经

病因

痛经的发生，有实有虚。实证或因情志抑郁、气滞血瘀，或因受寒、寒凝血瘀，或因盆腔炎、经期感染等，湿热阻滞气血，“不通则痛”，导致痛经。虚症可因体虚、房劳、久病、失血等损伤气血，或导致肝肾亏虚，精血不足，冲脉、任脉失养，“不荣则痛”，导致痛经。也有因受寒邪，或血虚经脉失养、经脉拘挛导致痛经者。中医学认为“冲为血海，任主胞胎”，所以妇科经、带、胎、产相关多种疾病的发生，都与冲、任二脉病变有关。

症状分析

中医妇科疾病包括女性经、带、胎、产相关疾病和部分妇科杂病。痛经主要是指月经期间或月经前后出现周期性小腹疼痛或疼痛牵及腰骶部而言，严重者可表现为剧痛，伴见四肢厥冷、冷汗淋漓，甚至可发生昏厥。后者可见于现代医学的子宫内膜异位症重症患者。

穴位选择

对月经痛非常有效果的两个穴位：一个称为“三阴交”，又叫“女三里”，是女性病症中不可欠缺的穴位，“三阴交”是从脚部内侧的脚踝沿着骨往上四指压至最疼处；另一个是“内关”，在手腕的内侧，从近手腕之横皱纹的中央往上大约三指宽的中央。

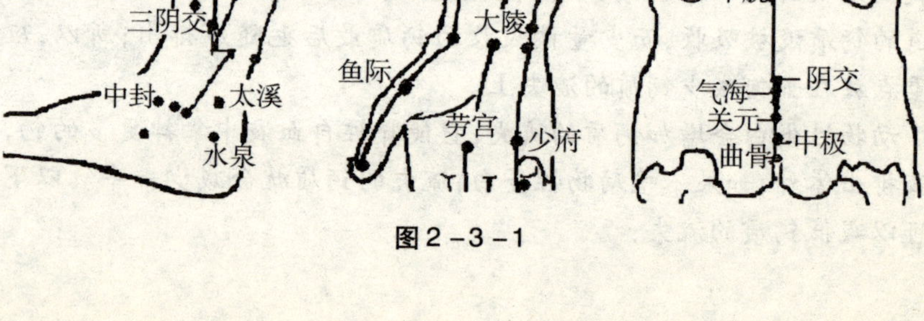

图2-3-1

指压方法

首先指压三阴交，一面缓缓吐气，一面每隔6秒钟用力按压一次，重复20次。其次，指压内关穴。一面缓缓吐气，用力按压2秒钟，反复做5次。以同样的次数按压左右，月经痛便会消失。

我们用推拿手法治愈了不少痛经患者，并总结了一套自我推拿方法，患有此症的患者不妨尝试一下：

（1）点穴：用拇指或中指点按肚脐、气海、关元、中极、三阴交，每穴约操作半分钟。

（2）揉腹：仰卧位，自行用右手手掌在腹部按揉，重点在脐以下的小腹及少腹部揉约3分钟。

（3）推腹：仰卧位，自行用右手手掌由脐部向耻骨联合部推摩，约20分钟。

（4）叩骶部：坐位或站位，手握空拳，叩击骶骨（两臀部之间）约20次。

要求：月经来前一星期开始自我推拿，每日1次，经闭后3天结束，此为一个疗程。

温馨小贴士

痛经患者在日常生活中应注意的事项有：

◎均衡体内的钙质：研究显示，摄取平衡的钙质有助于减少经痛和经前症候群。钙质对症状轻微的妇女尤其有效，对那些症状严重的妇女还不是很明确。一天1000毫克的碳酸钙补充剂就足以减轻经痛和经前症候群。

◎减少钙质的流失：在补充钙质的同时，要注重减少钙质的流失。因为我们吸收的大部分钙质最后都排出体外了。大约60%～70%经过消化道的钙质没被吸收，而少量被吸收的钙质最后也随尿排出；所以，应该将重点放在如何减少钙质的流失上。

动物性蛋白会增加钙质的流失，它使肾脏自血液中拿掉更多的钙，自尿液排出体外；如果不吃动物性蛋白，流失的钙质就会减少一半。以下方法可以减低钙质的流失：

① 不吃过量的盐和糖。② 一天喝不超过两杯咖啡。③ 不抽烟。④ 禁酒，假使你在月经期间容易出现水肿，酒精将加重此问题。⑤ 经常运动。⑥ 多摄取维生素 D 或其他维生素，多晒太阳（可以形成维生素 D）。

◎增加钙质的食物：如果你想在饮食中增加钙质的摄取，最佳来源就是绿色蔬菜类和豆科植物（各种豆类、扁豆和豆荚类）、牛奶。

◎眼用维生素 B_6 可止痛。

二、月经不调

病因

月经不调主要是由于各种原因引起的月经改变，是各种疾病的统称。比如月经周期长短异常，月经量异常，以及月经前后伴随的一些异常的症状。一般月经不调分为两大类，一是神经内分泌失调引起的，包括青春期宫血和更年期的宫血，都是由这个原因引起的。二是生殖器官一些气质变化引起的，包括生殖器官的炎症及发育异常。子宫本身的畸形、先天无子宫、先天无阴道、先天阴道闭锁都会造成不调，还有妇科类的功能失调。另外，一些药物也可以引起月经不调。

症状分析

女性的月经是受丘脑－垂体－卵巢性腺轴的调节。精神因素、情绪波动、环境的改变、妊娠、年龄、疾病、药物以及营养状况等因素，都可以引起这一性腺轴的功能异常，而出现月经异常。

1. 经早：月经先期而至，甚至经行一月两次，经色鲜红或紫，伴有烦热、口干渴、喜冷饮等症，舌红苔黄。气虚：量多，色淡，质稀。虚热：量或多或少，色红，质稠。血热：量多，色深红或紫，质粘稠。

2. 经迟：月经期推迟，经色淡晦，畏寒喜热，脉迟或细，舌淡润。外感寒邪：量少，色黯，有血块。阳虚内寒：量少，色淡红，质稀。

3. 经乱：经来先后无定期，经量或多或少，经色或紫或淡，体质虚弱，面色萎黄，脉象细涩，舌淡。肝郁：量或多或少，色紫黯有块，经行不畅。肾虚：量少，色淡。

按摩方法

1. 揉关元：患者取俯卧位，用手掌抵住关元穴，缓慢揉动 2 分钟。

2. 揉腹：患者取坐位或仰卧位，在小腹（肚脐以下）用掌揉法按顺时针方向慢慢揉动约 2 分钟，以腹内有热感为宜。

3. 提拿脊背：患者仰卧，他人由命门穴起提拿脊柱两侧皮肤，直至大椎穴，重复操作 20 余次。

4. 揉足三里、三阴交：患者取坐位，用拇指按揉法分别在双足三里、三阴交穴处揉捻 1 分钟。

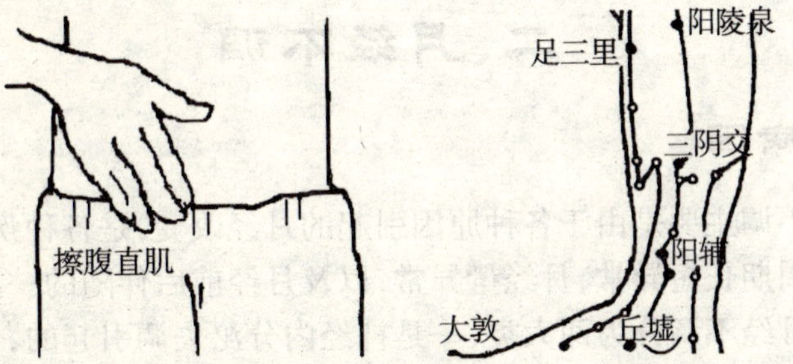

图 2-3-2

三、闭　经

病因

中医认为闭经皆为冲任气血失调所致，病机有虚有实。引起闭经的原因十分复杂。一般说来，虚症多，实证少。虚者多肝肾亏虚，气血亏虚，冲任失养；实者多气滞血瘀，痰湿阻滞，经脉被阻。凡女子年龄超过 18 岁，仍无月经来潮（除暗经外）；或已形成月经周期而又中断达 3 个月以上者（妊娠或哺乳期除外），均可称为闭经。临床兼见形体瘦弱，面色苍白，头昏目眩，精神疲倦，腹部硬满胀痛，大便干燥，忧郁恼怒等症。

症状分析

闭经是指女子年过 18 岁月经尚未初潮，或育龄期女性月经中断三个月以上者。有原发性闭经和继发性闭经之分，涉及到现代医学多种疾病。

而妊娠期、哺乳期闭经和少女月经初潮后一段时间内数个月不来月经，则属于生理性闭经。

穴位选择

1. 足内侧反射区：颈椎、胸椎、腰椎、骶骨、尿道及阴道、前列腺或子宫。

2. 足外侧反射区：下腹部、生殖腺。

3. 足背部反射区：腹股沟管、上身淋巴结、下身淋巴结、膈。

4. 足底部反射区：头部（大脑）、脑垂体、小脑及脑干、甲状旁腺、腹腔神经丛、肝、胆囊、心、脾、肾、输尿管、膀胱、胃、胰、小肠、肛门。

按摩方法

1. 足内侧反射区：食指外侧缘刮法、按法、拇指推法。

2. 足外侧反射区：食指外侧缘刮法、按法、拇指推法、叩击法等。

3. 足背部反射区：拇指指端点法、食指指间关节点法、分法等。

4. 足底部反射区：拇指指端点法、食指指间关节点法、拇指关节刮法、按法、食指关节刮法、双指关节刮法、拳刮法、拇指推法、擦法、拳面叩击法等。

四、不孕症

病因

原因一是没有排卵，没有月经的情况及无精子情况是无法怀孕的。二是子宫内膜障碍、精子的通路障碍等。另外，糖尿病等代谢疾病也会形成不孕。假如男女结婚后 2～3 年仍无小孩，可以尝试如下按摩疗法。但是，假如是荷尔蒙不平衡等原因造成的疾病，用这种方法治疗无效。除此以外，因器官性的疾病所形成的不孕症也无法治疗。

症状分析

女性妊娠需要有几个条件：首先，卵从卵巢被排出，由子宫吸收；其次具有受精能力的精子进入子宫和卵结合成为一体，并粘着在子宫内膜上。如果缺少其中任一条件都无法怀孕。所以不孕的原因并非只在女性，而是在男女双方。

穴位选择

“三阴交”穴位于从脚部内侧沿着骨至6厘米上方之处，“肾俞”穴在第二腰椎左右约1厘米处。

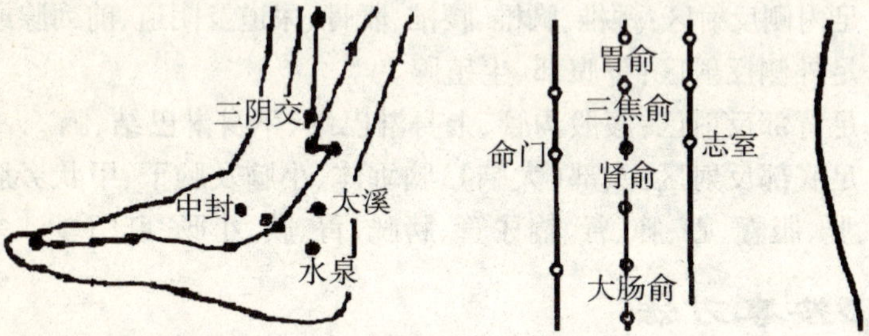

图2-3-3

按摩方法

将手握拳，一面吐气，一面强力敲打“三阴交”穴。每10次作为一遍，反复做3遍。然后用两手大拇指强力按压“肾俞”穴，一日3次，每次按压20下。持之以恒地指压约一周左右的时间，荷尔蒙即会正常，也会使骨盆内的血液流畅，这是克服不孕症的一种办法。

五、妊娠恶阻

原因

由从受精卵的绒毛所分泌的一种毒素所引起的自体中毒称妊娠恶阻。根据妊娠女性的解毒能力及消化器的强弱等，症状会有所变化。因此，有的人症状轻，有的人症状严重。还有一种说法认为它是因自律神经的紧张所引起的，也可将其视为精神上的影响。

症状分析

从妊娠的第6周起，恶阻便开始，这是生理现象，妊娠3个月后自然会消失，但是恶阻时心境的恶化令人很难忍受。而且，由于怕服药会有副作用，即使到医院也无多大的效果可以期待。

穴位选择

镇静呕吐、恶心，指压称为“天柱”的穴位最为有效。另外，指压称为女三里的“三阴交”（上面不孕症中有图）也有效果。天柱是在后颈凹洼稍微下方左右 2 厘米处。

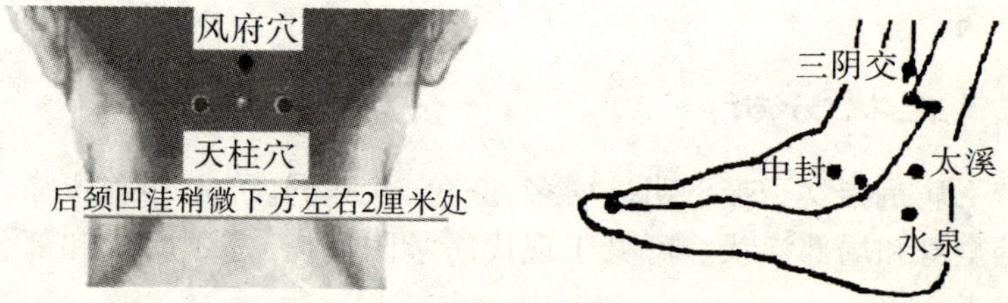

图2－3－4

按摩方法

按摩要用两手握拳，同时一面吐气，一面每隔 1 秒钟强力敲打。每 10 次作为一遍，共做 10 遍。三阴交是从脚部内侧的脚踝，沿着骨至 6 厘米左右以上之处，敲打要领同前，做 3 遍。每做一遍左右相互敲打。

温馨小贴士

妊娠恶阻严重时，有的孕妇会因呕吐及食欲不振而变成神经衰弱。其实食欲不振等是生理性的现象，只要不妨碍日常生活，应该没有什么问题。但是，如果太过强烈，则称为妊娠恶阻，要视为病症处理。

一般认为妊娠中针灸会流产，因此有些人会担心穴位指压按摩法是否也会导致流产。结论是否定的，完全不必担心，但是要不断注意指压的量与强度。心情很坏时，请不要随便按压。

六、带　下

病因

带下病发病的病因主要与湿邪有关。湿邪有外湿和内湿之分。外湿是外感病邪，湿热尤其多见。内湿的产生与脾虚、肾虚有关。湿邪下注，影响女性带脉和任脉，带脉失约，任脉不固，则可发为带下。

健康女子从阴道内分泌质清而黏稠的液体来润泽阴道，这是生理带下。如果量多，持续不断，或颜色、性质、气味等见异常变化，并伴有面色萎黄、精神疲倦、乏力、腰酸腹冷、小腹坠胀、阴部瘙痒、小便短黄等症，则为带下病。

症状分析

带下病是指女子带下明显增多，颜色、气味异常，可伴有腰痛、腹胀、阴痒等全身和局部症状。可见于现代医学阴道炎、宫颈糜烂和部分盆腔炎的患者。

穴位选择

1. 足背部反射区：腹股沟管、上身淋巴结、下身淋巴结。
2. 足外侧反射区：下腹部、生殖腺。
3. 足内侧反射区：胸椎、腰椎、骶骨、尿道及阴道、前列腺或子宫。
4. 足底部反射区：脑垂体、甲状旁腺、腹腔神经丛、肝、胆囊、脾、肾、输尿管、膀胱、胃、胰、十二指肠、回盲瓣、升结肠、横结肠、降结肠、乙状结肠及直肠、小肠、肛门。

按摩方法

1. 足背部反射区：拇指指端点法、食指指间关节点法等。
2. 足外侧反射区：食指外侧缘刮法、按法、拇指推法、叩击法等。
3. 足内侧反射区：食指外侧缘刮法、按法、拇指推法。
4. 足底部反射区：拇指指端点法、食指指间关节点法、拇指关节刮法、按法、食指关节刮法、双指关节刮法、拳刮法、拇指推法、擦法、拳面叩击法等。

七、产后缺乳

人的乳汁由母体精血所生，是人体精华。如果产后气血不足则化生无源，或情志不舒以至肝气阻络，因此易发生缺乳。产后缺乳多发生在产后两三天至半月内，也可发生在整个哺乳期。

病因

1. 脾胃虚弱，思虑过度伤脾，气血生化不足，失血耗液，气随血耗以至气血亏，乳汁化源匮乏缺乳。

2. 忧郁，情志抑郁，肝失条达，不能行其疏泄之职，以至乳脉涩滞，乳络不通，乳汁运行受阻缺乳。

3. 脾肾阳虚，水湿不化，湿聚成痰，水谷精微不能化为气血，变湿浊成痰，痰脂充满，痰气壅阻乳络而至乳汁不行缺乳。

症状分析

1. 血虚弱症：产后乳汁不充或全无，乳汁清稀，乳房柔软，无胀感，神疲乏力，食欲不振。

2. 肝郁气滞症：产后乳汁甚少或全无，素日乳汁正常，情志所伤，乳汁骤减或点滴皆无，乳汁稠，乳房胀硬而痛，有微热，精神抑郁，胸胁胀闷，食欲不振。

3. 痰气壅阻止症：产后乳汁稀少，乳房丰满，柔软无胀感，形体肥胖，食多乳少。

穴位选择

膻中、中脘、足三里、三阴交、内关等。

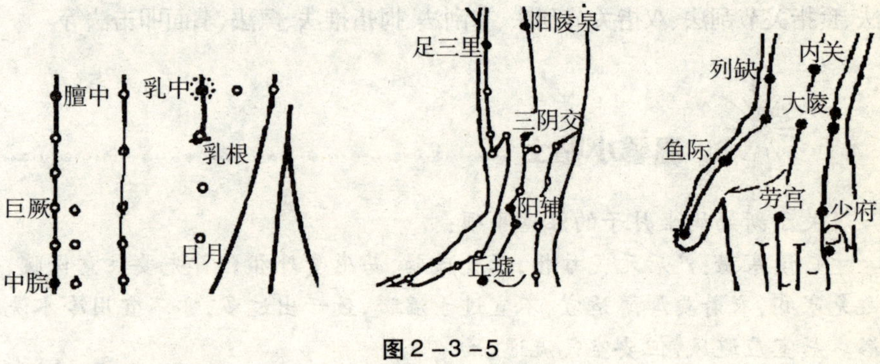

图2-3-5

自我按摩

1. 用一手掌从乳房根部将乳房托起，用另一手大鱼际做向乳头方向推法数次。

2. 用双手在乳头部轻轻做捻法半分钟。

3. 双手大鱼际推摩胁肋及上胸部 2 ~ 3 分钟。方向：从外向乳头方向。

4. 双手交替在腰部做顺时针摩法，以腰部皮肤有温热感为宜。

5. 点按膻中、中脘、足三里、三阴交、内关各半分钟。

足部按摩

1. 按摩部位

（1）足外侧反射区：生殖腺。

（2）足内侧反射区：颈椎、胸椎、前列腺或子宫。

（3）足背部反射区：上身淋巴结、下身淋巴结、胸（乳房）、胸部淋巴腺（胸腺）。

（4）足底部反射区：脑垂体、甲状旁腺、肾上腺、肾、输尿管、膀胱、胃、胰、十二指肠、直肠、小肠、肛门。

2. 常用手法

（1）足外侧反射区：食指外侧缘刮法、按法、拇指推法、叩击法等。

（2）足内侧反射区：食指外侧缘刮法、按法、拇指推法、叩击法等。

（3）足背部反射区：拇指指端点法、食指指间关节点法、食指推法、拇指推法等。

（4）足底部反射区：拇指指端点法、食指指间关节点法、拇指关节刮法、按法、食指关节刮法、双指关节刮法、拳刮法、拇指推法、擦法、拳面叩击法等。

温馨小贴士

关于新妈妈坐月子的注意事项：

◎慎寒温：产后元气亏损，正气虚弱，易感受外邪。首先要注意保暖，避免寒邪，衣着要厚薄适宜，不宜过于温暖，致汗出过多，亦不宜用冷水洗浴。居室应避风，但要空气流通。

◎调饮食：产后由于身体受到一定程度的耗损，加之要哺养婴儿，须增加营养。饮食宜清淡而富有营养，应食易消化之物，不宜吃寒凉、生冷或过于辛热、煎炒、肥腻食品，以免影响胃肠功能和乳汁分泌，不宜偏食。

◎适劳逸：产后应充分休息，不宜过早及过度操劳，以免产后恶露不绝或发生阴挺下脱等。但亦需适当活动，使气血流畅，促进身体的复元。产后月内及百日内应禁止房事，以利于子宫的恢复，同时避免邪毒入胞，损伤冲任而生诸疾。

◎勤清洁：产褥期因有恶露排出，血室正开，易感外邪，故产后应特别注意外阴清洁。在恶露未净之前，每晚用温开水清洗外阴。月经带要常洗，月经垫要常换。同时因产后身体虚弱，汗出较多，所以要经常擦浴及换洗内衣。

◎调情志：产后应保持心情舒畅，最忌大喜大怒，以免扰动气血，发生不良。

八、产后腹痛

病因

产后腹痛是指产妇分娩后，出现从小腹部疼痛为主证的症状。本病的发生，主要是由于气血运行不畅，迟滞而痛。导致不畅的原因有血虚和血瘀两种。

1. 血虚：由于分娩时失血过多，冲任空虚，胞脉失养，或因血少气弱，运行无力，以致血流不畅，迟滞而痛。

2. 血瘀：因产后正气虚弱，起居不慎，寒邪入侵胞脉，血为寒凝，情志不畅，肝气郁结，疏泄失常，气机不宣，瘀血内停，恶露当下不下，以致腹痛。

症状分析

1. 血虚，疏痛经脉，益气补血。

选穴：中脘、关元、肓俞、膈俞、脾俞、足三里。可采用揉背捏脊补血法，摩揉胸腹益气法，按摩俞穴通络法。

2. 血瘀，活血、散寒、止痛。

选穴：阴陵泉、三阴交、太溪、公孙穴；天枢、腹结、子宫等。

穴位选择

中脘、中极、肓俞、章门、肝俞、次缪；足三里、阴陵泉、三阴交、太溪、公孙穴；天枢、腹结、子宫等。

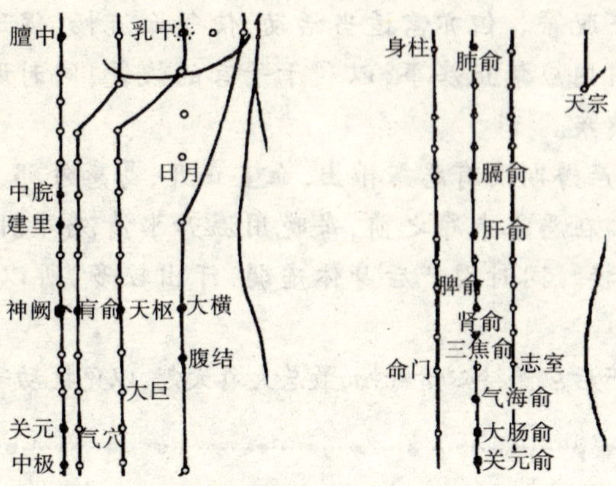

图2－3－6

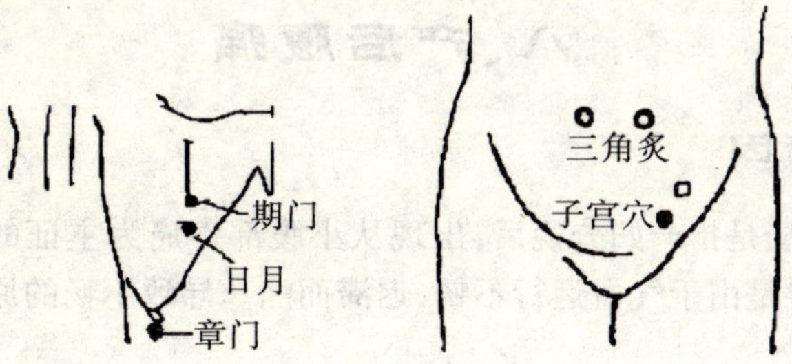

图2－3－7

按摩方法

1．揉背捏脊补血法：双手掌推揉胸、背腰骶部数分钟；双手拇、食指从长强穴捏脊至大椎穴处十数遍，捏脊过程中在大肠俞、肾俞、脾俞、肝俞、膈俞、肺俞穴处重提数次。

2．摩揉胸腹益气法：掌或多指顺任脉路线摩揉胸腹部数分钟，拇指按揉膻中、中脘、关元、肓俞、大横穴各1分钟。

3．按摩俞穴通络法：双手多指揉捏下肢部数遍；继之以拇指按揉足三里、阴陵泉、三阴交、公孙穴各1分钟，大鱼际压放冲门穴。

4．摩揉腹部活血法：单或双手掌由上而下揉摩腹部数分钟；单或双拇指随呼吸按揉中脘、建里、神厥、中极、章门、天枢、腹结、子宫穴各半分钟。

5．揉搓腰骶逐寒法：单或叠掌揉腰背部数遍；单掌反复揉搓腰骶部数分钟，或以湿热感透入腹部为度；拇指揉按肝俞、三焦俞、次髎穴各1

分钟。

6. 揉拿下肢通络法：掌推揉、多指捏拿下肢数遍；拇指按揉委中、阴陵泉、三阴交、太溪穴各1分钟。

九、产后发热

病因

产后发热指产妇分娩后持续发热或突然高热，并伴有其他症状，为产科病症之一。

此症多因分娩时失血耗气，正气亏损；或产时不洁感染邪毒；或产妇元气虚弱，卫外不固，感受风寒、风热之邪；或产后恶露不下，瘀血停滞，瘀久化热；或产后血虚，营阴不足，虚热内生等引起。

症状分析

1. 血虚内热型产后发热：表现为产后低热不退或夜热早凉、眩晕、失眠、盗汗、手脚心热、面色苍白、舌淡、脉细数。

2. 血瘀发热型产后发热：表现为产后发热、恶露不下或下之甚少、色紫暗有块、小腹疼痛拒按、舌紫暗有瘀点、脉弦涩。

3. 外感风热型产后发热：表现为发热、微恶寒、汗出、口干咽痛、咳嗽痰黄、舌苔薄黄、脉浮数。

4. 外感风寒型产后发热：表现为发热恶寒、头身疼痛、无汗、咳嗽痰稀、鼻塞声重、舌苔薄白、脉浮紧。

5. 感染邪毒型产后发热：产后24小时至10天内，寒战、高热不退、小腹疼痛拒按、恶露量或多或少、色紫黑、臭秽、心烦口渴、尿赤便结、舌红、苔黄腻、脉数有力。

穴位选择

1. 足背部反射区：胸（乳房）、胸部淋巴腺（胸腺）。

2. 足外侧反射区：下腹部、生殖腺。

3. 足内侧反射区：颈椎、胸椎、腰椎、骶骨、尿道及阴道、子宫。

4. 足底部反射区：头部（大脑）、脑垂体、小脑及脑干、颈项、腹腔神经丛、甲状旁腺、肾上腺、肾、膀胱、输尿管。

按摩方法

1. 足背部反射区：食指推法、拇指推法等。

2. 足外侧反射区：食指外侧缘刮法、按法、拇指推法、叩击法等。

3. 足内侧反射区：食指外侧缘刮法、按法、拇指推法、叩击法等。

4. 足底部反射区：拇指指端点法、食指指间关节点法、拇指关节刮法、钳法、按法、食指关节刮法、双指关节刮法、拳刮法、拇指推法、擦法、拳面叩击法等。

十、产后脱发

病因

首先产后脱发主要与雌激素的水平有关：女性在妊娠期间身体内分泌的“总管家”——脑垂体会出现生理性肥大，分泌的雌激素也相应增多。因此头发的寿命就延长了，脱发的速度也就变慢了，大量的头发“超期服役”。分娩后体内雌激素水平恢复正常，那些“超期服役”的头发便纷纷“退役”，于是就出现了产后脱发。其次，与精神因素也明显相关。有的受精神因素的影响，导致植物神经功能紊乱，使控制头皮血管的神经功能失调，头皮供血减少，以致毛发营养不良而脱落。另外，有些女性在怀孕期间，饮食单调，不能满足母体和胎儿的营养需求，产后哺乳期又挑食、偏食，造成营养不良，头发也可折断、脱落。

症状分析

由于产妇在分娩时不仅消耗了大量体力，又在产后流血，同时还要承担哺乳小儿的责任，睡眠相对不足，身体处于相对虚弱状态，头发因此缺乏营养而导致脱发。它是女性在产褥期较易出现的一种症状，除了注意休息、保证睡眠、保持轻松愉快的心情外，辅以食疗法对于防治产后脱发效果颇佳。

头部按摩可以改善头部的血液循环，使毛囊的新陈代谢恢复正常，有助于治疗产后脱发。

按摩方法

1. 先坐好，用双侧或单侧手指与手掌从前额发际处向枕骨处来回按摩，往返 20 ~ 30 次，使头发有发热感为佳。

2. 再以其余四指（食、中、无名、小指）并弯曲呈 90 度，从发际向后轻轻敲打，使头部有轻松感为佳，往返做 5 ~ 10 次。

以上两种按摩法每日做两次，每次 5 ~ 10 分钟即可，要注意手法宜轻，动作要柔细，要将指甲剪短以免划破头皮。

温馨小贴士

平日用手腕的力量来敲打颈部地区，连带地也到达肩膀的地方，一天多敲几次让血液循环增加。

另外，维持颈部不动，以颈部作主轴，转动肩膀也是让肌肉放松、增加血液循环的好方法；或者用颈部运动来写“凤”字，上下左右的转动也是一种舒适又增加循环的好方法。

十一、子宫脱垂

病因

分娩时，过早下迸、急产、滞产，尤其是困难的阴道手术产都有可能使子宫韧带、子宫旁组织和骨盆底肌肉与筋膜过度伸展或撕裂。产后如不注意保健，这些组织的“产伤”恢复不良，将影响子宫支托，成为日后子宫脱垂的主要因素。产后如经常仰卧，由于支持组织松弛，子宫常向后倾。子宫后倾的结果使子宫轴与阴道轴一致，为子宫脱垂创造了条件。产后如过早参加重体力劳动，或有慢性咳嗽、习惯性便秘，或长期从事蹲、站工作，会迫使腹压增加，引起子宫向下移位。子宫肌垂常发生于晚年；或在绝经后方始加剧，这是因为年老后雌激素水平下降，子宫支持组织萎缩和缺乏张力的缘故。同样道理，体质虚弱或先天性盆底组织发育异常的女性，即使年轻、未婚、未孕亦可发生子宫脱垂。

症状分析

子宫脱垂是子宫从正常位置沿阴道下降，宫颈外口达坐骨棘水平以下，甚至子宫全部脱出于阴道口以外。是中年女性多发病，常合并有阴道前壁和后壁膨出。子宫脱垂的症状有：便秘、腹胀、大便困难；阴道内脱出块物；溢尿及尿频、尿急、尿痛；白带增多，有时呈黄脓样或血水状；下坠感及腰酸背痛，尤其腰骶深部更甚，但该处并无压痛点。

穴位选择

1. 足外侧反射区：下腹部、生殖腺。

2. 足内侧反射区：腰椎、骶骨、尿道及阴道、前列腺或子宫。

3. 足底部反射区：头部（大脑）、脑垂体、小脑及脑干、腹腔神经丛、肾上腺、肾、膀胱、输尿管、胃等。

按摩方法

1. 足外侧反射区：食指外侧缘刮法、按法、拇指推法、叩击法等。

2. 足内侧反射区：食指外侧缘刮法、按法、拇指推法、叩击法等。

3. 足底部反射区：拇指指端点法、食指指间关节点法、拇指关节刮法、钳法、按法、食指关节刮法、双指关节刮法、拳刮法、拇指推法、擦法、拳面叩击法等。

十二、乳腺炎

病因

急性乳腺炎多见于哺乳期的出产女性，是乳腺的急性化脓性疾病。本病发生急性乳腺炎一般有如下的原因：

1. 由于外伤导致乳头损伤、破裂或者乳头畸形，这时存在于乳头的细菌可能由伤口逆行进入乳房，进而扩散造成乳腺实质感染。另外，小儿如果患有口腔炎等口腔疾病，也可能导致细菌侵入乳腺导管。

2. 由于在哺乳期不正确的哺乳方式，乳腺导管堵塞导致乳汁流出不畅，乳汁淤积在乳腺导管内，造成细菌感染而引起乳腺炎。

症状分析

在急性乳腺炎的早期，由于可能存在乳汁淤积，乳房可出现胀痛的感觉，并在哺乳的时候出现疼痛。有的患者乳房可出现结块并有压痛，乳头周围皮肤发红，局部皮温高。有时还会出现全身的症状，如发热、胸闷、烦躁等。

随着乳腺炎的进一步发展，乳房红、肿、热、痛的症状明显加重，结块逐渐增大，压痛明显，有时也会出现寒颤、高热、头痛、无力的全身症状。此时乳腺炎已经进入化脓期，乳房肿块中央渐渐变软，按之应有波动感，局部漫肿发热，压痛明显，穿刺抽吸有脓液，有时脓液可从乳窍中流出。

如果乳腺炎得不到治疗会进一步发展，可造成局部组织发生坏死、液化，大小不等的感染灶相互融合形成脓肿，浅表的脓肿常可穿破皮肤，形成溃烂，或乳汁自创口处溢出而形成乳漏。较深部的脓肿，可穿向乳房和胸大肌间的脂肪，形成乳房后位脓肿，严重者可发生脓毒败血症。

哺乳期的出产女性要警惕乳腺炎的发生，一旦出现胀痛、结块等早期症状，应及时就诊，避免病情进一步发展。

按摩方法

1. 振荡法：以右手小鱼际部着力，从乳房肿结处沿乳根向乳头方向做高速振荡推赶，反复 3～5 遍。局部出现有微热感时效果更佳。

2. 揉、捏、拿法：以右手五指着力，抓起患侧乳房部，施以揉捏手法，一抓一松，反复施术 10～15 次。左手轻轻将乳头揪动数次，以扩张乳头部的输乳管。

3. 推抚法：患者取坐位或侧卧位，充分暴露胸部。先在患侧乳房上撒些滑石粉或涂上少许石蜡油，然后用双手全掌由乳房四周沿乳腺管轻轻向乳头方向推抚 50～100 次。

4. 揉压法：以手掌上的小鱼际或大鱼际着力于患部，在红肿胀痛处施以轻揉手法，有硬块的地方反复揉压数次，直至肿块柔软为止。

十三、乳腺增生

病因

此症是女性最常见的乳房疾病，其发病率占乳腺疾病的首位，多见于 25～45 岁的女性。近些年来，该病发病率呈逐年上升的趋势，年龄也越来越低龄化。据调查约有 70%～80% 的女性都有不同程度的乳腺增生。

乳腺增生是乳腺组织导管和乳小叶在结构上的退行性病变，以及进行性结缔组织的生长，其发病原因主要是由于内分泌激素失调。有相当多的患者对乳腺增生重视不够,迟迟不就诊,或只求缓解乳痛症状,而意识不到其潜在危险,即少部分乳腺增生长期迁延不愈则会发生乳腺良性肿瘤或发生恶性病变。那么,又是哪些原因导致内分泌激素紊乱呢?中医认为:情怀不畅,肝气不得正常疏泻,而气滞血淤疾凝,冲任不调者,常有月经紊乱,面部色斑。现代医学认为:婚育、膳食、人生存的外环境和遗传因素是乳腺发病的主要原因。

症状分析

乳腺增生疾病主要以乳房周期性疼痛为特征。症状起初为游漫性胀痛,乳房外上侧及中上部触痛明显,每月月经前疼痛加剧,行经后疼痛减退或消失。严重者经前、经后均呈持续性疼痛。有时疼痛向腋部、肩背部、上肢等处放射。患者往往自述乳房内有肿块,而临床检查时却仅触及增厚的乳腺腺体。有极少数青春期单纯乳腺小叶增生 2 年左右可自愈,大多数患者则需治疗。

穴位选择

1. 足外侧反射区:肩胛骨、生殖腺。

2. 足内侧反射区:颈椎、胸椎、腰椎、骶骨、尿道及阴道、子宫。

3. 足背部反射区:上身淋巴结、下身淋巴结、肋骨、膈、胸(乳房)、胸腺。

4. 足底部反射区:头部(大脑)、脑垂体、小脑及脑干、颈项、斜方肌、甲状旁腺、肝、胆囊、心、脾、肾上腺、肾、输尿管、膀胱。

按摩方法

1. 足外侧反射区:食指外侧缘刮法、按法、拇指推法、叩击法等。

2. 足内侧反射区:食指外侧缘刮法、按法、拇指推法、叩击法等。

3. 足背部反射区:拇指指端点法、食指指间关节点法、分法、食指推法、拇指推法等。

4. 足底部反射区:拇指指端点法、食指指间关节点法、拇指关节刮法、钳法、按法、食指关节刮法、拇指推法、擦法、拳面叩击法等。

十四、慢性盆腔炎

病因

急性盆腔炎未能彻底治疗常转化成慢性盆腔炎，或因患者体质较差病程迁延所致，但亦可无急性炎症病史。病情较顽固，当机体抵抗力较差时，可有急性发作。常见致病体有链球菌、葡萄球菌、大肠杆菌、厌氧菌、淋球菌、支原体、衣原体等。

症状分析

1. 由于盆腔瘀血，患者可有月经增多；卵巢功能损害时可有月经失调；输卵管粘连阻塞时可致不孕。

2. 慢性炎症形成的瘢痕粘连以及盆腔充血，可引起下腹部坠胀、疼痛及腰骶部酸痛。常在劳累、性交后及月经前后加剧。

3. 全身症状多不明显，有时可有低热，易感疲乏。病程时间较长者，部分患者可有神经衰弱症状，如精神不振、周身不适、失眠等。当患者抵抗力差时，易有急性或亚急性发作。

穴位选择

上脘、中脘、梁门、神阙、天枢、关元、大抒、肾俞等。

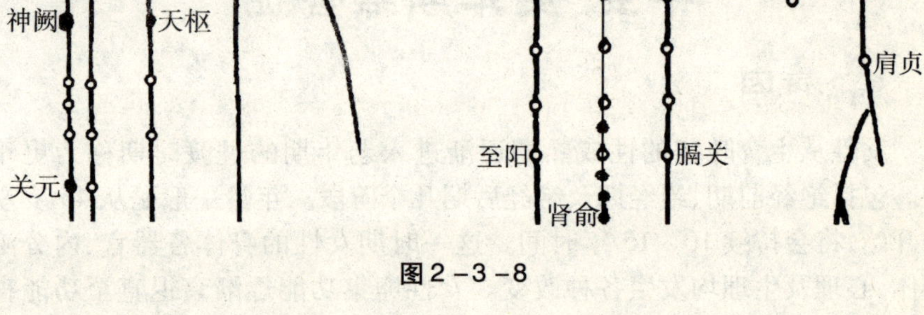

图2-3-8

按摩方法

让患者仰卧于推拿床上，暴露耻骨联合以上剑突以下部位，并覆盖上推拿巾，家人立于患者右侧，按以下步骤操作：

1. 顺时针摩腹3分钟。

2. 将左手叠于右手之上，做以右手为主的掌根顺时针揉法，从关元穴始缓慢移动，环绕神阙顺时针揉全腹5圈，再分别于气海及气海两侧1.5寸处揉2分钟，要求持续缓慢而深透。

3. 以拇指指腹依次点压中脘、梁门（双）、下脘各3分钟，神阙、天枢（双）、关元、气海、大巨（双）、曲骨各3分钟。神阙以上穴位用轻、中度刺激量，神阀以下穴位用中、强度刺激量。

4. 家人左手拇指叠于右手拇指上，做拇指压揉法，边揉边缓慢移动，从上脘至曲骨揉3遍，然后以左手和右手拇指同时分别压揉左、右侧梁门至气冲3遍。要求力量持续缓慢而深透。

以上操作完毕后，让患者改成俯卧位，再做以下操作：

1. 捏脊5遍。

2. 以拇指轻点双侧痞根穴（奇穴）1分钟。

3. 以左右拇指同时压揉双侧大抒至肾俞(沿膀胱经第一测线)3遍，中等刺激量。

4. 在腰骶关节处施以双掌连拍法（双掌交替拍于同一部位）2分钟，中等刺激量。至此手法操作结束，全过程约40分钟，要求家人操作时不急不躁、精力集中于掌指之间，有条不紊；要求患者术前排空大小便，术中身体尽量放松。每天治疗1次，10次为1个疗程。

5. 沿膀胱第一侧线大抒至关元俞做轻快的掌根揉，左右各3遍，再在腰骶部处揉半分钟。

十五、更年期综合征

病因

女性从生育旺盛的性成熟期逐渐进入老年期的过渡时期称为更年期。包括绝经前期、绝经期及绝经后期几个阶段。年龄一般是从45岁左右开始，将会持续10～15年时间。这一时期女性的身体各器官、内分泌腺体、心理及生理均发生各种改变。女性卵巢功能逐渐衰退直至功能丧失，生殖器官开始萎缩向衰退过渡。月经的终止是最明显的标志，这个标志过程往往是在数年内逐渐完成的。

更年期的女性由于卵巢功能衰退，雄激素水平显著下降，对下丘脑－脑垂体的反馈抑制作用减弱，使其功能亢进、促性腺激素分泌增多，导致下丘脑及植物神经功能失调；或因手术、放射照射使之丧失卵巢功能等一系列综合原因，而引起并表现出的一系列程度不同的性激素减少、植物神经功能紊乱的症候群，这就是人们常说的更年期综合征。其发生原因还与个人体质、身体健康状况、心理精神因素以及社会环境等有着密切的关系。医学认为更年期综合征的出现是由于天癸将竭，肾气渐衰，冲任空虚亏损、精血损虚不足，脏腑失于濡养，素体的阴阳失于平衡所致。

症状分析

1. 月经逐渐减少，周期间隔时间延长，经期出血时间缩短，以致逐渐停经。但也有月经量增多，伴有大量血块等情况，然后慢慢停止，生殖能力丧失，生殖器官萎缩。

2. 精神和植物神经功能紊乱。患者常感到头颈部一阵阵地潮红，潮热出汗，头晕目眩，头痛耳鸣，腰痛，口干，喉部有烧灼感，思想不易集中，而且紧张激动，情绪复杂多变，性情急躁，失眠键忘，皮肤发麻发痒，有时有蚁走感即有蚂蚁在身上爬动的感觉等，甚至歇斯底里样发作等。

3. 心悸、血压增高、肥胖、下肢浮肿、关节疼痛、骨质疏松等。凡 45 ~ 50 岁的女性，如有上述症状，经医生检查排除了其他疾病后，即可诊断为更年期综合征。更年期是每个女性必然要经历的阶段，但每人所表现的症状轻重不等，轻的可以安然无恙，重的可以影响工作和生活，甚至会发展成为更年期疾病。而且时间长短不一，短的几个月，长的可延续几年。更年期综合征虽然表现为许多症状，但它的本质却是女性在一生中必然要经历的一个内分泌变化的过程。

按摩方法

1. 掌揉脐下丹田（即指关元）：中医认为，元气为人体生命活动的原动力，其根于肾脏，藏于脐下丹田。掌揉丹田 10 分钟，然后加速揉丹田至发热为上。自觉短时间内见效，最显著的是自汗或盗汗现象减轻，周身乏力减轻。

2. 振腹神阙穴：腹部与脾肾的关系最为密切，脐下静脉丛与内脏植物神经有关。用掌振腹神阙穴,可以有效缓解更年期植物神经紊乱的症状,随着医法逐渐渗透,患者进入自然放松状态。

3. 反射区按摩:通常全足反射区按摩,重点区加强的方法。不论患者表现异同,都把生殖系统和神经系统做为选按反射区的重点。通过刺激以上反射区,调节雌激素的分泌量,调节内分泌及脏腑功能,缓解因卵巢功能减退引起的症状,使患者内分泌系统建立新的平衡。实施中重点加强:肾上腺、肾、输尿管、膀胱、腹宽神经丛、垂体、大脑、脑干、甲状腺、甲状旁腺、坐殖腺、卵巢反射区。

4. 背腰部按摩:现代生理学认为,背腰部是内脏器官的体表反射区。无论中西医都认为对背腰部刺激有调节和内脏器质生理功能作用。可用摩擦、牵拉、挤压类手法,以轻、中、重不同的力度,通过对浅、深感受器刺激作用于皮部、经络、经筋及内脏－躯体反射区,以期改善和加强内脏的经络调节和植物神经调节效能。

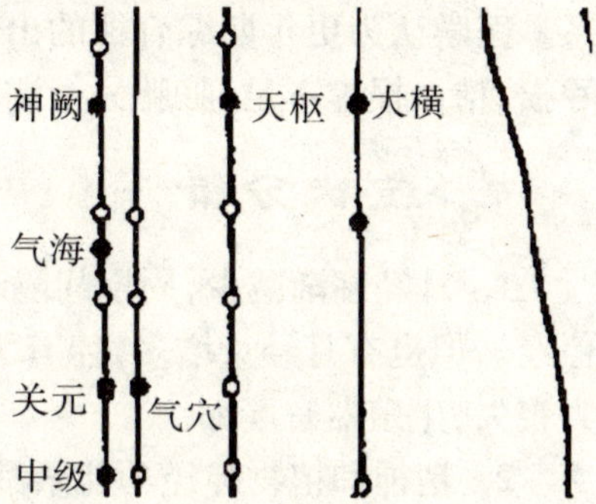

图 2－3－9

手法要适宜:反射区按摩应有力、均匀、柔和、灵活深透,在消除患者紧张情绪的基础上要讲究手法,让患者感觉到医生用手给她治病,以解除医患之间界限。

心理调适:随着疗效的出现,患者情感方面的症状常逐渐减轻,解除患者的思想压力至关重要。

可以配合用药:

1. 内分泌失调、严重的失眠、盗汗、周身乏力:给予雌二醇、谷维素一片,每半月一次。

2. 月经量过多、血色低于正常:可配合用维生素 K、安络血。

3. 高血压或频发早博、头晕:可对症给以复方降压片、以痛定等药物。

4. 精神抑制严重:可对抗给予安定、谷维素。

按摩垂体也可以治疗更年期综合征:

1. 解剖位置:垂体(亦称脑下垂体)重约 0.5 ~0.7 克,位于大脑半球下蝶骨的垂体窝内,与间脑相连,呈椭圆形,颜色灰红。可分为腺垂体和神经垂体两部分。

2. 生理功能：腺垂体是人体内最重要的内分泌腺，它与下丘脑构成一个紧密联系的功能单位，起上连中枢神经系统，下接其他内分泌腺的桥梁作用。它分泌生长激素、甲状腺刺激素、肾上腺皮质刺激素及性腺刺激素，能促使肌体生长并能影响其他内分泌腺的活动。神经垂体不具有分泌功能，只能储存来自下丘脑的激素，其功能为使血压上升、尿量减少和子宫收缩。

3. 反射区位置：位于双脚拇趾趾腹中央部位。

4. 手法：以一手持脚，另一手半握拳，食指弯曲，以食指第一指间关节顶点施力，定点深入按压3~4次。

5. 适应证：内分泌失调、更年期综合征等。

温馨小贴士

女性大约在40岁左右，生理上便会逐渐进入一个新的转折时期，我们称之为“更年期”。这时，随着卵巢功能的逐渐衰退，女性体内雌激素和孕激素的分泌也会逐渐减少乃至消失。现代医学研究证明，女性体内有400多个部位的组织和器官有雌激素的受体，其生理功能直接受到激素分泌量的影响。随着更年期的到来和持续，上述这些组织和器官会逐渐失去雌激素的支持，人体也会相应产生一系列的变化。如果表现在神经系统，女性会在绝经期前出现情绪上的大幅度波动，如易激动、易流泪、焦虑、消沉、抑郁、多疑、失眠、记忆力减退、注意力不集中等等。雌激素的分泌减少还会造成更年期女性生殖器官黏膜变薄，并由此影响到夫妻性生活的和谐与完美。在更年期阶段，女性的体力、精力和社会适应性都会有所降低，若再得不到家人的理解，便会对生活失去兴趣，对自身失去信心，重者甚至会产生思维和语言分离等严重精神症状，不但给本人和家庭带来痛苦与不幸，还会影响到工作甚至社会安定性。

随着社会的发展和医学的进步，人们对更年期女性的身心健康也越来越关注了，心理保健干预和医学保健治疗的“双管齐下”，使越来越多的中老年女性能够安度更年期。

处在更年期的女性朋友，应该学会科学地珍爱自己，不要只是一味地忍受，而应尽量把内心的烦恼和痛苦向家人倾诉出来，因为倾诉是一种心灵郁闷的有效宣泄方式。作为更年期女性的家人，也应该尽力学会聆听、学会理解，帮助亲人化解郁闷，减轻痛苦。更年期女性还应该注意多接触外环境，多接受新事物，不要在行为上和心理上自我封闭；同时还应该避免进入“更年期便是夫妻性生活终结”的误区。有关统计显示，更年期时间拖得长、痛苦感受程度大的女性，往往也是性爱缺失的女性。事实上，更年期女性性能量的适度释放，对其自身的保健和增强夫妻感情都是大有裨益的。

近年来，为了提高更年期女性的生命质量，医学研究工作者也做了很大努力。目前，我国已经成功研制和开发出最适合中国女性生理特点的更年期综合征防治新药，为众多更年期女性提高生命质量、焕发第二次青春提供了可靠的保障。

建议大家要多学习、多掌握一些有关更年期的保健知识，正确地认识和理解女性这一阶段的生理、心理特性；使家庭更加和睦、社会更加安定、身心更加健康。

第4章 五官科病症

一、近视

病因

1. 屈旋光性近视：是指眼轴正常，但眼的屈光力增强。常见的有：一是角膜膨隆，圈袍角膜；二是晶状体异常，球悬晶体，晶体位置倾斜；三是睫状肌痉挛，引起晶体过度调节。

2. 轴性近视：是指眼轴较长而眼的屈光力正常，这是最常见的一种近视。常与发育和遗传有关，不良的卫生习惯加速发展，如阅读时灯光照明不合理、坐姿不端正、距书本及工作目标太近以及过度用眼等。

症状分析

1. 易疲劳。2. 混浊和液化。3. 眼底改变。

4. 部分患者可有外斜或外斜视。5. 视远物模糊，视近物清晰。

6. 有高度近视眼，因眼轴较长，眼球变大呈现眼球突出状态。近年来，学生近视眼患病率呈不断上升趋势，这与孩子不良用眼习惯有密切的关系。用中医推拿按摩眼球的方法，可有效地治疗学生近视眼。通过选经取穴，采用穴位按摩与按摩硬膏有效成分外敷渗透结合的方法，可改善并提高视力。

穴位选择

印堂、太阳穴、睛明、鱼腰、承泣、攒竹、风池 翳明等。

按摩方法

1. 双手食指揉太阳穴 10 次。

2. 多指滑揉上下眼眶 10 次。

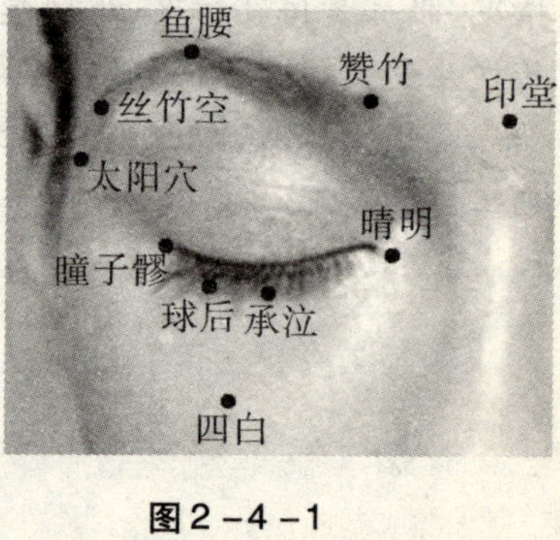

图2－4－1

3. 食指、中指并拢轻微压颤眼球10次。

4. 食指、中指并拢按顺、逆时针方向分别按摩眼周10次。

5. 双手、食指轻揉两侧睛明穴并以指尖轻轻按压此穴10次。

6. 双手拇指由印堂经前额分推至太阳穴10次。

7. 双手食指按揉鱼腰、内睛明、承泣、太阳、攒竹及眼周围酸胀点各10次。

8. 双手拇指、食指对捏耳垂部,并向外下方轻扯10次。

温馨小贴士

近视眼如果不注意调护,会引起多种眼部退行性病变,不仅近视度数会大幅度增加,还会使眼部退行性病变的发展加速,并发症明显增多,严重的会导致失明及眼球萎缩。

◎必须经过医院全面的眼科检查后再做正规验光。配戴合适的眼镜,45岁前应尽量戴足度眼镜,使睫状肌得到锻炼,避免在无调节刺激的情况下睫状肌尤其是环状部分变为萎缩状态,最终失去调节功能。

◎避免剧烈的、冲击性的头部运动,如足球、篮球、跳水、举重、急刹车等,防止视网膜脱离。

◎饮食调护上应少食辛辣,忌烟酒;治疗其他病时应慎用血管扩张剂,防止眼底黄斑部反复出血。

◎选择屈光手术要慎重,发现眼底出血、视网膜裂孔、视网膜脱离时切勿急于手术;如果情况允许可以手术者,要慎重选择术式。

◎应定期到医院进行眼科检查,特别注意眼球的轴长和玻璃体混浊情况、眼底黄斑部情况、视网膜周边有无干性裂孔、有无视网膜脱离征象;凡发生突然视力下降,眼前黑影飘动等症状时,应立即到医院就诊。

◎慎重择业,应避免重体力劳动及近距离用眼过多的工作,可选择室内工作的职业。

二、弱　视

病因

1. 屈光参差性弱视：由于两眼的屈光参差较大，屈光不正较重的眼睛日久会逐渐发生弱视。

2. 斜视性弱视：一眼为斜视时，斜视眼的黄斑功能长期被抑制，就会形成弱视。

3. 形觉剥夺性弱视：在小儿期，由于先天性白内障或上睑下垂而遮挡瞳孔，致使视觉发育不好而造成弱视。

4. 屈光不正性弱视：多为双侧性，发生在没有戴过矫正眼镜的高度屈光不正者，且多见于远视屈光不正。无需特殊治疗，配戴合适眼镜，视力自能逐渐提高。

5. 先天性弱视：发病机理目前尚不十分清楚。可能是由于在出生时，视网膜等处发生了小的出血病灶，而影响了视功能的正常发育。

弱视的诊断方法是做视力检查和眼底检查。最精确可靠的检查方法是用视觉诱发电位或诱发反应检查。

弱视与近视的区别在于通过精确验光矫正视力，能达到1.0者为近视，如不能矫正者则为弱视。

弱视有中心注视及旁中心注视两类，不同注视的治疗方法也不同。

症状分析

1. 视力减退，重度弱视的视力为≤0.1，中度0.2~0.5，轻度0.6~0.8。

2. 常有眼位偏斜。

3. 对排列成行的视标分辨力较单个视标差2~3行。

4. 弱视眼常有如旁中心固视，即是用中心凹以外的视网膜某一点注视目标。

穴位选择

1. 足外侧反射区：生殖腺。

2. 足内侧反射区：颈椎、胸椎、尿道及阴道、前列腺或子宫。

3. 足背部反射区：上身淋巴结、下身淋巴结、胸部淋巴腺（胸腺）。

4. 足底部反射区：脑垂体、眼、肝、肾、输尿管、膀胱、生殖腺。

按摩方法

1. 足外侧反射区：食指外侧缘刮法、按法、拇指推法、叩击法等。

2. 足内侧反射区：食指外侧缘刮法、按法、拇指推法、叩击法等。

3. 足背部反射区：拇指指端点法、食指指间关节点法、食指推法、拇指推法等。

4. 足底部反射区：拇指指端点法、食指指间关节点法、拇指关节刮法、按法、拇指推法、食指关节刮法、擦法、拳面叩击法等。

温馨小贴士

儿童眼睛弱视护理及注意事项：

弱视是一种表面看不出来的眼病。它与儿童长期只用一只眼看东西有关。久而久之，另一只眼会废退，视力低下，长期下去将无法矫正。所以，儿童在6个月以内，即使有眼病，也不可长时间遮盖；必要时还要遮盖一下健康眼，逼迫患眼看东西，以防发生弱视。

弱视能否治愈与年龄有很大关系。年龄越小，疗效越高。3岁以内的儿童治疗后几乎均可痊愈；但如果儿童到了学龄期再治，效果就不如提前治好。由于弱视的儿童一般无特殊症状，父母应注意观察儿童：有无斜视；在阳光下是否一眼眯缝怕光；看书看电视时，是否歪头、偏脸；看东西是否很近。如果发现异常，要及时到眼科确诊。

弱视不仅使视力下降，还会形成立体盲。所以，一定要抓住治疗弱视的最佳时期进行治疗。

三、斜　视

病因

斜视大体上可分为共同性斜视及麻痹性斜视两大类。

1. 共同性斜视的常见病因：

(1) 与屈光不正关系密切，常伴有远视近视或散光。

(2) 与遗传有一定的关系，但大多数斜视患者尤其没有明确的家族病史。

（3）先天性因素：脑的高级神经反射活动和眼的调节融合等功能异常所致。

2. 麻痹性斜视的常见病因：

（1）某些疾病可能引起如颅内肿瘤、脑血管意外、炎症、外伤、糖尿病以及眼眶的炎症等。有些颅内肿瘤的患者发病症状仅表现在眼部，所以应尽早就诊，以免延误颅内肿瘤的治疗时机。

（2）先天性异常，支配眼外肌的神经核及眼外肌本身的病变所引起。

症状分析

眼睛在注意一个物体时，此物体影像于正常眼落在视网膜中心凹上，斜视眼则落在中心凹以外的位置，如此视物就会出现复视情形。斜视的患者因为眼位不正，一眼影像受到抑制，丧失两眼之单一视机能与立体感，有的还会导致视力发育不良而造成弱视。因此，斜视不仅是美观上的问题，更重要的是若不及时治疗，常会造成无法弥补的视觉功能异常与弱视。

斜视一般可分为内斜视、外斜视与上、下斜视。

1. 内斜视：一般俗称斗鸡眼，眼位向内偏斜。

2. 外斜视：即眼位向偏斜，一般可分为间歇性与持续性外斜视。

3. 上、下斜视：即眼位向上或向下偏斜，较少见，上、下斜视常并有头部歪斜的情况。

穴位选择

肺腧、心腧、肾腧、太阳、攒竹、鱼腰、太阳、睛明、承泣等。

按摩方法

1. 按百会、印堂、人中、承浆。

2. 按摩颈部，双手同时点按太阳、风俯、风门、玉枕。

3. 点按双肺腧、心腧、隔腧、肝腧、脾腧、肾腧、命门。

4. 推按督脉、膀胱经（均是从上向下方向）。

5. 点双攒竹、鱼腰、丝竹空、太阳、睛明、承泣、球后、瞳子髎、阳白、四白。

6. 按摩曲池、手三里、偏历、合谷、劳宫，并点按十宣穴。

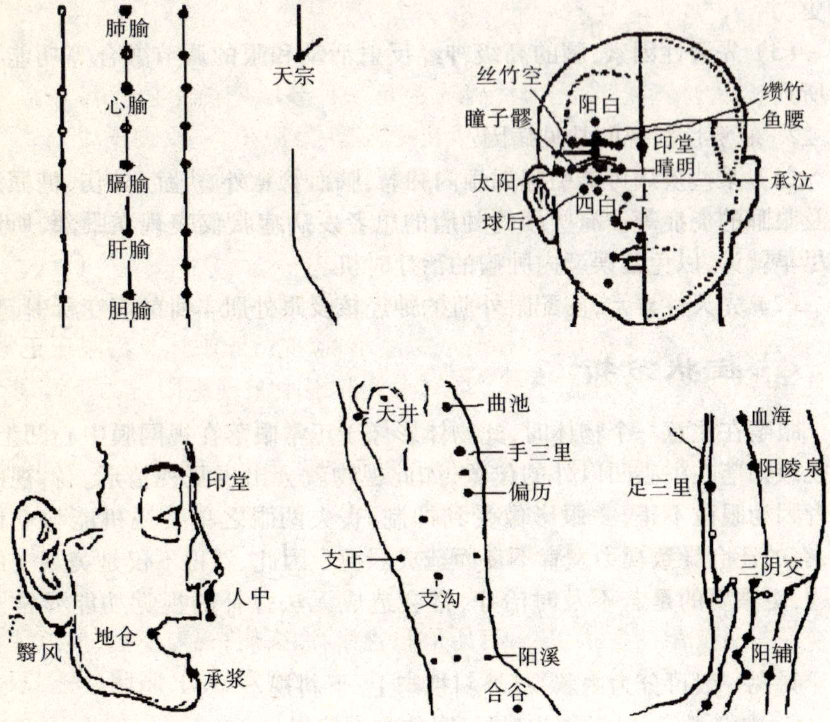

图2－4－2

7. 按摩血海、阴陵泉、足三里、光明、三阴交。

8. 再做一遍上述1、2、3、4、5动作，最后让孩子转眼球并极目远眺。

四、青光眼

病因

此症可分为原发性青光眼和继发性青光眼两大类。原发性青光眼患者一般存在解剖因素，如眼球小、眼轴短、远视、前房浅等。若情绪波动、在光线较暗的地方停留过久、长时间低头阅读等，就可能诱发青光眼。严重者可导致急性大发作，如果治疗不及时，可导致永久性失明。继发生青光眼多由于外伤、炎症、出血、肿瘤等，破坏了房角的结构，使房水排出受阻而导致眼压升高。总之，青光眼是由于眼内生成的水不能正常排出而引起的。

症状分析

1. 先天性青光眼：先天性青光眼是一种胚胎期前房角发育异常，阻碍了房水排出所致的疾病，表现为畏光、流泪及眼睑痉挛、眼压高。

2. 开角青光眼：主要特点是高眼压下前房角宽而开放，主要症状是头昏、头痛、眼胀或视蒙。眼压初期不稳定，以后渐增高。眼底、视野均有改变。

3. 慢性闭角青光眼：患者主要症状是眼部不适，有发作性视蒙、虹视；这种发作冬季常见，多在傍晚或午后出现，充分睡眠休息后眼压正常，症状消失，少数人无任何不适，偶尔遮盖健康眼发现患眼视力下降甚至失明。

4. 急性闭角青光眼：患者急性期主要症状是感觉剧烈眼痛及同侧头痛、虹视、视象，严重者仅留眼前指数或光感，常合并恶心、呕吐、发热、寒战及便秘等，少数患者可有腹泻发生。

5. 继发性青光眼。

急性青光眼的症状包括：有压迫感，持续性头痛；视力模糊，焦点无法集中；有恶心、呕吐等现象；注视灯光时，周围出现彩虹圈；眼睛剧痛，眼睛发红，角膜红肿。

穴位选择

神庭、印堂、攒竹、丝竹字、太阳、睛明、四白、率谷、风池、合谷、少商、肩井、肝俞、光明、太溪等。

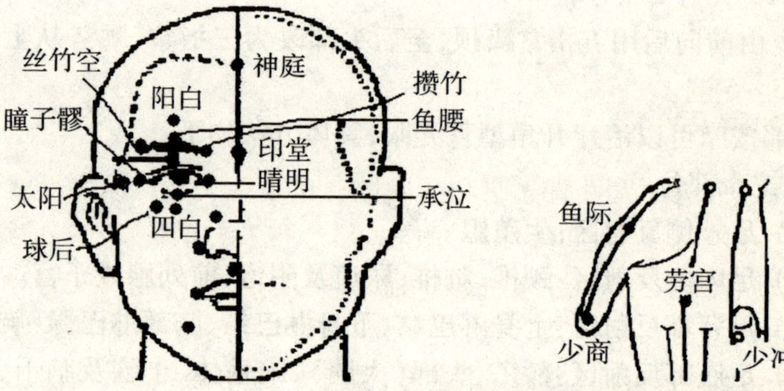

图2-4-3

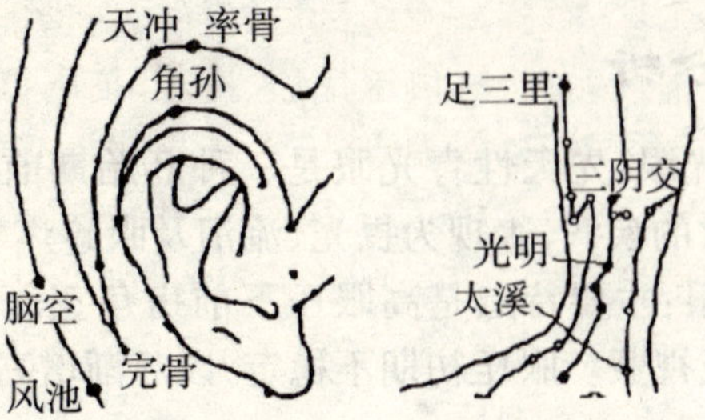

图2-4-4

按摩方法

1. 用大鱼际按揉太阳30次。

2. 用双手拇指螺纹面分推攒竹，经丝竹空至两侧太阳穴30~50遍。

3. 用双手拇指桡侧缘交替推印堂至神庭50遍。

4. 用力拿捏合谷、少商、肩井、光明、太溪各30~50次。

5. 双手食指微屈，以食指桡侧缘从内向外推抹上下眼眶，上下各50遍；或以一指禅推法推按眼眶3~5遍。

6. 按揉睛明、攒竹、神庭、四自、丝竹空各20~30次，肝俞30~50次。

7. 用拇指螺纹面推下桥弓左右各10遍。

8. 用力拿捏风池10~20次，以局部产生较强的酸胀感为佳。

9. 用拇指桡侧缘，以率谷穴为中心扫散头部两侧胆经各穴30~50次。

10. 用双手大鱼际从前额正中线抹向两侧，在太阳穴处重按3~5次，再推向耳后，并顺势向下推至颈部，做3~5遍。按摩治疗青光眼须每日1次，10次为1个疗程。

11. 由前向后用五指拿头顶，至后头部改为三指拿，顺势从上向下拿捏项肌3~5遍。

足部按摩可以治疗开角型青光眼，具体方法如下：

1. 按摩部位

（1）足外侧反射区：生殖腺。

（2）足内侧反射区：颈椎、胸椎、尿道及阴道、前列腺或子宫。

（3）足背部反射区：上身淋巴结、下身淋巴结、胸部淋巴腺（胸腺）。

（4）足底部反射区：额窦、头部（大脑）、脑垂体、小脑及脑干、眼、肝、脾、肾上腺。

2. 常用方法

（1）足外侧反射区：食指外侧缘刮法、按法、拇指推法等、叩击法等。

（2）足内侧反射区：食指外侧缘刮法、按法、拇指推法、叩击法等。

（3）足背部反射区：拇指指端点法、食指指间关节点法、食指推法、拇指推法等。

（4）足底部反射区：拇指指端点法、食指指间关节点法、拇指关节刮法、按法、拇指推法、食指关节刮法、双指关节刮法、擦法、拳面叩击法等。

五、老花眼

病因

一般所谓的老花眼，是指眼睛的水晶体机能慢性减低。老花眼并非仅因视力异常造成的，肩膀肌肉僵硬、头痛等等也会导致老花眼。注意营养保健，预防全身的老化也能阻止老花眼的继续恶化。

症状分析

随着年龄的增加，人的眼睛也会像腰部、脚部一样老化、衰弱，老花眼就是身体老化现象之一。眼睛的老化是由于水晶球机能减退造成的。本来眼球无论大小都能对正焦点，但是，眼球老化会让眼球膨胀，因此很多人认为上了年纪就不中用。但是事实上五六十岁还不花眼，能正常生活的人很多，这些人根本不用老花镜。与这些人相同年纪，却要戴老花眼镜者，很明显，他们正在衰老。

穴位选择

眼睛是由胃肠的穴位所支配，因此指压“胃肠点”能延缓身体老化，也能预防眼睛老化。“胃肠点”位于手掌生命线的正中央。后颈左右2厘米处有“眼点”穴和“天柱”穴两穴。

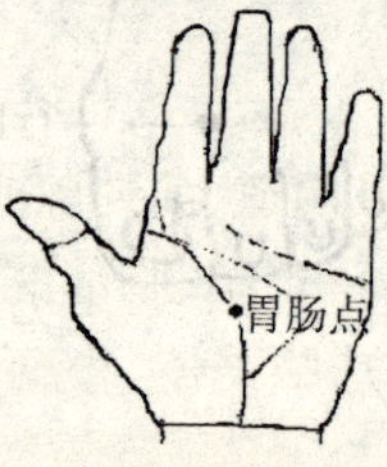

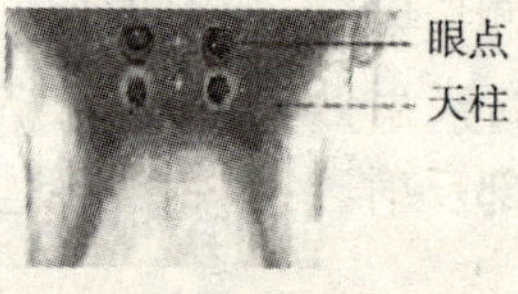

图2－4－5

按摩方法

在指压时，一面缓缓吐气，一面压约6秒钟，做20次，每天做5遍。指压左手则对右眼有效，指压右手则对左眼有效。其次，采用相同的要领指压“眼点”和“天柱”两穴，经常按压就会见效。

六、假性近视

病因

此症是由于眼中水晶体的毛状肌过度疲劳，调节力减弱，无法看清而形成的近视。现代医学对眼睛疲劳的治疗采取“近视就戴眼镜”、“有眼病就治疗”、“打维他命剂”等等，因此，使得眼睛更加疲劳，近视更多、更重，同时也会产生头痛、肩酸等症状。因眼睛疲劳而形成的近视，只要戴上眼镜就会感到清晰无比，但这并非治疗眼睛疲劳的根本方法。

症状分析

长时间看电视、电影，或在车里看书，或睡眠不足等，会使眼睛缺乏足够的休息时间，结果产生眼睛疼痛、眼花、视力衰退、眼睛疲劳等症状。最近甚至连中小学生感到眼睛疲劳，儿童视力减退的人数激增。如果每天眼睛不断转动，筋肉或神经负担过重，视网膜会渐渐变成模糊状态。

穴位选择

消除眼睛酸痛的穴位有眼窝，在戴眼镜脸侧中央骨洼处叫“客主人”（即上关）穴，“行间”位于脚大拇趾和第二趾之间。

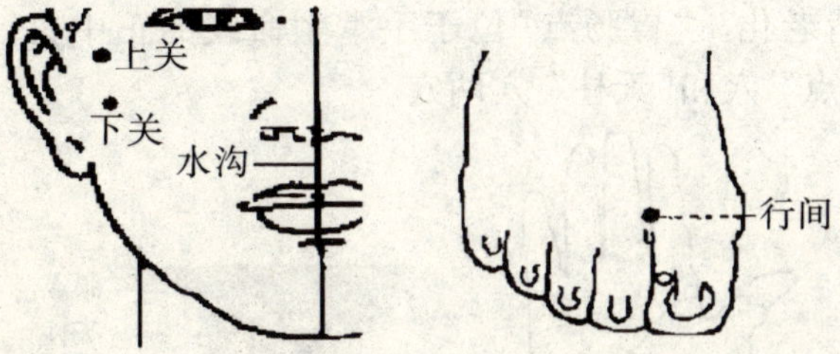

图2-4-6

按摩方法

假性近视和眼睛疲劳都是眼睛酸痛引起的。现在介绍一种消除眼睛酸痛的穴位指压健康法。

1. 指压“客主人”穴处的视神经，指压时一面稍强吐气，一面使用手掌压6秒钟，如此重复10次，就能消除眼睛的疲劳。

2. 将眼睛闭上，轻按眼睛周围，按到眼皮稍微有疼痛感。按法是用食指和中指按压眼窝。

3. “行间”是治疗眼睛和肝脏的穴位。在指压时一面吐气，一面强压到稍微有疼痛感，如此重复2～3次。这个穴位对运动不足、暴饮暴食而引起的眼睛疲劳最有效。

温馨小贴士

眼睛是一个极其重要而复杂的人体视觉器官。眼保健操同用眼卫生相结合，可以控制近视眼的新发病例，起到保护视力、防治眼病的作用。眼保健操必须经常操练，做到动作准确并持之以恒。一般每天可做两次，上下午各一次。眼保健操经过简化有以下四节：

第一节揉天应穴（攒竹下三分）：以左右大拇指罗纹面接左右眉头下面的上眶角处。其他四指散开弯曲如弓状，支在前额上，按揉面不要大。

第二节挤按睛明穴：以左手或右手大拇指按鼻根部，先向下按，然后向上挤。

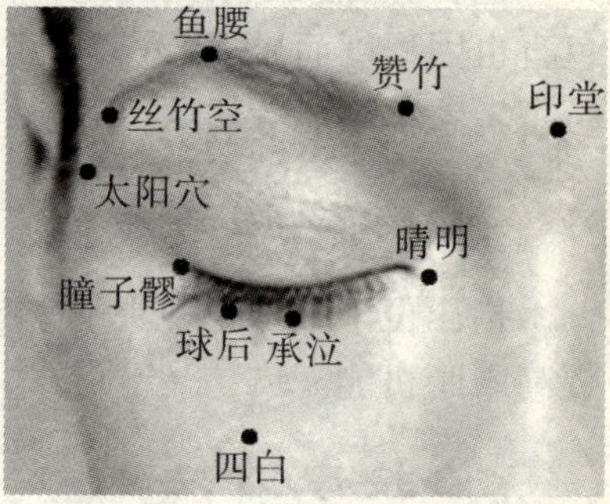

图2－4－7 部穴位图

第三节按揉四白穴：先以左右食指与中指并拢，放在靠近鼻翼两侧，大拇指支撑在下腭骨凹陷处，然后放下中指，在面颊中央按揉。注意穴位不需移动，按揉面不要太大。

第四节按太阳穴、轮刮眼眶（太阳、攒竹、鱼腰、丝竹空、瞳子髎、承泣等）：拳起四指，以左右大拇指罗纹面按住太阳穴，以左右食指第二节内侧面轮刮眼眶上下一圈，上侧从眉头开始，到眉梢为止，下面从内眼角起至外眼角止,先上后下,轮刮上下一圈。

眼保健操总要领歌:

指甲短,手洁净。遵要求,神入静。穴位准,手法正。力适度,酸胀疼。合拍节,不乱行。前四节,闭眼睛。后两节,双目睁。眼红肿,操暂停。脸生疖,禁忌症。做眼操,贵在恒。走形式,难见功。

七、减轻色盲

病因

色盲是指在一般情况下没有辨识颜色的能力,它是一种遗传性症状,属于性联隐性遗传的疾病,因此很少有女性是色盲。最常见的色盲型式为红-绿色盲,这种类型的色盲严重程度的差异很大,患者从很轻微的症状到很严重的症状都有。第二常见的色盲型式是蓝-黄色盲,有红-绿色弱的人常与蓝-黄色盲有关。最严重的色盲为全色盲,患者完全没有区别颜色的能力,而且通常伴随着其他眼部的问题,如弱视、眼球震颤症、光敏感反应及极度的视力不良。

症状分析

色盲患者大多数是男性,约有4%~5%,女性患者不到男性的1/10。色盲也因程度而异,严重者对色彩毫无感觉,连红、绿也无法分辨。患有色盲者大都不能考驾照,不能从事美术行业。

穴位选择

指压位于眼球正中央下2厘米处的"四白",能提高眼睛机能。

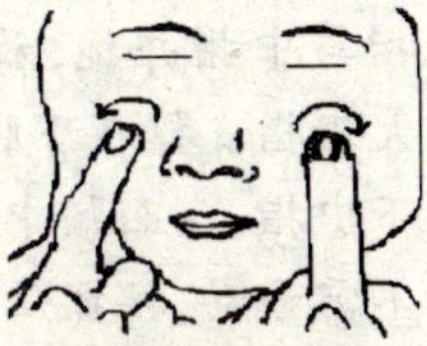

神指压四白

图2-4-8

按摩方法

在指压按摩时,要一面吐气,一面用食指强压6秒钟。睁眼指压和闭眼指压均可。睁眼指压时能明确判断色彩;闭眼指压时能治疗视力异常、假性近视。如果是患有强烈色彩异常,应该重点强压眼下。不断进行这种指压,会逐渐祛除色觉异常。早上在洗脸镜前不妨指压一次,女性以夜间卸装后指压为宜。

温馨小贴士

色盲是眼底网膜的视觉细胞异常,无法区分色彩。但是,如果将这种情形视为并非视觉细胞异常而只是发育迟缓,那么只要使视觉细胞受到刺激,必能使视觉发达起来。

八、初期白内障

病因

老年人的白内障是由于眼睛的水晶体老化造成的,其他真正原因尚未可知。有人认为是因为水晶体硬化,紫外线蓄积过多,缺乏维生素 C,钙质增加,荷尔蒙失调等。这种症状的恶化因人而异,但大多数迟早会遍及双目。

症状分析

白内障是眼中透明的水晶体呈现白浊。如果眼睛水循环不佳、眼压非常高,则是绿内障。这两种症状和体力、身体状况都有关,所以体力衰退的上了年纪的人患病率最高。例如:老年人和年轻人过同样的生活,老年人会由于体力不佳而出现这种症状。老年人熬夜、操劳过度,连续数日眼睛就会疲劳,眼睛好像有一层薄膜或薄雾的感觉,看到电灯光线就好像看到彩虹似的。初期症状为头晕,如果继续下去,眼睛会有压迫感或产生偏头痛,甚至会恶心、呕吐。此时会感到如背负重物似的,在不知不觉间容易变得脾气暴躁。如果还不加以治疗的话,往往会导致失明。

穴位选择

治疗白内障、绿内障有两处穴位。一处是“太阳”穴,另一处是由太阳穴向后水平移动 3 厘米左右的“客主人”(即上关)穴。

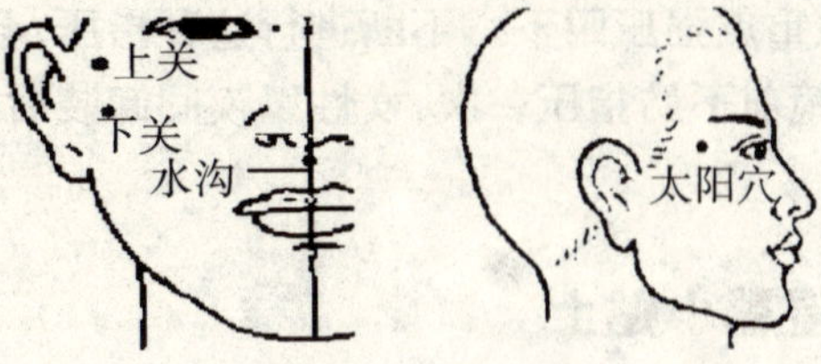

图2-4-9

按摩方法

指压上述两穴位时，要一面吐气，一面强压6秒钟，如此重复10~20次，每天做数遍。这两处穴位对于中老年人很重要，请务必牢记。另外，糖尿病患者中，27%都会患白内障，需多加注意。

温馨小贴士

白内障和绿内障一般都必须接受药物治疗或手术治疗，轻微时可用穴位指压健康法治疗。除了使用指压健康法外，还要有安静的环境、避免食用刺激性食物、保持良好的生活习惯。

九、睑腺炎

病因

用带有细菌的手去揉眼睛是造成睑腺炎（又称麦粒肿）发生的原因。因此，每天都将脸部洗干净几乎不会染上此病。即使染上，只要在轻症时加以治疗也能立即治愈。但是，如果情况严重，横躺就寝时眼睛会感到疼痛，使人无法入睡，白天眼睛会肿得无法视物。更严重的话则会破裂化脓，如果脓流入眼中会产生另一新的睑腺炎。

症状分析

黄色葡萄球菌使位于睫毛根部的脂腺化脓而引发的炎症就是俗称的

睑腺炎。如果球菌像面包一样在睫毛根部长出小点，只要用水不断地洗，连续2～3天就可以治愈。但是，如果化脓又不加以治疗的话，往往一个星期也无法治愈。这种病虽然不值得大惊小怪地去看医生，但是也不能置之不理。

穴位选择

治疗睑腺炎的穴位是指压“二间”。将手握拳，在食指的第二关节有一深沟状，在沟状的顶端就是“二间”。这个穴位在针灸上是很有名的穴位，请务必牢记。

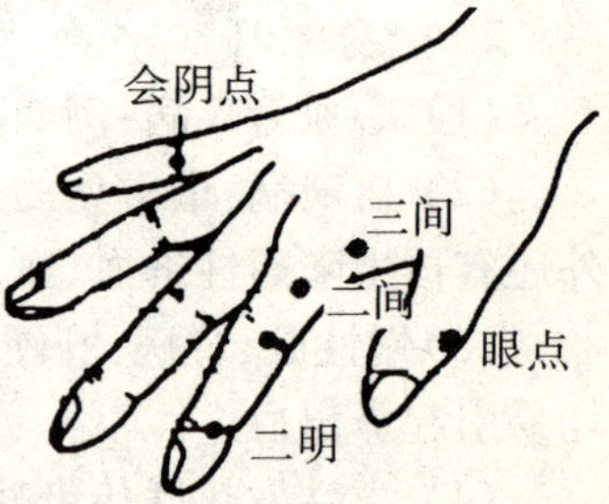

图2－4－10

按摩方法

在指压时只指压患有睑腺炎眼睛同边的手，要将手张开，一面缓缓吐气，一面压6秒钟。如果还不能治愈，就用压按之手的拇指和食指强捏，如此重复30次，睑腺炎就会自愈或即刻化脓自愈。

温馨小贴士

如果你经常罹患睑腺炎而无法治愈的话，不可自做主张胡乱医治，应该到医院的眼科去接受治疗。防止睑腺炎最佳方法是时常洗手、洗脸。只要能保持清洁，罹患率几乎等于零。

十、鼻出血

病因

鼻出血的病因可以由鼻腔疾病引起，也可以由全身疾病引起。

1. 局部原因

（1）鼻部外伤：包括挫伤、切割伤、撕裂伤以及挖鼻损伤等等。

(2) 鼻腔炎症:如萎缩性鼻炎、鼻黏膜易干裂而出血。

(3)肿瘤:鼻腔肿瘤不多,但如患肿瘤则易出血;鼻咽部肿瘤也会从鼻腔出血。

(4) 鼻中隔偏曲:干燥空气长期冲击鼻中隔,易致黏膜血管破裂。

2. 全身原因

(1) 心血管疾病:例如高血压、血管硬化。

(2) 血液病:最常见的是血小板减少,使凝血功能下降,容易出血;此外还有再生障碍性贫血、血友病等。

(3)慢性肝、肾病:肝硬化常引起凝血障碍,尿毒症易致小血管损伤,均易引起鼻出血。

(4) 急性发热性传染病:如流感、出血热、麻疹、疟疾、传染性肝炎等。

(5) 营养不良:维生素 C、K、P 及钙缺乏,均易出血。

(6) 其他如磷、汞、砷、苯中毒,登山、飞行、潜水时气压迅速变化,女性月经或妊娠期的内分泌失调等,均可能出现鼻出血。

症状分析

出血可发生在鼻腔的任何部位,但以鼻中隔前下区最为多见,有时可见喷射性或搏动性小动脉出血。鼻腔后部出血常迅速流入咽部,从口吐出。一般说来,局部疾患引起的鼻出血多限于一侧鼻腔,而全身疾病引起者,可能两侧鼻腔内交替或同时出血。

穴位选择

止鼻血的穴位在"第五颈椎"处,只要在第五颈椎处用手刀轻劈即可。

按摩方法

首先一面吐气,一面轻劈,如此不断地重复就可以立即止鼻出血。

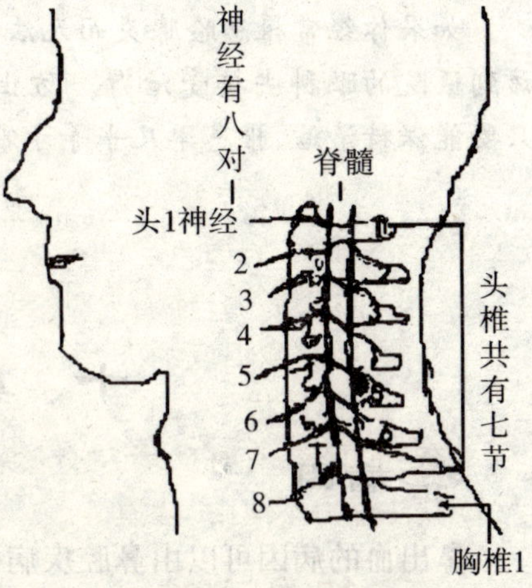

图 2-4-11

温馨小贴士

鼻子如果突然出血，要加以重视。因为这种突然性鼻出血有可能是因心脏病、高血压、动脉硬化等疾病所引起的。但是，女性在月经时期或妊娠时，也有可能突然出血。鼻出血时，首先应了解原因，如果属于鼻子以外的原因，则应该医治；如果属于高血压的鼻出血，与其立刻止鼻血，不如让它流出来好。

十一、鼻窦炎

病因

多因化脓性鼻窦炎反复发作，未获彻底治愈，因而迁延所致。但多为混合感染所致，致病菌主要有链球菌、葡萄球菌、肺炎球菌和流感杆菌等。

症状分析

1. 局部症状

（1）鼻塞：轻重不等，常因鼻腔黏膜肿胀、鼻甲息肉样变、息肉形成或鼻内分泌物较多所致。

（2）多脓涕：为慢性鼻窦炎主要症状之一，以病侧明显，鼻涕为粘脓性或脓性。

（3）头痛：慢性鼻窦炎不一定有头痛，若有亦不如急性鼻窦炎严重，一般多属钝痛、闷痛。

（4）视力影响：筛窦炎、蝶窦炎时可影响视力，但较少见。

（5）嗅觉减退或消失。

2. 全身症状

轻重不等，有时反复。较常见的症状是精神不振、易倦、头昏、记忆力减退、注意力不集中、淡漠等。

按摩方法

足底按摩治疗鼻窦炎的方法主要是要按摩反射区（或脚趾末端踢地

下、墙壁均可)——鼻子、额窦(重点在大拇指与第三指加强)、上身淋巴腺、泌尿系统。

1. 鼻子(反射区有交叉):在双脚大脚趾骨缘末端处。按摩的方法是扣住骨缘末端然后滑动按摩。

2. 额窦(反射区有交叉):在双脚五个脚拇趾末端处,刚好在脚趾甲下方。按摩方向是由下往上按摩。

3. 上身淋巴腺:位于脚背双脚内侧,踝关节上方,用手触摸时有一凹陷的感觉。按摩时要从外侧往内侧方向推。按摩上身淋巴腺对肚脐以上器官所有发炎现象均可达到消炎止痛效果。

4. 胸部淋巴腺:是淋巴腺总开关,位于双脚脚背大拇趾与食趾之间凹陷处。按摩方向是由外侧往脚后跟方向推。淋巴腺中的淋巴液在人体中负责血管与血管联系,也能在肠内吸脂肪和运送脂肪,淋巴球更能吞噬细菌,增强抵抗力。

十二、过敏性鼻炎

病因

过敏性鼻炎又称变态反应性鼻炎,是引起鼻不通的常见原因之一,分常年性和季节性。起病原因复杂,与很多因素有关,如内分泌失调、神经精神因素、抗原-抗体反应以及遗传因素等。主要以预防保健为主,尽量远离过敏原,防止呼吸道反复感染。

症状分析

鼻位于人体面部正中,不仅是人嗅气味的重要器官,也是肺吸入空气和呼出二氧化碳的窍道,被称为脸部"厨房"的抽油烟机。它通不通直接影响人们的生活质量,关系到人们的健康。

过敏性鼻炎有5大症状:鼻塞、打喷嚏、鼻痒、流清水样鼻涕、嗅觉减退。以上症状在清晨和季节变换期间尤其明显,而且反复迁延难愈。

穴位选择

1. 印堂:位于两眉头连线中点。

2. 鼻通:又名上迎香,位于鼻的两侧、鼻唇沟上端尽头。

3. 迎香:位于鼻的两旁、鼻唇沟中,是治鼻塞、不闻香臭的要穴。

按摩方法

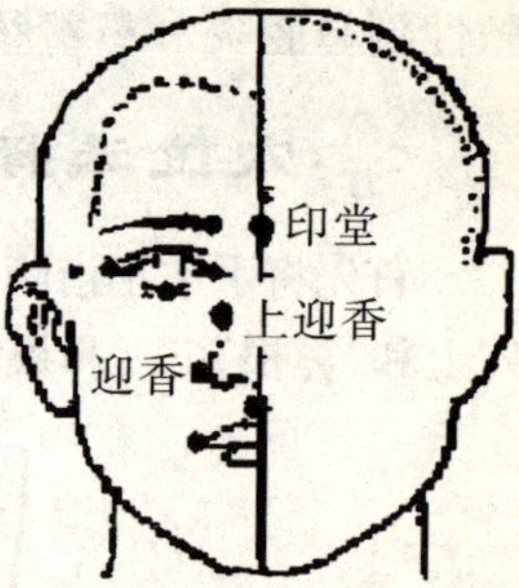

图2－4－12

1. 揉迎香、鼻通、印堂穴，捏鼻、擦鼻翼各1～2分钟，每日早晚各1次，有病时每日可增加1～2次。揉鼻通和印堂穴可散鼻的局部郁热以通鼻窍。

2. 捏鼻、擦鼻翼可促进鼻部血液流通，改变局部血液循环，从而达到通鼻窍之效。

温馨小贴士

现在患过敏性鼻炎的小孩子也较多，这主要是因为小孩子尤其是小儿鼻腔里缺少鼻毛，鼻黏膜柔弱并且富于血管，故容易受感染。感染后导致鼻黏膜充血、肿胀，使狭窄的鼻腔更加狭窄，甚至闭塞，发生呼吸困难。鼻保健操也可以用于小孩子，而且效果很好。

◎揉鼻根：用双手大拇指或食指、中指腹面轻按在鼻根穴上（在两内眼角下方）做轻柔和缓的回旋揉动，并慢慢向下移动至鼻翼旁的迎香穴。

◎摩鼻翼：用双手拇指或食指、中指指腹在鼻翼旁的迎香穴上轻揉片刻后，再沿鼻翼两侧缓慢向上摩动，经内眼角到眉头后，再按揉片刻结束。反复进行10余次。

十三、鼻蓄脓

病因

此症的病因是由于鼻腔周围的蝶形骨洞、前头洞、上颚洞、节骨洞等四大空洞发炎，黏膜化脓而引起的。所谓鼻闭塞有鼻塞、头痛、头重、鼻出脓汁、鼻内疼痛等等，由于鼻子闻不出味道，食不知味，每日生活不愉快，一点干劲也没有。

症状分析

鼻蓄脓是由于累积脓引起的症状之一，这种蓄脓症正确的说法是化脓性副鼻腔炎。鼻蓄脓可以说是鼻病的代表。

穴位选择

首先将手掌小指侧置于鼻子正中线，将左右的小指尖置于眉间即“印堂”穴上和“鼻根”穴（鼻根穴在攒竹穴上1寸）处，将小指沿着正中线向上。

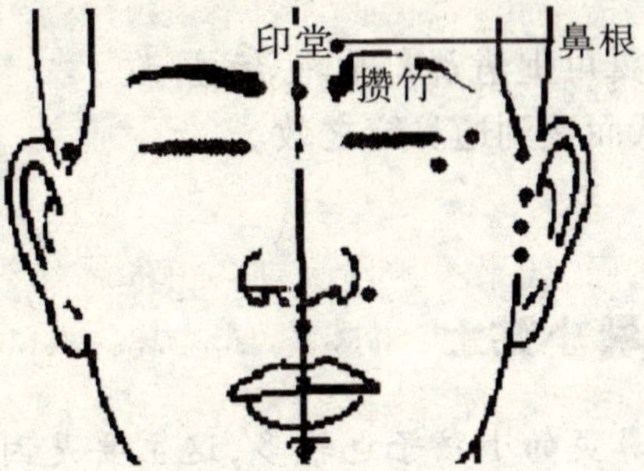

图2－4－13

按摩方法

一面急速吐气，一面向上摩擦上述两穴，如此重复30次。这种指压按摩法不仅对鼻蓄脓有效，而且对头痛、头重、鼻炎都有效。它能使鼻子通畅，头脑清爽，使你对工作和人际关系都会产生自信。如果同时采用指压按摩法和食疗法来治疗，效果会更好。

温馨小贴士

由于鼻脓塞着呼吸道，使氧气吸入量少，所以导致脑功能不佳，出现集中能力不佳、记忆力减退、思考能力迟钝等，而且时常还会引起急性鼻炎或麻疹，必须及早治疗。鼻蓄脓症患者大多是年轻人，在中学生中，男学生占15%，女学生占1%。成人也有许多人被鼻蓄脓所困扰，儿童患者较少。

患者可以结合食物疗法进行治疗，即在生活中不喝过多的水，不吃太多的白砂糖和人工甜味料。

十四、鼻内脓疙疸

病因

鼻中产生疙疸的原因是由于指头伤害到鼻黏膜，细菌由伤处侵入，导致化脓。由于细菌是由指尖传入，因此手应该随时保持清洁。由于鼻中黏膜容易受伤，因此应将指甲剪短，并且保持清洁。

症状分析

最初鼻内会稍感疼痛，如果不予理会则会更加恶化，使脓疙疸越变越大，妨碍患者呼吸。如果想用指尖将脓疙疸取出，会在无意间触及脓疙疸，使疼痛加剧，更严重的话会使疙疸脓出鼻孔。

穴位选择

眉毛之间称“印堂”穴，如果鼻中长疙疸，指压此处非常有效。

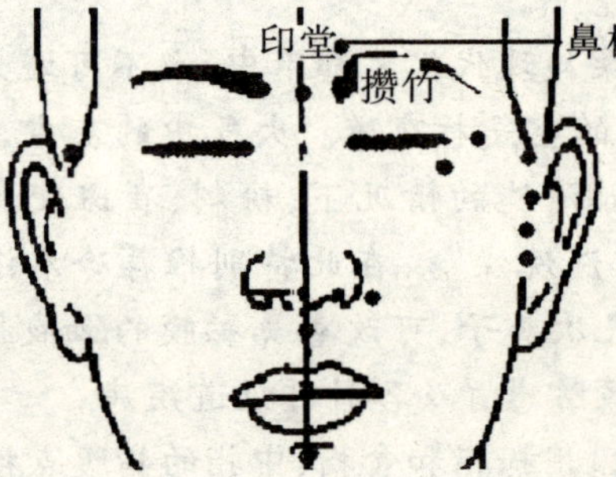

图2－4－14

按摩方法

在指压按摩时要先深吸一口气，然后一面缓缓吐气，一面用双手食指强压6秒钟，压至稍感疼痛程度，此时要想象为血液由眼流向鼻子，如此重复做10次。其次，用同样要领按鼻梁两侧10次。在指压时，是用双手拇指指腹由左右强压，每日压3次，连续2天，疙疸就会渐渐消失。

温馨小贴士

鼻子作为人体与空气打交道的第一关口，外与自然界相通，内与很多重要器官相连接。既是人体新陈代谢的重要器官之一，又是防止致病微生物、灰尘及各种脏物侵入的第一道防线。由此可见，鼻子的保健不容忽视。

◎鼻外按摩：用左手或右手的拇指与食指，夹住鼻根两侧并用力向下拉，由上至下连拉12次。这样拉动鼻部，可促进鼻黏膜的血液循环，有利于正常分泌鼻黏液。

◎鼻内按摩：将拇指和食指分别伸入左右鼻腔内，夹住鼻中隔软骨轻轻向下拉若干次。此法既可增加鼻黏膜的抗病能力，预防感冒和鼻炎，又能使鼻腔湿润，保持黏膜正常。在冬春季，能有效地减轻冷空气对肺部的刺激，减少咳嗽之类疾病的发生，增加耐寒能力。拉动鼻中隔软骨，还有利于防治萎缩性鼻炎。

◎给鼻子"洗洗澡"：现代化大都市中，人不可避免地要与灰尘、二氧化硫等各种废物污染的空气打交道。大气中的灰尘，在鼻腔内留下了太多污垢，在得不到有效清洗的情况下，粉刺、雀斑使鼻子变得面目全非。因此，要经常给鼻子"洗洗澡"。在此特别推荐冷水浴鼻，尤其是在早晨洗脸时，用冷水多洗几次鼻子，可改善鼻黏膜的血液循环，增强鼻子对天气变化的适应能力，预防感冒及各种呼吸道疾病。

◎按摩"印堂"穴：用拇指和食指、中指的指腹点按"印堂"穴（在两眉中间）12次，也可用两手中指一左一右交替按摩"印堂"穴。此法不仅可以增强鼻黏膜上皮细胞的增生能力，刺激嗅觉细胞使嗅觉灵敏，还能预防感冒和呼吸道疾病。

◎按摩"迎香"穴：以左右手的中指或食指点按"迎香"穴（在鼻翼旁的鼻唇沟凹陷处）若干次。因为在"迎香"穴位有面部动、静脉及眶下动、静脉的分支，是面部神经和眼眶下神经的吻合处。按摩此穴既有助于改善局部血液循环，防治鼻病，还能防治面部神经麻痹症。

十五、喉咙痛、鼻塞

病因

喉咙痛、鼻塞是嗓子发炎所致。其症状多数是由于感冒引起的，应该急时治疗。

症状分析

感冒会引起喉咙痛、流鼻涕、鼻塞等症状。感冒如果没有治疗嗓子会有刺痛感，鼻子也会非常不适。喉咙痛时，不但食物无法咽下，严重时甚至连咽唾液和说话也会感到疼痛。如果随意治疗的话，将会使病情更加恶化。晚上睡觉时鼻塞，或早上醒来时鼻塞，也会让人感觉不舒服，这时不妨试一试穴位指压健康法。

穴位选择

指压“上尺泽” 和“尺泽”两处穴位。先将手臂上举，在手臂内侧中央处有粗腱，腱的外侧外就是“尺泽”。“尺泽”上方 3 ~4 厘米用手强压会感到疼痛处就是“上尺泽”。“迎香”位于鼻翼左右 1 厘米处。

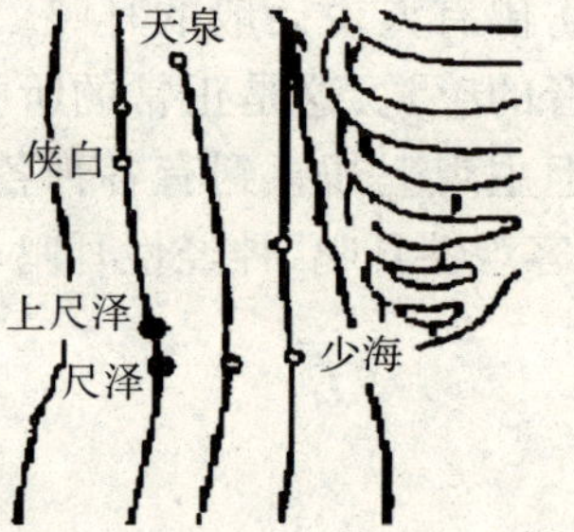

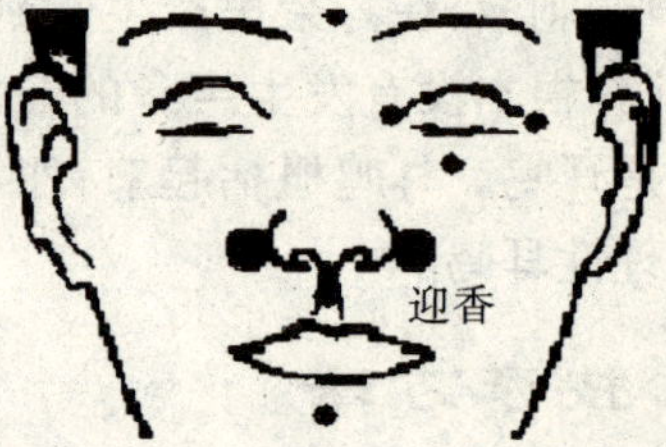

图 2 -4 -15

按摩方法

指压“迎香”对去除流鼻涕、鼻塞和关于鼻子的一切不适之感都很有效果。指压时左右同时进行，先深吸一口气，将食指置于其上，一面缓缓吐气，一面压 6 秒钟。其次一面吸气，一面卸除指力，如此重复 10 次就能治好鼻塞、流鼻涕。

指压时放松并将手腕伸直，然后一面深吸一口气，一面用食指和中指置于“尺泽”之上，再缓缓地一面吐气，一面强压6秒钟。其次再以同样要领指压“上尺泽”，如此交替重复10次，再换手指压，每天各做2次。由于这种穴位指压按摩法可使“气”通于经脉，喉咙痛能立即消除。

另外，刺激此穴位也能使嗅觉复活，使你能辨别各种香味并激起食欲。

十六、耳　鸣

病因

耳蜗内外毛细胞的细胞膜透性障碍或改变，或毛细胞突触代谢障碍，或听神经纤维间的短路可引起耳鸣。有60%的耳鸣患者可以找到病因。

常见病因有：噪声原因；年龄原因；外耳与中耳疾病；耳毒性药物原因；血管畸形或血液流变学原因；美尼尔氏病；听神经瘤（主要靠手术治疗）；硬化症；头部外伤的原因；全身系统性疾患原因；精神紧张原因；肌肉阵挛原因另有尚不能明确原因的耳鸣，约占耳鸣人数的40%。

症状分析

耳鸣有如同蝉叫声“咭—咭—”的耳鸣，有如同金属响声的耳鸣，也有如同飞机声的耳鸣，更有四周无人但仿佛有人说话般的耳鸣。耳朵接受外界声音刺激，在耳朵里产生听到声音的感觉，这是正常的听觉功能。而如果外界根本没有发生声音的音源，但主观上却感到有各种各样的声音，这就是耳鸣。耳鸣概括起来有四种：客观性耳鸣、神经性耳鸣、传导性耳鸣、生理性耳鸣。

按摩方法

1. 自我按摩治疗耳鸣

坐于椅子上，上身挺直，大腿放平与小腿成直角，闭上两眼，排除杂念，静坐1分钟，然后开始按摩。

（1）两手掌（掌心劳宫穴对着耳孔）分别按住左右耳轮，先顺时针转36次，再逆时针转36次，当转到上边时稍用力压耳轮。

（2）两手中指指尖插入两耳孔内，要塞实耳孔，两手其余四指自然弯屈，上下震动36次，然后突然将手指松开，重复10次。

（3）用两手中指将左右耳屏向耳孔压下，压到闭塞耳孔时又松开，压下、松开为一次，共做36次。

（4）两手中指将耳廓向前按，塞住耳孔，然后食指按住中指弹拨，自觉有“咚咚”的声响，弹拨36次。

做完以上四个动作后，将两手掌互相搓热后，干洗面36次，然后睁开眼。上述动作每日做两次，即在早晨起床后和晚间睡前各做一次。

2. 穴位指压按摩治疗耳鸣

先要做掩耳状，将耳朵弄弯，将手在上面强压。一面缓缓吐气，一面强压6秒钟。两手同时动作，要先深吸一口气再开始，如此重复3次，就可以治疗短暂性耳鸣。如果是听力减退的话，早晚各做两次，直到耳鸣完全治好为止。

另一种方法是：耳鸣发生时，将两只手的小指伸进两侧耳朵的耳孔，分别按压耳孔50次，然后再用两个食指分别按压两侧的耳屏（与耳廓相对的突出的软骨）50次，用力按到耳屏贴紧耳孔，最后用两只手的拇指与食指从上至下拽揉两侧耳朵的耳廓50次。平时不发生耳鸣时也要按摩，有预防作用。

十七、耳　聋

病因

耳聋是各种原因所导致的听觉障碍统称。耳聋的分类有很多种，比如按病变的性质、发病的时间、病变的部位及发病原因等进行分类，但临床最常用的是按病因及病变的部位分类。下面就详细介绍一下各种常见的耳聋。

1. 感觉神经性耳聋：按病因分为先天性聋、老年性聋、传染病源性聋、全身系统性疾病引起的聋、药物中毒性聋等五种。

2. 传导性耳聋：病变部位在外耳及中耳，病因主要分为后天性疾病和先天性疾病两类。

症状分析

耳聋分为两类：即传导性耳聋（又叫传音性耳聋）、神经性耳聋（又叫感音性耳聋）。

鼓膜、听关节、听骨链损坏而引起的耳聋称之为传音性耳聋，如先天性外耳道闭锁、鼓膜穿孔、听骨破坏、听骨链中断或固定、耳硬化症、渗透出性中耳炎等引起的耳聋均属于这一类。

神经传导径路发生病变引起的耳聋称为神经性耳聋，内耳耳蜗螺旋器发生病变引起的听力障碍称感音性耳聋，二者合并称为感音-神经性耳聋。各种急慢性传染病的耳并发病、药物或化学物质中毒、迷路炎、膜迷路积水、颞骨骨折、听神经瘤、颅脑外伤、脑血管意外、脑血管硬化或痉挛等引起的耳聋及老年性耳聋均可概括在感音-神经性耳聋之中。

按摩方法

1. 早晨起床后，意识指导全身放松，静默几分钟，而后将双手搓热，用中指和食指夹住耳轮上下摩擦耳根部36次。

2. 用双手食指和拇指自上而下摩按耳轮36次。

3. 两手食指端插入左右耳孔，上下左右旋转摩按外耳道36次。

4. 用左右手食指端按压两耳听宫穴36次，听宫穴在耳屏前上，张口凹陷处。

5. 用两手食指端按压左右两耳听会穴36次，听会穴在耳屏前中，张口凹陷处。

6. 用两手食指端按压左右两耳翳风穴36次，该穴在耳垂后下颌角与乳突之间凹陷处，张口时凹陷更显深。

7. 鸣天鼓：两手掌将两耳轮从后向前按。与耳孔贴紧食指架在中指上，中指放在头后枕骨部，食指向下弹扣风池穴36次，弹扣时可听到咚咚声。

8. 拔耳：两手掌按着左右耳孔，开闭36次，也可晚上再做一遍。耳是一个重要的被动器官，不仅管听，还与人的平衡能力有关。由于耳是被动器官，因此耳部血液循环最差，微循环供血不足。经常坚持按摩耳部，帮助耳部活动，可促进耳部血液循环，从而增强耳部供血功能，帮助听力恢复。

温馨小贴士

耳朵的卫生保健方法：

◎不用尖锐的东西挖耳朵，以免戳伤外耳道或鼓膜。

◎遇到巨大声响时，迅速张开口，使咽鼓管张开，或闭嘴、堵耳，以保持鼓膜两侧大气压力平衡。

◎减少和消除噪声。

◎不让污水进入外耳道，避免外耳道感染。

◎鼻咽部有炎症时，要及时治疗，避免引起中耳炎。

耳屎又称为耳内分泌物，它最基本的作用是辅助听力。一般情况下不要经常挖耳朵，因为经常挖耳朵不但会影响听力，还容易造成内耳道黏膜受损，容易引起各种炎症。如果耳朵痒了，可用掏耳签掏掏，不仅能止痒，而且能清除耳道里面的耳屎，因此许多人都认为定期掏耳朵，清除耳屎是理所当然的。殊不知，这种行为对耳部健康有着很大的潜在危害。经常掏耳朵，难免会损伤外耳道皮肤，引起发炎。尤其是用了不洁东西掏耳朵，更容易引发耳部疾病。

十八、牙　痛

病因

牙痛是一种常见疾病，大多由牙龈炎和牙周炎、龋齿或折裂牙而导致牙髓感染引起。中医认为牙痛是由于外感风邪、胃火炽盛、肾虚火旺、虫蚀牙齿等原因所致。疼痛程度也因坏蛀程度而异。

症状分析

其表现为牙龈红肿、遇冷热刺激痛、面颊部肿胀等。喝冷饮后感到疼痛，这只是一两度的轻症状，喝热饮疼痛的话属于第三度轻症。如果连平时也疼痛不堪，则是齿髓炎所引起，说明炎症已经侵入齿槽部。还有一种是平时会感到疼痛，但是吃冷热饮食却不痛，这种情况可能是牙齿已经从齿根腐坏，应该特别注意。如果有上述情况而不加以治疗，会导致齿髓神经坏死，使病情更加恶化。

穴位选择

1. 合谷穴：位于第二掌骨中点外侧，即虎口处。
2. 风池穴：位于颈后大筋两旁外侧凹陷处。
3. 少海穴：屈肘时位于肘横纹内侧端与肱骨内上髁连线的中点处。
4. 下关穴：位于耳屏前一横指处，为两颧弓与下颌切迹所形成的凹陷处。
5. 颊车穴：位于两下颌角前上方一横指，用力咬牙时咬肌隆起处。

6. 阳溪穴:拇指向上翘起,位于拇短伸肌腱与拇长伸肌腱之间凹陷处。

7. 牙痛穴:位于手掌面第3、4掌骨之间,距离掌横位约一横指处。

8. 行间穴:位于足背第1、2趾间,趾蹼缘后方赤白肉际间处。

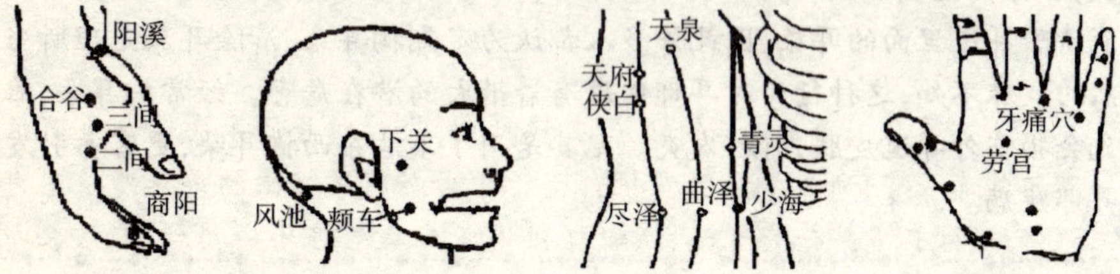

图2-4-16

按摩方法

1. 预备式:坐位或站位,全身放松,双眼平视微闭,呼吸调匀,静息1~2分钟。

2. 按揉下关穴:用双手中指或食指指腹,放于同侧面部下关穴,适当用力按揉0.5~1分钟。功效:疏风清热,解痉止痛。

3. 按压颊车穴:用双手拇指指腹,放于同侧面部颊车穴,适当用力,由轻渐重按压0.5~1分钟。功效:解痉止痛,活血消肿。

4. 指掐少海穴:用拇指指尖,放在对侧少海穴,适当用力掐0.5~1分钟。功效:祛风散寒,通络止痛。

5. 按揉风池穴:用双手拇指指尖,分别放在同侧风池穴,其余四指附在头部两侧,适当用力按揉0.5~1分钟。功效:祛风散寒,提神醒脑。

6. 指掐按合谷穴:用拇指指尖,按于对侧合谷穴,其余四指置于掌心,适当用力由轻渐重掐压0.5~1分钟。功效:疏风解表,活络镇痛。

7. 按揉阳溪穴:用拇指指腹,放在对侧阳溪穴,适当用力掐0.5~1分钟。功效:通腑泻热,清热止痛。

8. 掐牙痛穴:用拇指指尖放在对侧牙痛穴,适当用力掐0.5~1分钟。功效:活血止痛,通络解痉。

9. 推行间穴:用一手拇指指腹放在对侧行间穴,适当用力上下推动0.5~1分钟。功效:消肿止痛,通经活络。

10. 揉按面颊部:用双手掌掌心,分别放在同侧面颊部,适当用力揉按0.5~1分钟,以面颊部发热为佳。功效:活络散寒,缓痉止痛。

自我按摩可在疼痛时操作。按摩面部时,用力可逐渐加重,至有酸胀感窜至痛处为佳，以按摩患侧面部为主。肢体按摩可取双侧穴位。平时还应注意口腔卫生。

温馨小贴士

人在6岁时是乳齿和永久齿交换时期，此时所长的永久齿如果脱落就不可能再长了，所以要注意爱护自己的牙齿。应该指出的是压疗法不可能根治蛀牙，但它能治好牙痛，所以在用指压疗法治好牙痛之后，应该立即去医院。

十九、口腔炎

病因

有此症的许多人都因营养不均衡而引起。有一些人则是因精神压力过大才引起。因此，口腔炎可以说是一种文明的病。由于药品、化妆品的副作用，过敏者也会患口腔炎。疲劳过度、身体衰弱或是细菌入口也容易引起此症。有时食物会引起身体上出现宛如麻疹般的小点，这是由于食物与体质不合的缘故，尤其是吃虾和蟹这种海鲜而引起的口腔炎者很多。口腔炎如果严重的话会出现溃疡、化脓、发烧等症状。如无法进餐，则会延迟恢复的时间。

症状分析

口腔炎的患部在口腔，常产生口腔黏膜红肿、溃烂、起水泡等症状。患者不论吃喝都会感到刺痛，食物根本无法下肚。胃弱也会引起口腔炎形成，但这种情况最多只占1/5。几乎大多数口腔炎都是因缺少维生素B所引起的。

穴位选择

指压“口内点”对治疗口腔炎非常有效。“口内点”位于中指指根中央。

按摩方法

在指压时，要一面缓缓吐气，一面强压6秒钟，如此左右各做10次，每天做3回，就能治愈口腔炎和疼痛。指压“口内点”对其他的口内疾病也很有效。

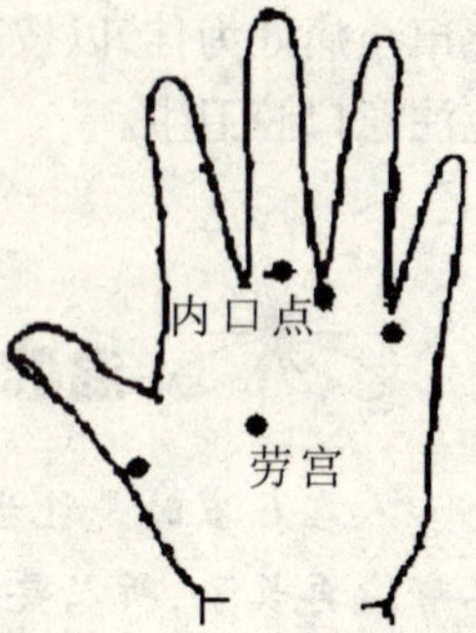

图2－4－17

温馨小贴士

口腔护理的注意事项：

◎擦洗时动作要轻，特别对凝血功能差的，要防止碰伤黏膜及牙龈。

◎昏迷病人禁忌漱口，需要张口器时，应从臼齿处放入（牙关紧闭者不可暴力助其张口）。擦洗时须用血管钳夹紧棉球，每次一个，防止棉球遗留在口腔内。棉球不可过湿以防病人将溶液吸入呼吸道，发现痰多时要及时吸出。

◎假牙不可浸泡在酒精或热水中，以防变色、变形或老化。

◎传染病人用物按隔离消毒原则处理。

◎对长期使用抗生素者，应观察口腔黏膜有无霉菌感染。

二十、口腔溃疡

病因

口腔溃疡的病因很不明确，可能与精神因素、病毒感染、缺少维生素、过度疲劳等有关。因此治疗应综合进行，如用西米替丁、六味地黄丸、强的松、抗生素、六神丸、西瓜霜等。日常生活中应该注意以下几点：

1. 要戒烟、戒酒及忌用辛辣刺激饮食。

2. 避免和去除一切局部刺激因素。

3. 生活起居规律，心情舒畅，加强身体锻炼，提高机体抗病力。

4. 合理调配饮食，饮食宜清淡易消化并富含高热量、高蛋白，多吃新鲜蔬菜及水果。

症状分析

1. 创伤性溃疡:这是一类与局部刺激因素直接有关的溃疡。牙齿折裂留下的残冠、牙齿表面沉积的结石、牙齿长得不齐或者长错位置、咬颊的不良习惯、牙齿磨耗之后形成的尖锐边缘以及做工粗糙的假牙等都可能引起创伤性溃疡。对于这种溃疡,只要尽早发现致病因素,及时采取诸如拔除残根残冠、磨改尖锐边缘、洁治牙结石、纠正咬颊习惯、重新镶牙等措施,就会很快愈合。但是,如果发现过迟,措施不力,创伤性口腔溃疡就可能癌变。

2. 口腔黏膜病引起的溃疡:如复发性口疮、疱疹性口炎、手足口病、天疱疮和类天疱疮继发溃疡等,这类溃疡只要及时采用抗菌、抗病毒、抗过敏等治疗措施或中医药的辨证施治,一般都不会发生恶变。但需要特别注意的是,对属癌前病变的黏膜病不能掉以轻心。如果在白斑、赤斑、扁平苔藓等损害的基础上,出现经久不愈的溃疡,应引起高度警惕。

3. 由肿瘤引起的"恶性溃疡":这种溃疡是恶性肿瘤局部浸润性发展的结果,在溃疡出现前就可能已出现恶性肿瘤的全身表现。

穴位选择

口腔反射区,位于双手中指末端整段。

按摩方法

1. 按摩"口腔反射区"治疗口腔溃疡,简单易行,防治兼顾。按摩方法为点、按、揉。每天数次,每次3~5分钟。

2. 可以借助对溃疡周边的组织直接给予轻度的自我按摩,以促进患处的血循环,加快痊愈。自我按摩并不是直接用手按摩,而是借助牙刷背来进行。方法是:先用清水漱口,然后用牙刷背在溃疡四周反复轻柔地刷摩十数次,再用清水含漱干净,每日3~5次,注意动作要轻。第一次按摩时溃疡可能有些疼痛,但逐渐可以适应。

温馨小贴士

复发性口腔溃疡患者注意事项:

◎治愈后要加强体育锻炼,提高机体对疾病的抵抗力。

◎少食或不食辛辣或刺激性食物。

◎多吃一些新鲜蔬菜水果和富含维生素的食物。

◎注意生活起居有规律，戒烟酒，避免过度劳累和紧张。

◎对复发性口腔溃疡应早发现，早治疗

◎保持心情舒畅和口腔卫生，及时去除大块牙石，去除不良修复体等。

二十一、面神经麻痹

病因

引起周围性面神经麻痹的病因及疾病很多，归纳起来有以下几个方面：

1. 面神经穿出脑桥后，在颅底处可因各种类型的脑膜炎、颅底骨折、基底动脉瘤及硬膜外脓肿的侵犯而发生麻痹；听神经瘤患者常伴有面神经受损，其他小脑脑桥角及颅底肿瘤也可损害面神经；颈静脉球肿瘤也经常侵犯面神经。

2. 脑桥内面神经核性损害的最常见病因为血管性肿瘤及炎症，其次为多发性硬化、延髓空洞症、进行性延髓麻痹、先天性面神经核发育不全。

3. 面神经出茎乳后的分支麻痹，可以由于腮腺的疾病或肿瘤以及面部外伤等引起。

4. 在面神经管内，也可由多种病变引起面神经损害。膝状神经节的炎症如带状疱疹病毒，可以引起膝状神经节综合征。很多没有疱疹的面神经麻痹，可能是由于神经病毒感染所致；很多感染性病变、中毒和代谢障碍以及血管机能不全等，也可损害面神经。由于面神经管与中耳及乳突等密切相邻，因此面神经麻痹是中耳炎、迷路炎、乳突炎及颞骨化脓性炎症的并发症，统称为耳源性面神经麻痹。

症状分析

1. 泪溢。

2. 口角下垂，健侧向上歪斜，不敢紧闭口唇不能鼓腮、吹气，饮水时漏水。

3. 睑裂扩大，上下睑不能闭合，结膜外露，用力紧闭时眼球转向外上方，出现贝尔氏症。

4. 发病急，少有自觉症状，有所谓“昨夜完好，今晨得病”之说。

5. 听觉检查多见低音性过敏或听觉增强。

6. 前额皱纹消失，不能蹙眉是贝尔氏面瘫的重要临床特征。

穴位选择

印堂至神庭穴；攒竹、鱼腰、丝竹空、四白、人中、地仓、桑浆、迎香；太阳、上关、下关、颊车、耳门、听宫、听会、翳风、百会、风府、哑门、大椎；风池、肩井、曲池、外关、合谷；足三里、阳陵泉、悬钟、太冲等。

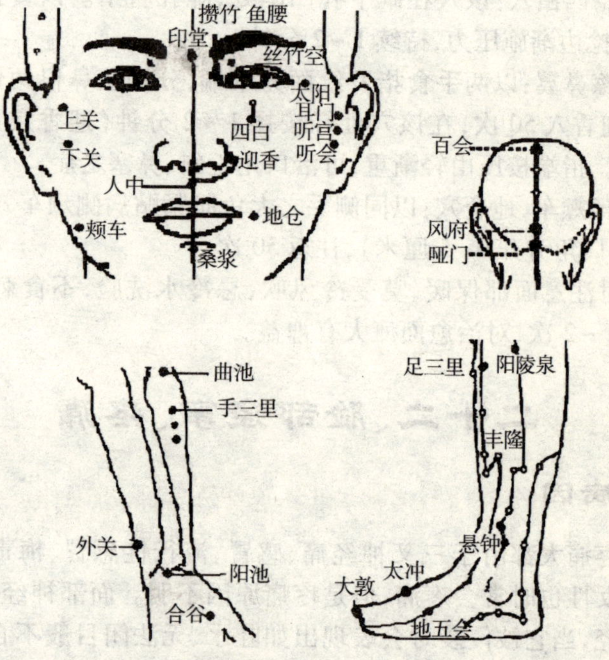

图2－4－18

按摩方法

1. 以中指或拇指点振攒竹、鱼腰、丝竹空、四白穴。

2. 两手拇指指腹自印堂向上推至神庭穴20遍，分推眉弓20遍。

3. 掐人中（即水沟）、地仓、桑浆、擦迎香。

4. 推阳白，揉太阳、上关、下关、颊车、点揉耳门、听宫、听会、翳风。

5. 指推头部，按揉百会、风府、哑门、太椎、拿风池、拿肩井。

6. 下肢按揉足三里、阳陵泉、悬钟、太冲。

7. 以稍重手法按揉曲池、外关、合谷穴。

经用上述手法治疗,最短的 5 次可痊愈,最长的 12 次可痊愈。

自我按摩治疗面神经麻痹的方法:

1. 准备:取卧床位患者枕好;若坐位患者头靠墙壁。患者思想集中,排除杂念。按摩前先做热敷或中药煎汤(桂枝 9 克,防风 9 克,苏叶 9 克)浸湿毛巾热敷。谨防药液误入眼内。

2. 轮刮眼睑:以两手食指及中指的罗纹面为术端,分别从眼内眦向外均衡刮上下眼睑各 50 次,然后轻揉眼皮 20~30 转。

3. 点捻四白穴:该穴在眶下孔凹陷处,瞳孔直下。以食指为术端捻四白穴,边捻边渐施压力,持续 1~2 分钟。

4. 指擦鼻翼:以两手食指罗纹面为术端,分别从鼻根两侧向下擦至鼻翼两旁迎香穴 50 次,在该穴处轻按揉 1~2 分钟(迎香穴在鼻翼旁开 0.5 厘米)。指端按压由轻渐重,可治口角歪斜、鼻塞之症。

5. 掌揉颊车、地仓穴:以同侧手之大鱼肌紧贴病侧颊车穴,边揉边移至地仓穴(口角旁开 0. 5 厘米),往返 50 次。

治疗时注意面部保暖,莫受冷风吹,忌冷水洗脸,不食刺激性食物。每天按摩 1~2 次,对治愈面瘫大有裨益。

二十二、脸部痉挛、疼痛

病因

脸部疼痛大都由于三叉神经痛、感冒、流行性感冒、梅毒等所引起。更年期的女性也时常会疼痛,但是疼痛原因不明。面部神经是支配脸部运动的神经,当它被侵袭时会表现出如吐水、无法闭目般不自然的表情,疼痛感比一般情况严重。脸部皮肤与身体皮肤不同,脸部之所以能呈现快乐、悲哀的表情,是由于面部神经使得皮肤同时收缩。脸部刺痛是由于面部神经机能过高的缘故。

症状分析

脸部有三叉神经和面部神经。三叉神经属于疼痛、温暖、寒冷的感觉神经系,如果三叉神经受到侵袭,脸部就会感到被剃刀割破、被针刺或用刀扎身体那样的疼痛。三叉神经第一枝是眼神经,第二枝是上颚神经,第三枝是下颚神经，其中以第三枝疼痛最多。

穴位选择

指压“听宫”和“头维”，对治疗脸部异常非常有效。“听宫”位于耳前，将口张开时的凹处；“头维”是听宫向上垂直 7 厘米之处，嘴动时肌肉也会动之处。

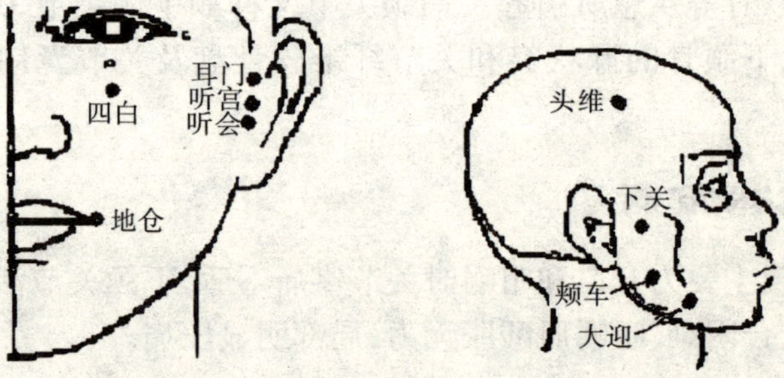

图 2－4－19

按摩方法

指压时在瞬间吐尽空气的同时，用双手拇指指腹强压，每秒钟按压一次，如此重复 10～20 次。指压时如果张口喊“啊——”，如使眼、鼻振动的话，效果更佳。

另外，鼻蓄脓、近视、中耳炎、齿槽发炎等症，也会引起脸部疼痛。这是由于神经异常，脸部血管被拉长的缘故。此时的治疗应使血管恢复原状，采用前述指压按摩法也很有效。如果先扭动脖子，放松紧张的肌肉再治疗，效果会更佳。

温馨小贴士

脸部疼痛或痉挛并不严重，不至于影响生命，但对患者来说却是非常痛苦的。即使能够忍住疼痛，也会有很不自然的表情，使别人感到奇怪，因此患者必须尽快治疗。

二十三、颞下颌关节紊乱

病因

此症多与错牙、缺牙、过度磨损以及长期单侧咀嚼有关；或由咀嚼食物用力过猛以及风寒刺激所致；或由传染性疾病，关节附近化脓病灶的扩散，或由骨、软骨等疾患所引起。颞颌关节又称颞下颌关节，是由颞骨的下颌关节凹、下颌骨的髁状突和关节纤维软骨盘及关节囊韧带、咀嚼肌组成。

症状分析

临床表现主要为开口和咀嚼时关节疼痛不适，下颌关节活动时弹响，张口受限，咬合困难，咀嚼肌酸胀无力，局部明显压痛。

穴位选择

翳风、上关、下关、颊车等。

按摩方法

首先患者坐位，医者站立在其前面。

1. 按揉法：医者一手扶住头部，另一手拇指置于髁状突前侧颧骨弓下的凹陷部，反复按揉2分钟。

2. 点按翳风、上关、下关、颊车，每穴约1分钟。

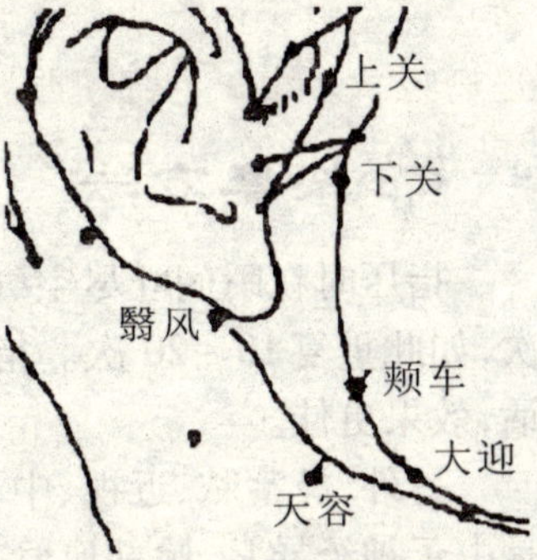

图2-4-20

3. 摩法：医者一手扶住头部，另一手用大鱼际置于患侧关节周围，反复摩动2分钟。

4. 摇法：必要时可使用摇法，医者两手拇指裹以纱布插入口内，余指托住下颌，两手指内外合力，使下颌骨做上下左右摇动各3～5次。

温馨小贴士

做经穴按摩治疗期间，忌吃硬壳食物。患部可热敷。

二十四、酒渣鼻

病因

酒糟鼻是发于鼻部的一种慢性炎症性皮肤病，又称酒渣鼻、玫瑰痤疮和赤鼻，多发生在中年人。通常表现为外鼻皮肤发红，但以鼻尖最为显著。这是由于血管明显扩张的结果，有时透过皮肤可看到扩张的小血管呈树枝状。由于局部皮脂腺分泌旺盛，鼻子显得又红又亮；病情进一步发展，皮肤可增厚，甚至长出皮疹或小脓疮，外观粗糙不平，很像酒糟样，故名酒糟鼻。有的人鼻尖皮肤增厚特别显著，粗糙的鼻尖明显增大犹如长了肿瘤。目前认为本病的发生主要与毛囊形螨感染有关，此外与精神紧张和情绪激动、胃肠功能紊乱（胃酸减少、便秘）、病灶感染、酗酒、嗜食辛辣食物、冷风及高温刺激也有关。

症状分析

本病多见于中年人，女性多于男性，但男性患者病情较重。皮损好发于面部中央，呈对称分布。常见于鼻部、两颊、眉间、颏部。按其发展过程分为三期：

1. 红斑期：初起为暂时性红斑，尤其在进食刺激性食物后或情绪激动时红斑更为明显，日久红斑持续不退，毛细血管呈树枝状扩张。

2. 丘疹期：在红斑基础上，可出现丘疹或脓疱，皮损与毛囊不一致。

3. 鼻赘期：病期患者鼻部可出现多个结节，互相融合，表面凹凸不平，鼻部肥大，毛孔明显扩大，毛细血管显著扩张，纵横交错，形成鼻赘。

穴位选择

1. 足外侧反射区：生殖腺。

2. 足背部反射区：扁桃体、胸部淋巴腺（胸腺）、上身淋巴结、下身淋巴结。

3. 足底部反射区：脑垂体、鼻、肺及支气管、肾上腺、肾、输尿管、膀胱、直肠。

按摩方法

1. 足外侧反射区：食指外侧缘刮法、按法、拇指推法、叩击法等。

2. 足背部反射区：拇指指端点法、食指指间关节点法、食指推法、拇指推法等。

3. 足底部反射区：拇指指端点法、食指指间关节点法、拇指推法、按法、食指关节刮法、双指关节刮法、拳刮法、擦法、拳面叩击法等。

二十五、五官按摩强壮法

五官按摩强壮法属保健方法。对五官有治疗和保健作用，也可作为其他治疗方法的辅助法。练习时取坐或卧位皆可，垂目调息，气沉丹田或意守丹田，提肛缩阴；或取法自然。

1. 健耳法：能增强听力，防治耳聋、耳鸣和其他耳病；并能益精强肾、健脑安神，能调节血压，治疗眩晕、失眠、遗精、早泄及中气下陷等（耳内或耳外患急性炎变，或其他严重耳病者慎练）。

（1）上提式：两手拇指在前，食指在后，分别轻提同侧耳廓之上端，然后用拇指摩按耳廓内侧，使之有热感为度，再用两指轻提耳廓。如此反复12～36次。

（2）下捋式：两手食指在前，拇指在后，相对握住耳垂，略用力向下拉捋并按压，反复12～36次，使耳垂有热胀感。

（3）中按式：两手握拳，拇指分别竖起按压耳屏，使之正好堵住耳孔，勿使透气。按压时用力宜轻缓，使有温热感。按压片刻即放松1次，反复36次。体虚欲补者，闭口按压；病实欲泻者，张口按压，用力稍重。

2. 健目法：能增强目力，解除眼疲劳，防治近视、远视、老年白内障等各种目疾。急性青光眼或严重眼疾者慎练。

（1）正按式：闭目片刻，两手相摩令热，然后将食、中、无名三指并齐，分别置左右眼睑上，使中指正对瞳孔，接着三指同时轻按眼球，使之有轻微胀感后放松，如此按压12～36次。

（2）侧按式：用左或右手拇、食二指，张开如钳状，各按两眼之外眼角处，同时向中间相对地轻轻用力推按，使有胀感后放松，如此按压12～36次。再用两手食指分别按手同侧之攒竹穴，拇指按太阳穴，中指按睛明穴，三指同时用力按压眼球和穴位，使之有轻微胀感后放松，如此按压12～36次。收功：左右运目数次，然后张目远望片刻。

3. 健鼻法：能增强和恢复嗅觉，促使鼻息通畅，可预防感冒，治疗鼻炎。

（1）鼻外法：用左或右手的拇食指如夹状，放鼻根两侧，用力向下挤按。至鼻翼时，稍增加力量提挤人中穴片刻，由上而下挤按12～36次。

（2）鼻内法：继上法将拇、食指伸入鼻腔，夹住鼻中隔软骨，轻轻下拉12～36次。

4. 健舌法：能生津化气，使精气上达脑户，下达丹田。先使舌在口腔内上下左右依次搅动数次，然后舌体缓缓地尽量外伸，再缓缓地缩回。在伸缩的同时，上下门齿轻轻地挤压舌体，使舌体稍有胀痛感。如此伸缩挤按12～36次。接着舌体先后移至口腔左侧及右侧，同时两侧上下臼齿轻轻挤压如上，每侧12次。津液充盈时可随意下咽，以意引至丹田更佳。

5. 健面法：本法充分运动面部肌肉，可防治颜面衰老、面神经麻痹、牙龈炎和其他口腔疾患。尽量张口，用左手（或右手）拇指和食指成钳状，用力夹住左右口角按地仓穴，如此松按12～36次。再承上式，尽量闭口内收，两指旋转摆动口唇12～36次。

第 5 章 小儿科病症

在应用推拿按摩治法给小儿治病时，需要参考小儿身体前后面的穴位图、手部正面与背面穴位图和头部穴位图，在治病之前请仔细找对穴位的位置，再进行治疗操作。

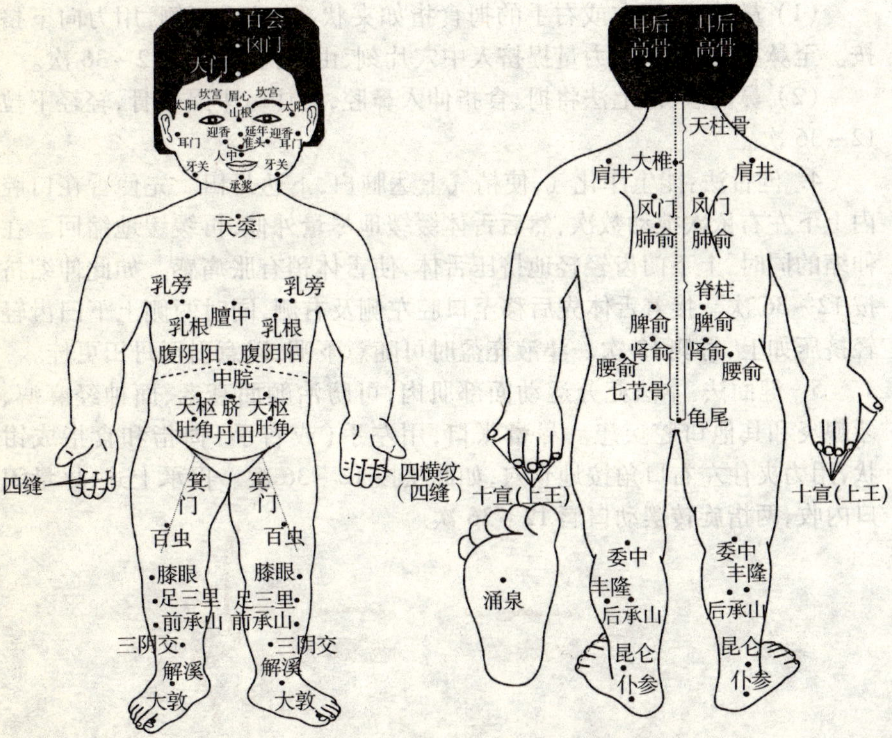

图 2－5－1　小儿身体前后面的穴位图

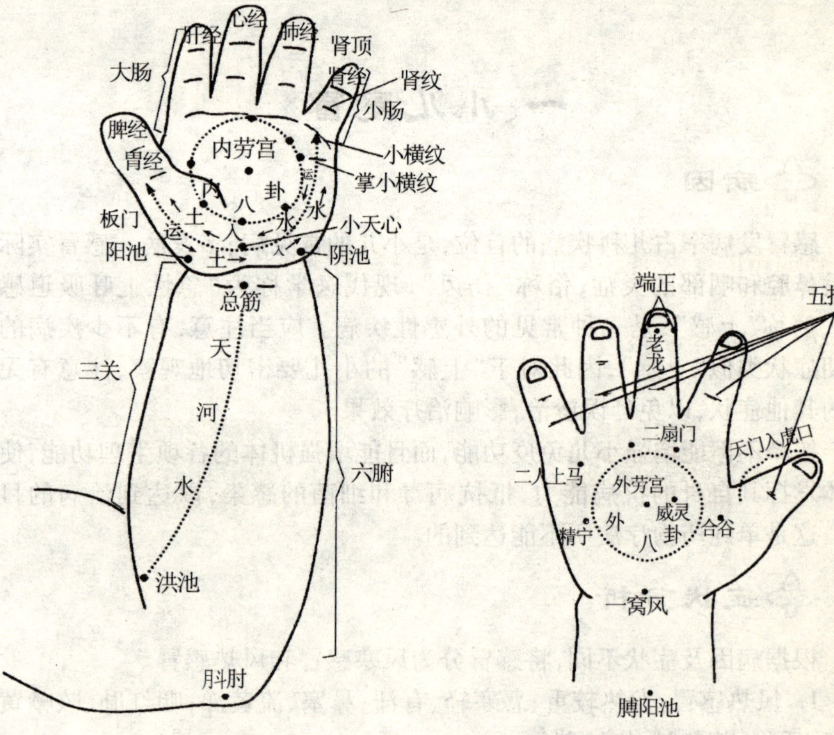

图2-5-2 小儿手部正背面穴位图

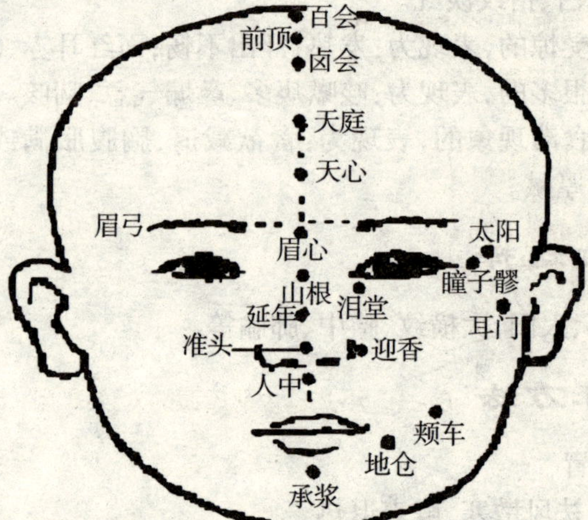

图2-5-3 小儿头脸部穴位图

一、小儿感冒

病因

感冒发病率占儿科疾病的首位，是小儿的常见病、多发病。感冒实际上是鼻腔和咽部的炎症，俗称“伤风”，现代医学称为“急性上呼吸道感染”，简称“上感”，是一种常见的外感性疾病。应当注意，有不少疾病的初期症状类似“上感”，因此对于“上感”的小儿要密切地观察，注意有无新的其他症状，以免延误诊治，影响治疗效果。

按摩不但能增强小儿免疫功能，而且能增强机体的各项生理功能，使机体发挥其自身的抗病能力，抵抗病毒和细菌的感染，以达到治病的目的。这是单纯药物疗法所不能达到的。

症状分析

根据病因及症状不同，将感冒分为风寒感冒和风热感冒。

1. 风热感冒：发热较重、恶寒轻、有汗；鼻塞、流黄涕；咽红肿、咳嗽黄稠；舌质红、苔黄腻，指纹紫红。

2. 风寒感冒：恶寒、发热、无汗；鼻塞、流清涕；头疼身痛、咳嗽有痰；舌质淡红、苔薄白、指纹淡红。

3. 同时有受惊的，表现为：发热、汗出不畅；面红耳赤、烦燥不安。

4. 同时痰很多的，表现为：咳嗽痰多、鼻煽气急、喘咳。

5. 同时有食滞现象的，表现为：食欲减退、胸腹胀满或呕吐酸腐、大便腥臭、舌苔黄厚腻。

穴位选择

天门、坎宫、太阳、大横纹、膻中、肺腧等。

按摩方法

1. 风寒感冒

（1）治法：祛风散寒，解表退热。

（2）穴位：推揉坎宫300次，开天门100次，揉太阳穴100次，揉耳后高骨100次，手法轻柔适度。

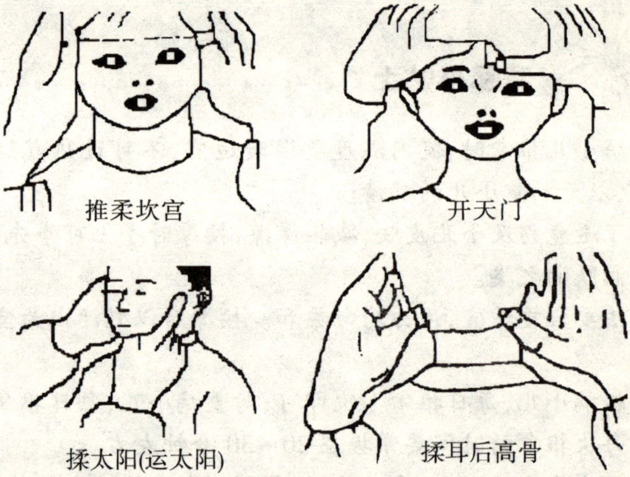

图 2－5－4

2．风热感冒

（1）治法：解表退热，祛风散寒。

（2）穴位：清脉经 300 次，开天门 100 次，揉太阳穴 100 次，分推膻中 100 次/分钟，揉耳后高骨 100 次，推六腑 100 次，揉大椎穴 100 次。

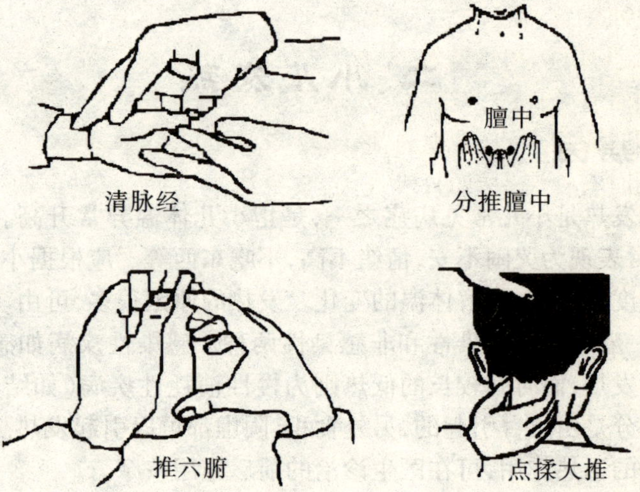

图 2－5－5

温馨小贴士

◎在给小儿推拿时，室内温度要温暖适宜，不可过热或过冷，同时要严格避风，以免加重小儿的病情。

◎为了避免伤及小儿皮肤，减轻摩擦，按摩时手上可事先蘸一些小儿爽身粉或润肤油之类。

◎手法要轻重适宜，用力均匀柔和。按摩后以微汗出为宜，切勿发汗太过。

◎对轻病小儿，每日推拿1次即可；对重病小儿，每日推拿2～3次疗效较好。每次推拿的时间要掌握在20～30分钟左右。

◎对1岁左右的小儿，应以推、揉等弱刺激手法为主。推拿后也要避风，以免复遭外邪侵袭加重病情。

◎不应滥用抗生素。如细菌感染可能性较大并有并发症，如中耳炎、淋巴结炎、鼻窦炎、气管炎、肺炎时，应在医生的指导下使用。

◎ 在感冒期间让小儿多喝水，饮食要清淡，食物要易消化。

二、小儿发热

病因

小儿发热是小儿常见病症之一，是指小儿体温异常升高。小儿在发热时，经常表现为哭闹不安，情绪不高，不吃东西等。应根据小儿的脸色、身体的温度等，及时了解体温的变化。发热的原因很多，可由多种疾病造成，但是一般可分为感染性和非感染性两种。感染性疾病如感冒等一般都为急性发热，而时间较长的低热则为慢性消耗性疾病（如结核）。小儿发热大部分是由感冒引起的，另外食积、阴虚都可以引起发热。按摩对小儿有较好的退热作用，可在医生诊治的前后施用按摩。

症状分析

一般将发热分为外感发热、肺胃实热、暑温高热和阴虚内热，前两种比较常见。

1. 外感发热

(1) 风寒型：恶寒、发热、无汗；头痛、鼻塞、流清涕；苔薄白、指纹鲜红。

(2) 风热型：发热、微汗；鼻塞、流浓涕；咽喉红肿疼痛、口干。

2. 暑温高热

主要表现：夏至后立秋前突然发病；壮热无汗、面红气促、口渴思饮、烦躁不安；溲（小便）短赤，舌红苔黄。

3. 肺胃实热

主要表现：高热、面红、气促；不思饮食、口渴思饮、烦躁不安；腹满便秘、舌红苔黄而燥、指纹绛紫。

4. 阴虚内热

主要表现：午后或入夜发热（多在38℃左右）；手足心热、形体消瘦、盗汗、食欲欠佳；心烦不安、舌红少苔。

穴位选择

攒竹、天河水、肺经、心经、曲池、合谷、六腑等。

按摩方法

1. 推攒竹（开天门）：自两眉中间至前发际成一条直线。两拇指由眉心向额上至发际交替直推，约10～20次。主治：外感发热、头痛。

2. 捋眉梢（推坎宫）：自眉头起沿眉梢成一直线。两拇指自眉头向眉梢分推，约10～20次。主治：外感发热、头痛、目赤痛。

3. 在两侧眉后凹陷处，用中指端揉该穴或运太阳。当运太阳时，向耳的方向揉为泻，向眼的方向揉为补，约10～20次。主治：外感发热、头痛、目赤痛（应以泻法为主）。

4. 按揉迎香：鼻翼外缘，鼻唇沟陷中。用右手食、中二指同时按揉迎香，约10～20次。主治：鼻塞流涕、不闻香臭、口眼歪斜。

5. 揉拿大椎：第七颈椎棘突下（大约在与两肩平行的脊柱突出的脊椎骨）。以右手中指端揉大椎穴，约10～20次。主治：发热、项强（脖子发硬）、咳嗽。

6. 推天河水：前臂侧面正中，自腕横纹至肘横纹成一直线。以左手持小儿之手，使掌心向上，再以右手拇指桡侧面或食、中指并拢，自腕横纹推向肘横纹，双手交替操作，反复约 10 ~ 20 次。主治：外感发热、潮热、内热、烦躁不安、口渴等。

7．推六腑：前臂尺侧，阴池穴（手腕横纹处）至肘尖处成一直线。以左手持小儿左手，以右手拇指或食、中指面自肘推向腕部，然后再交换双手，做另一侧手臂，反复约 10 ~ 20 次。主治：一切实热病症，如高热、烦渴、咽痛、惊风、痄腮和大便燥结等。

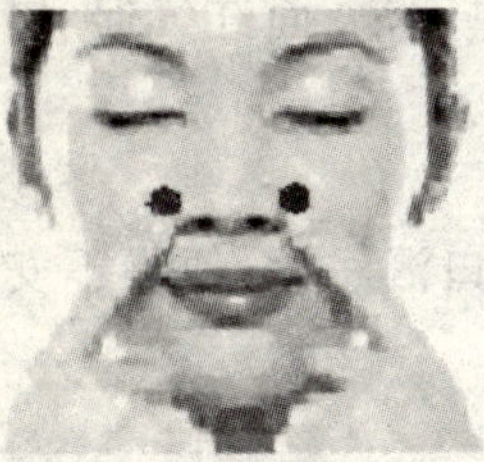

按揉迎香

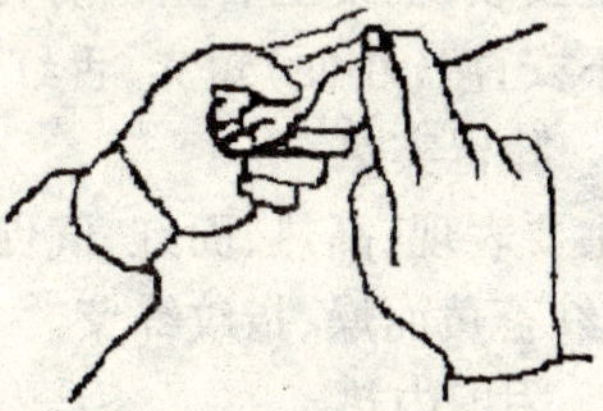

推天河水

图 2－5－6

简单方法：

1．用拇指推肺经、心经、天河水、六腑各 100 次。

2．用快速手法掐两手十个指甲根 3 ~ 5 次。

3．开天门左右拇指各 20 次。

4．用拇指点压曲池、合谷各 1 分钟。

上述方法每次反复操作两遍，每日两次。

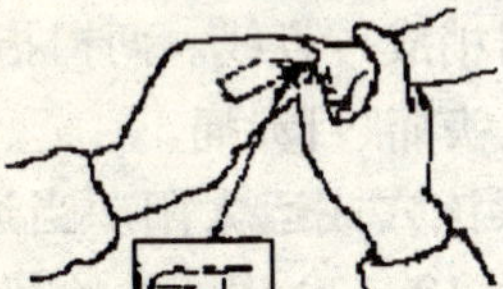

推(补)肺经

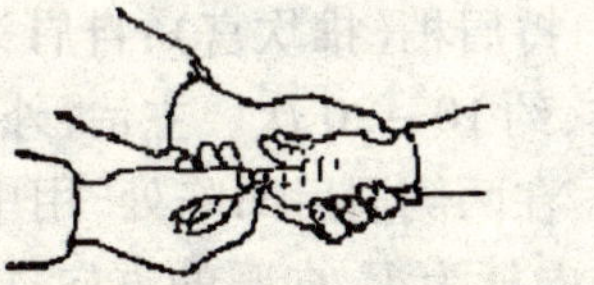

推心经

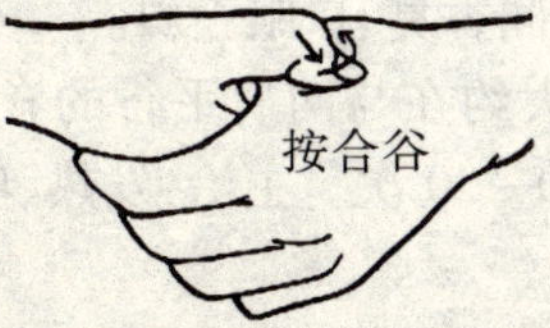

按合谷

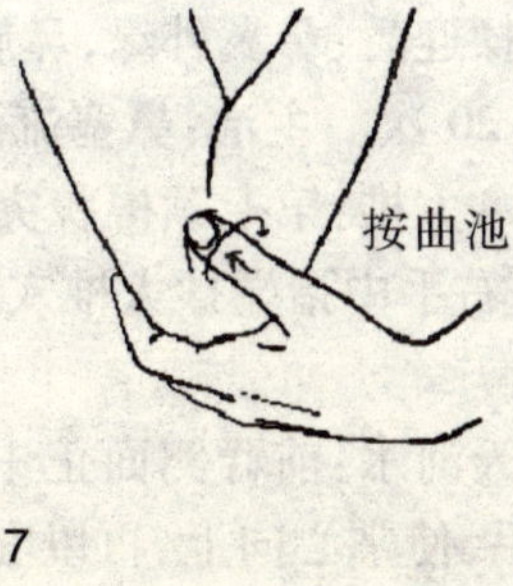

按曲池

图 2－5－7

温馨小贴士

◎高热不退者,应尽快去医院就诊。临床上许多急性传染病初起时,往往以发热为主要症状,应予注意,以防延误救治。

◎按摩治疗小儿发热,每天1~2次。

◎小儿发烧时新陈代谢加快,消耗多,进食少,身体虚弱,此时应让小儿卧床休息,保持室内安静,避免各种刺激。

◎室内温度要适当,室温过高不利于人体散热,而且会使小儿烦躁;过低则容易使小儿受寒。一般室温以20℃左右为宜,并且防止空气对流直吹小儿。

◎适当吃些新鲜水果及饮用果汁等,避免吃油腻、辛辣及生冷食物。如小儿食欲减退,不能保证营养和液体的摄入,必要时要及时去医院。

◎发热时人体营养和体液消耗较大,必须注意适当补充。要多喝水,饮食以流质(牛奶、豆浆)或半流质(如面汤、粥、蛋羹)食物为主,以清淡为宜。

三、小儿腹泻

病因

腹泻主要是由于感受外邪、内伤饮食、脾胃虚弱或脾肾阳虚而引起的。其病变的中心在脾胃。按摩疗法通过健脾、利湿、止泻来治疗小儿腹泻,效果显著。小儿腹泻是一组由多种原因引起的临床症状,不包括菌痢、伤寒、霍乱等肠道传染病。发病年龄多在3岁以下,尤其是1岁以下的小儿在夏秋季多见。对于迁延型腹泻,小儿按摩是首选的治疗方法。

症状分析

1. 湿热泻:大便泻下稀薄、急迫暴注、色黄褐、味臭;小便短赤;苔黄腻、指纹紫色。

2. 寒湿泻:大便清稀、泡沫多、色淡、不臭;肠鸣腹痛、小便清长;苔白腻、指纹淡红。

3. 脾虚泻:久泻不愈、大便水样、次数频多、食入即泻、色淡、时重时轻;面色萎黄、舌淡苔薄、指纹淡红。

4. 伤食泻(食积伤食):大便量多、稀薄,杂有残渣和乳块,气味酸臭;嗳气纳呆、脘腹胀满拒按、常伴呕吐、矢气;泻前哭闹、泻后缓解;苔厚腻、指纹紫色。

穴位选择

龟尾、肚角、内八卦等。

按摩方法

1. 揉龟尾:龟尾穴位于人体臀部的尾椎骨处。中医认为,揉龟尾穴能通调督脉之经气,有调理大肠的功能,对止泻、通便有一定的效果。揉龟尾时家人用大拇指指腹轻按于小儿龟尾穴上,然后做轻柔缓和的回旋转动,以300次左右为宜。在龟尾向上约4寸(四指)的地方是人体的七节骨。家人如果能把龟尾与七节骨之间的部位再从下到上推百余次,效果会更好。在七节骨与龟尾一线,家人自下而上推可温阳止泻,自上向下推可治便秘。

2. 运八卦:又称内八卦,是指围绕掌心周围的八个穴位的总称。运八卦对由伤食引起的脾胃虚弱有一定的疗效,如饥饱无度、过食生冷等造成的腹泻、呕吐、食谷不化等。具体做法是:家人用右手中指托住小儿的手背中央,把大拇指放在小儿手掌的八卦穴上,以逆时针方向环形移动进行摩擦,揉约300次即可。

3. 捏肚角:肚角位于小儿肚脐下两寸(两指),左右旁开两寸各1个。家人用手指捏按肚角,然后慢慢用力下按,再慢慢减力松开,这样一轻一重来回数次。肚角属脾胃经,经常捏按对治疗脾胃虚寒所致的小儿腹泻有一定的作用。如果家人在捏按过肚角后,再用手掌按逆时针方向环形移动按摩腹部,效果会更加明显。

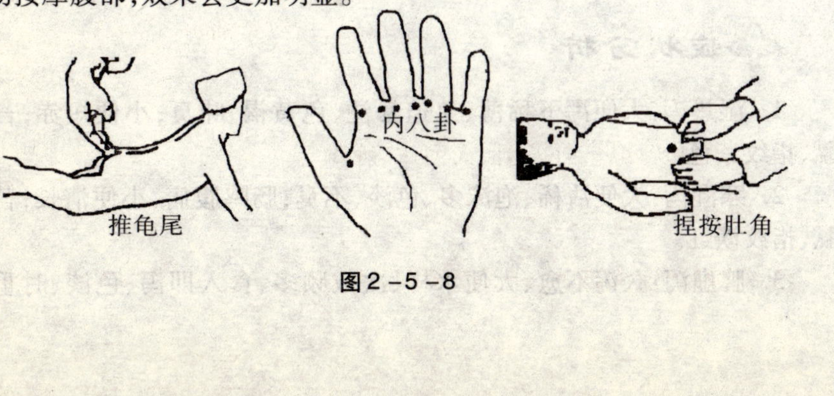

图2-5-8

温馨小贴士

◎重型腹泻，应以药物治疗为主，配合按摩治疗，每天2次。

◎轻型腹泻，按摩治疗每天1～2次，5天为1个疗程。

◎迁延性腹泻，按摩治疗每天1次，10次为1个疗程。

◎治疗期间，如出现发热、腹泻次数增加、呕吐频繁、口渴、前囟及眼窝凹陷、大便带血等应及时去医院就诊。

四、小儿厌食

病因

厌食又称“恶食”，是指小儿较长时期见食不贪、食欲不振，甚至拒食的病症，以1～6岁小儿为多见。其发生无明显的季节性，在夏季症状可加重。病因有：饮食不节、喂养不当；多病久病、损伤脾胃；先天不足、后天失调；暑湿熏蒸、脾阳失展；情绪变化、思虑伤脾。其中，饮食不节、喂养不当最为多见。本病病变的脏腑在脾胃，发病机制是脾运胃纳的失常。按摩对治疗小儿厌食有显著的疗效，可健脾开胃，通达中焦。

症状分析

1. 脾胃虚弱：食欲不振、面色发白；形体瘦弱、神倦乏力；或大便溏薄；唇色较淡、舌无苔或少苔、指纹淡红。

2. 积食：食欲减退、纳食不香；腹胀痛拒按、恶心呕吐；手足心热、烦躁不宁、睡眠不安；大便秽臭；舌苔黄、白腻，指纹紫滞。

穴位选择

脾经、胃经、四缝、外八卦、天河水、脾腧等。

按摩方法一

开胃健脾，宽胸理气，辅以滋胃阴、清心火。

推拿方法：清胃经、补脾经，掐四缝、揉小天心，运外八卦（位于左手掌背中心周围，与内八卦相对），3 次后小儿就会有食欲，5 次后食欲增强，随后再调理 5 次即可愈。

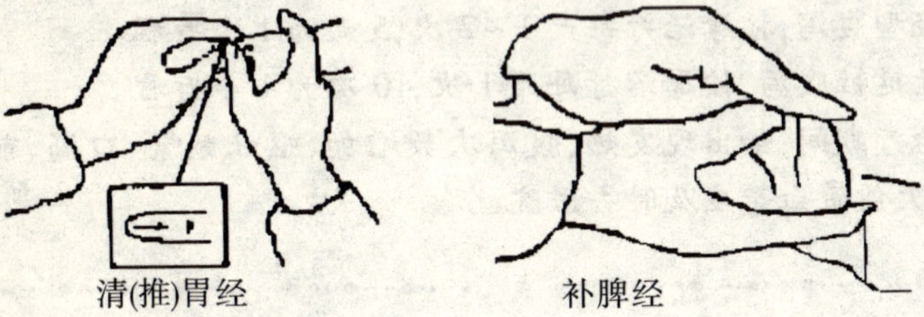

图 2－5－9

按摩方法二

1. 点揉中脘、天枢穴各 1 分钟。
2. 顺、逆时针摩腹 3 分钟。
3. 分推阴阳 100 次，按揉足三里穴 1 分钟。
4. 反复捏脊 10～15 遍。

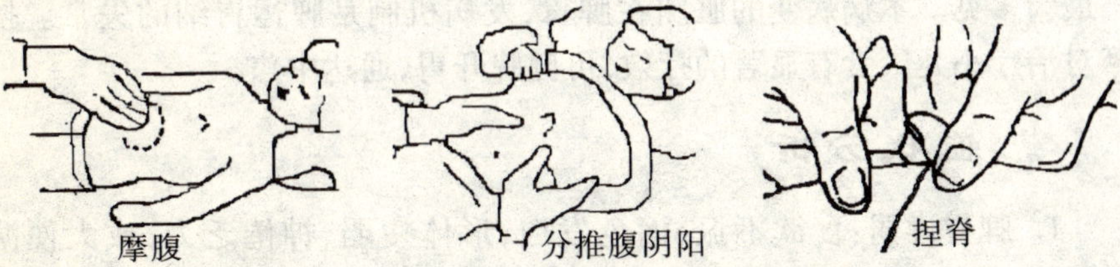

图 2－5－10

温馨小贴士

◎按摩治疗每天 1 次，10 次为 1 个疗程。

◎轻者只需 1 个疗程就可治愈，重者要按摩 2～4 个疗程。

五、小儿咳嗽

病因

咳嗽是呼吸系统疾病中最常见的一个症状。引起小儿咳嗽的原因,一般分为呼吸道内与呼吸道外两大类。呼吸道急、慢性感染所致的小儿咳嗽,在儿科临床中最为多见,这是因为小儿呼吸道血管丰富,气管、支气管黏膜较嫩,从而较易发展为炎症。咳嗽一年四季都可能发生,但以春、冬季最为多见。按摩治疗小儿咳嗽重在宣肺、止咳、化痰。

症状分析

根据中医辩证,咳嗽分为内伤咳嗽和外感咳嗽。

1. 内伤咳嗽:久咳,身微热或干咳少痰,或咳嗽痰多;食欲不振、神疲乏力、形体消瘦;苔薄色绛、指纹沉紫。

2. 外感咳嗽:咳嗽有痰、鼻塞、流涕、恶寒、头痛、苔薄。

(1) 若为风寒者,兼见痰、涕清稀色白;恶寒重而无汗;苔薄白、指纹浮红。

(2) 若为风热者,兼见痰、涕黄稠;稍畏寒而微汗出;口渴、咽痛、发热;苔薄黄、指纹浮红。

穴位选择

肺经、天突、膻中、肺腧、脾经、肾腧等。

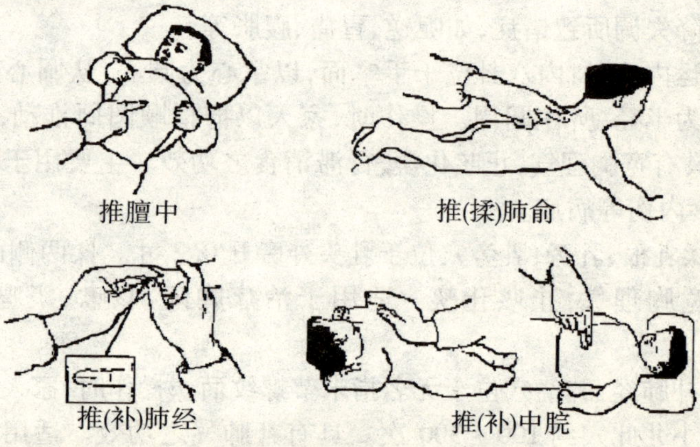

图2-5-11

按摩方法

1. 外感咳嗽的推拿方法

（1）揉肺俞：肺俞穴位于第三胸椎棘突下，督脉身柱穴旁开1.5寸。操作时，于两侧的肺俞穴上按揉50次左右。具有益气补肺、止咳化痰之功效；能调肺气，补虚损，止咳嗽。适用于一切呼吸系统疾病。

（2）下推膻中：膻中穴位于两乳头连线中点，胸骨正中线上，平第四肋间隙。操作时，家人用食指、中指自胸骨切迹向下推至剑突约50~100次。具有宽胸理气，止咳化痰之功效。适用于治疗呕吐、咳嗽、呃逆、嗳气等疾病。

（3）揉乳根：乳根穴位于乳头直下一肋间，平第五肋间隙。操作时，家人以拇指螺纹面于双侧该穴按揉30~50次。具有宣肺理气，止咳化痰的功效。适用于治疗咳嗽、胸闷、哮喘等疾病。

（4）推坎宫：坎宫位于自眉心起至眉梢成一直线。操作时，家人用两拇指自眉心向两侧眉梢做分推，约30~50次。有疏风解表，醒脑明目的作用。常用于治疗外感发热、头痛等。

（5）揉丰隆：丰隆穴位于外踝尖上8寸，胫骨前缘外侧，胫腓骨之间。操作时，左右揉50次。具有和胃气，化痰湿之功效。适用于治疗痰涎壅盛、咳嗽气喘等病症。

2. 内伤咳嗽的推拿方法

（1）揉中脘：中脘穴位于前正中线，脐上4寸。操作时，小儿仰卧，家人以掌根揉此穴约100~200次。具有健脾和胃，消食和中之功效。适用于脾胃升降失调所致诸症，如呃逆、胃痛、腹胀等。

（2）运内八卦：内八卦位于手掌面，以掌心为圆心，从圆心至中指根横纹2/3为半径，所作圆周。操作时，家人以拇指顺圆周推动，约100~500次。具有宽胸理气，止咳化痰，行滞消食之功效。主要用于治疗痰结喘嗽、乳食内伤等病症。

（3）揉乳根、乳旁：乳旁穴位于乳头外旁开0.2寸。揉两侧此穴30~50次，能宽胸理气，止咳化痰。适用于治疗胸闷、咳嗽、痰鸣、呕吐等病症。

（4）补肺经：肺经穴位于无名指末节螺纹面。操作时，家人以拇指螺纹面旋推小儿此穴约100~300次。具有补肺气之功效。适用于治疗虚性咳喘、自汗、盗汗等病症。常与补脾土合用。

久咳体虚可加用推三关、捏脊，阴虚咳嗽可加用揉上马，痰吐不利可加用揉丰隆。

温馨小贴士

◎按摩治疗每天1～2次，10天为1疗程，可连续1～3个疗程。

◎小儿症状缓解后，可适当减少按摩次数，每周1～2次。

◎当小儿正在咳嗽时，要设法帮忙把痰咳出来。可以让他横向俯卧在妈妈膝上，然后有节奏地轻拍他的背部，不要太用力，鼓励小儿把咳出的痰都吐出来。

◎小儿咳嗽得很厉害时，不宜玩耍得太疲劳，不然会加重咳嗽。要注意给小儿保暖，尤其是脚心和头顶部不要受凉，以免反射性地使呼吸道抵抗力更为下降。同时也不要让小儿身体过热，衣服被汗水浸湿后更容易引起咳嗽。

◎如果咳嗽频繁并出现其他症状，如气促、发烧等，则需及早去医院就诊。

◎如果是突发性呛咳，很可能是小儿将食物或异物吸入咽喉，但还能呼吸，能讲话或哭出声。这时要鼓励小儿咳嗽，千万别用手在其嘴里乱抠，以防异物越抠越深，以致把气道完全堵死。如果没有咳出东西，小儿反复咳嗽或气喘，说明异物已到达呼吸道，应立即送医院及时取出异物。

六、小儿便秘

病因

便秘是排便间隔时间延长，或虽有便意而排出困难等。便秘是儿科临床常见的一种症状，可单独出现，也可见于其他急、慢性疾病中。便秘的发生与生活饮食习惯有关。按摩是治疗小儿便秘最简便有效的方法，以消导通便为主。

症状分析

根据病因及症状不同，将便秘分为实秘和虚秘。

1. 虚秘：表现为面色发白、指甲无光泽、形瘦气怯；便软、便秘不畅、小便清长；腹中冷痛、喜热恶冷、四肢欠温；舌淡、苔薄、指纹淡。

2. 实秘：表现为大便干结、胸胁脾满、腹中胀满；面红身热、口臭心烦；口干欲饮、不思乳食；嗳气泛酸；小便短赤；苔黄腻、指纹紫滞。

穴位选择

大肠、六腑、七节骨等。

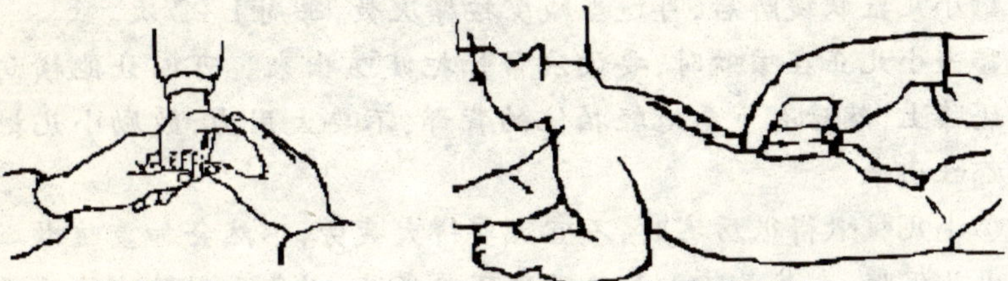

推(补)大肠　　　　推七节骨

图 2-5-12

按摩方法

1. 实证的推拿方法

(1) 清大肠：大肠穴位于食指桡侧缘。操作时由虎口推向指尖 100 ~300 次。能治疗湿热、饮食、痰饮等停积肠道、气机受阻之便秘、腹中灼痛、黄疸等。

(2) 退六腑：六腑位于前臂尺侧缘，神门穴至抖肘成一直线。操作时，以中食指指腹自肘关节推至掌根 100 ~500 次。能通腑泻热，滑肠泻下。用于阳明腑实，满燥实坚。

(3) 补肾水：位于小指螺纹面。操作时，自小指根推至小指尖 100 次。有补肾固本，清热利尿之功效。

(4) 下推七节骨：位于第四腰椎至尾骨端成一直线。操作时，由上往下擦至皮肤发红为度。具有升降脾胃，调理二便之功效。适用于一切热证、实证如烦躁不眠、便秘等。

(5) 摩腹：用掌或四指轻贴腹部，缓缓顺时针移行。有调和脾胃，降逆消导，补脾健胃之功效。能直接顺应肠道走向，促进肠蠕动。

2. 虚证的推拿方法

(1) 捏脊：为第一胸椎至尾椎成一直线。由下往上捏 30 遍。可调阴阳、理气血、和脏腑、通经络。凡脾胃虚弱之证，均可用之。

（2）推三关：位于前臂桡侧，太渊穴至曲池穴成一直线。操作时，自下向上推100～500次。具有温里散寒，温补气血之功效。适用于各种虚症，如身体虚弱、神疲气怯、面色无华等。

（3）补脾：脾土位于拇指桡侧缘。操作时，由指跟尖推向指根300次。能调理脾胃，加强脾胃运化功能。

（4）另外，也可加用清大肠、揉肾俞，以滋阴润燥，理肠通便。

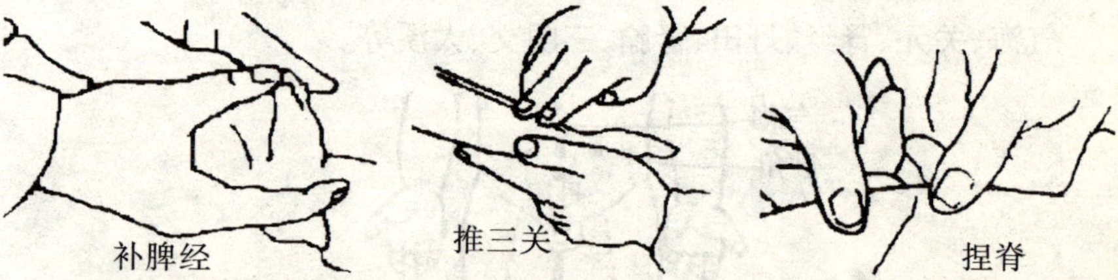

图2－5－13

温馨小贴士

◎按摩治疗每天1次，5次为1个疗程。

◎经按摩症状改善者，仍须继续按摩，直至完全恢复正常。

七、小儿遗尿

病因

遗尿是指3岁以上的小儿在睡眠中小便不能控制而自行排出的一种病症，又称“尿床”。遗尿的主要原因是大脑排尿中枢发育不充分。小儿遗尿多为先天肾气不足、下元虚冷所致，所以治疗以补肾益气为主。另外，由各种疾病引起的脾肺虚损、气虚下陷，也可以出现遗尿症。少数则因肝经郁热而引起遗尿。按摩通过调节中枢神经系统的功能，加强了肾和膀胱缩尿功能，从而起到治疗作用。按摩治疗小儿遗尿温肾固涩，疗效显著。

症状分析

1. 脾肺气虚：遗尿频繁、量多；面色无华、形瘦乏力、饮食不振；大便溏薄、舌苔淡薄。

2. 肾气不足，下元虚冷：遗尿量多、尿色清；熟睡不易叫醒；面色苍白、神疲乏力；肢冷形寒、腰腿酸软；舌质淡、舌苔薄白。

3. 肝经郁热：睡中遗尿；小便色黄、尿量不多、尿味腥臭；性情急躁、手足心热、面唇红赤、口渴欲饮；舌红苔黄。

穴位选择

气海、关元、肾经、丹田、肾腧、三阴交、太溪等。

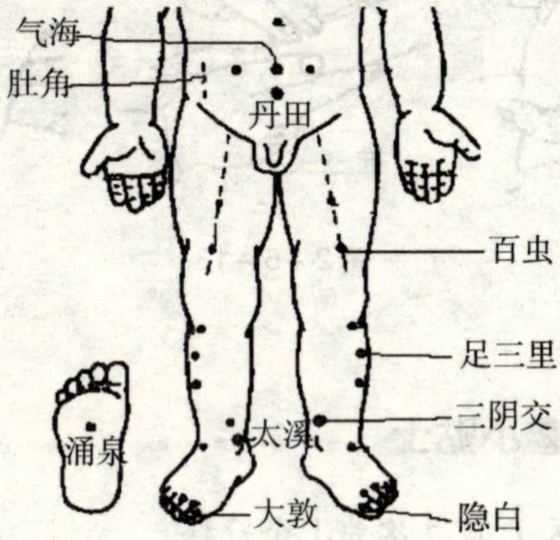

图2－5－14

按摩方法一

1. 常用手法

（1）按揉三阴交、太溪穴各1分钟。

（2）家人一手固定小儿，用另一手小鱼际自下向上推七节骨，至局部有温热感为宜。

（3）小儿仰卧，家人用掌心逆时针按揉气海、关元穴5分钟，然后用拇指点揉中极穴1分钟。

2. 随症加减

（1）肾气虚型：睡中遗尿、重者每夜遗尿1～2次或更多、表情呆板、智力迟钝、肢冷畏寒、腰腿软弱无力、小便色清量多、舌质淡、苔薄白。常用手法：

1）按揉肾俞、命门穴各1分钟。

2）补肾经300次。

（2）脾肺气虚型：睡中遗尿、平时排尿次数增多而每次排尿量减少、精神疲倦、形体消瘦、食欲不振、大便清稀、舌质淡、苔薄白。常用手法：

1）推三关300次。

2）补脾经、补肺经各300次。

3）按揉脾俞、肾俞穴各1分钟。

（3）肝经湿热型：睡中遗尿、尿频而短涩、尿色黄、性情急躁、面色红赤、舌边尖红、苔薄黄。常用手法为：

1）清天河水100次。

2）清肝经、清小肠各300次。

3）按揉肝俞、小肠俞、心俞各1分钟。

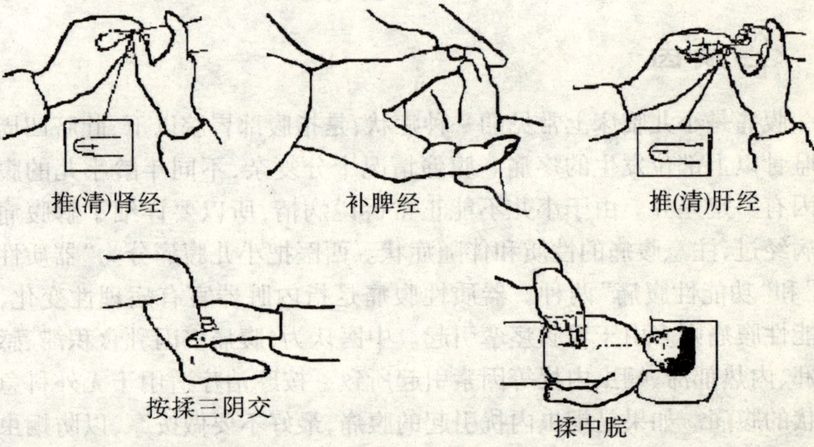

图2-5-15

按摩方法二

1. 小儿仰卧，按摩中脘穴5分钟。

2. 拿住小儿小指，先推肾经穴300次，然后在小指的第二指关节掌侧横纹中点处，即所谓夜尿点，掐10次。

3. 按揉三阴交穴2分钟。

4. 小儿扶抱或卧位，用滑石粉作介质，推脾经、推三关穴各300次。

5. 拿住小儿手背，揉外劳宫穴300次。

温馨小贴士

◎按摩治疗每天1次,10次为1个疗程。

◎遗尿必须及早治疗,在小儿病情好转时要坚持治疗。

八、小儿腹痛

病因

腹痛是小儿临床上常见的一种症状,是指腹部胃脘以下、肚脐四周以及耻骨以上部位发生的疼痛。腹痛情况十分复杂,不同年龄小儿的腹痛病因有一定差异。由于小儿不能正常诉说病情,所以要详细了解腹痛的发病经过,注意腹痛的性质和伴随症状。西医把小儿腹痛分为“器质性腹痛”和“功能性腹痛”两种。器质性腹痛是指内脏器官有病理性变化,而功能性腹痛则多由于胃肠痉挛引起。中医认为,腹痛多因乳食积滞、感受寒邪、内热郁滞、蛔虫内扰等因素引起所致。按摩治疗适用于无外科急腹症状的腹痛。如果是蛔虫内扰引起的腹痛,最好不要做按摩,以防蛔虫上窜至食道等器官。

症状分析

1. 食积腹痛:腹胀疼痛、啼哭曲腰、拒按;不思乳食、嗳腐泛酸、恶心呕吐;矢气则舒、泻后痛减;苔白腻、指纹滞紫。

2. 寒积腹痛:腹痛骤急、喜按怕冷;得温痛减、遇冷痛甚、常伴恶寒发作;小便清利、大便溏薄;舌苔薄白、指纹滞红。

3. 脾胃虚寒腹痛:腹痛隐隐、喜温喜按;面色萎黄、形体消瘦、食欲不振、时有腹泻;舌淡苔薄白、指纹淡红。

穴位选择

外劳宫、一窝风、肚角等。

按摩方法

1. 揉乙窝风(手背腕横纹正中凹陷处)与外劳宫各5分钟。
2. 掌摩神阙5分钟,捏脊6遍(后三遍捏三提一)。
3. 齐揉左侧足三里与三阴交5分钟。
4. 三指齐揉中脘与双天枢5分钟,分腹阴阳,推下胃脘各1分钟。
5. 清胃与揉板门各2分钟,平肝与推四横纹各2分钟。

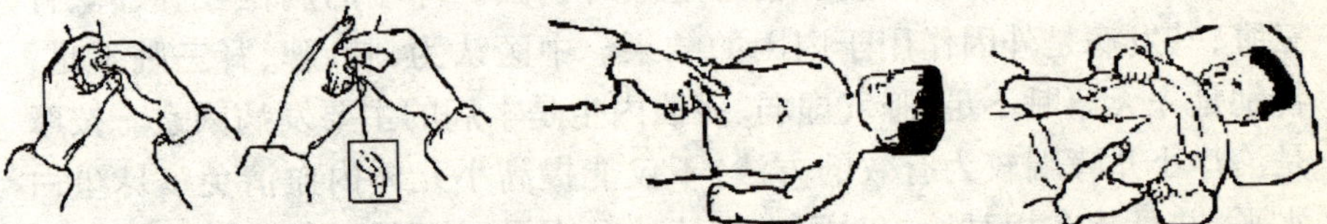

图2-5-16

清胃与揉板门消食化滞且清胃热;揉乙窝风与外劳宫温中散寒,止腹痛且助消化;平肝与推四横纹疏调中焦,行气止痛;三指齐揉中脘与双天枢健脾消食导滞;齐揉左侧足三里与三阴交健脾益气;分腹阴阳,推下胃脘理气健脾消食;掌摩神阙与捏脊温中健脾,调理消化功能。

温馨小贴士

◎发现腹痛应及时就医,以免贻误病情。小儿腹痛对小儿健康威胁很大,如处理不及时,可能会造成严重后果。治疗小儿腹痛的关键是诊断及时、准确。

◎注意腹部保暖,勿受风寒。

◎每日按摩治疗1~2次,直至腹痛消失。

◎注意饮食卫生,勿暴饮暴食及过食生冷之物。

◎小儿腹痛时不要随便使用镇痛药,否则会掩盖发病时的症状,影响对病情的观察,以致延误诊断和治疗。

九、小儿哮喘

病因

哮喘的病因有内因和外因两个方面。内因是肺、脾、肾不足，痰饮留伏的体质因素；外因为气候变化、寒温失调、感受外邪、接触异物、吸入异味、食入发物，以及劳倦过度、情志过激等诱因。哮喘的病位在肺、脾、肾三脏，其发病是外因作用于内因的结果。中医认为，肺、脾、肾三脏不足，特别是先天禀赋不足，脾气虚弱、痰浊内生是本病的主要发病因素。按摩是治疗小儿哮喘较为有效的方法，不仅能提高小儿体内血清免疫球蛋白水平，并且能在相对长的时间内维持这一水平，从而达到治愈哮喘、减轻哮喘病急性发作的目的，并且还可以弥补药物治疗的不足，这对哮喘小儿的治疗和预防具有积极的临床意义。按摩治疗小儿哮喘着重于宣肺、健脾、补肾，宽胸通降，化痰平喘。

症状分析

1. 热喘：声高息涌、咳喘哮鸣、胸闷膈满、痰稠色黄、烦躁口渴；或有发热、面红，咽红肿痛、大便黄赤、大便干结、苔薄黄。

2. 寒喘：咳痰稀白多沫，咳嗽气喘，形寒无汗，四肢不温，面色苍白，口不渴，苔薄白。阳虚者：可见面色青灰，神疲肢冷，头汗涔涔，小便清长。

穴位选择

大椎、肩井、膈俞、脾腧、肺腧、肾腧、天突、膻中等。请参阅小儿正背面穴位图。

按摩方法一

1. 小儿俯卧位

（1）用大拇指点揉大椎、肺俞、膈俞各 1 分钟。

（2）家人用掌根横擦小儿肩胛骨内侧部位，持续操作 3 分钟。

（3）用双手拇指与食、中二指提拿双侧肩井穴 10 次。

2. 小儿仰卧位

（1）用中指点揉天突、膻中穴各1分钟。

（2）家人用双手多指腹以任脉为中线，自天突穴起从上而下渐渐向两侧分推至整个胸部，持续2分钟，然后擦胸部1分钟。

（3）家人把掌心置于神阙穴上，以脐为中心，先做顺时针方向旋转摩动1分钟，继做逆时针方向旋转摩动1分钟，最后分推腹阴阳50次结束治疗。

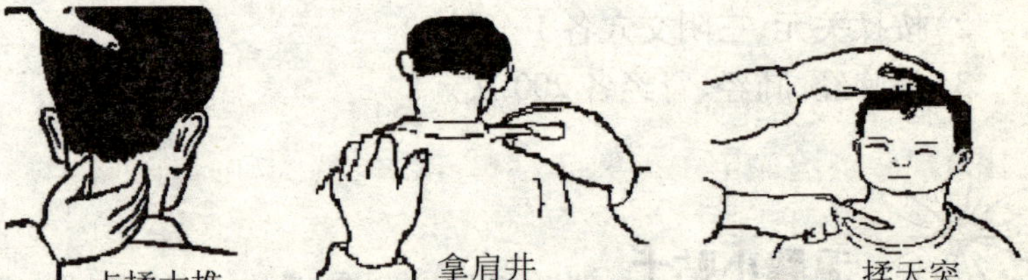

图2－5－17

按摩方法二

1. 常用手法

（1）按揉定喘、天俞穴各1分钟，拿肩井穴10次。

（2）按揉天突穴20次，揉膻中100次，然后向左右分托膻中50次。

（3）清肺经300次，运内八卦100次，按揉掌小横纹200次。

2. 随症加减

（1）寒喘：症见喉中哮鸣有声，胸隔满闷，咳痰稀白，畏寒无汗，面色苍白，口不渴或渴喜热饮，小便清长，舌质淡红，苔薄白。常用手法加：

1）推三关300次。

2）分推肩胛骨100次。

3）点揉合谷、风池穴各10次。

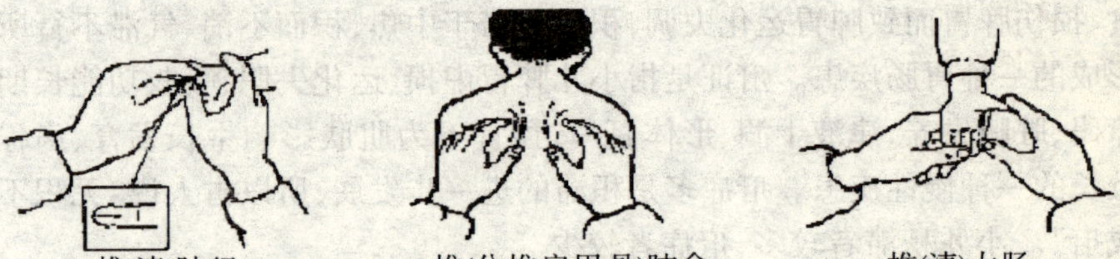

图2－5－18

（2）热喘：症见喉中哮鸣如吼，胸闷烦躁，咳痰黄稠，渴喜冷饮，小便黄赤，大便秘结，发热面红，舌质红，苔薄黄。常用手法加：

1）点揉丰隆穴2分钟。

2）清大肠100次，退六腑200次。

（3）虚喘：症见哮喘反复发作，甚者呈持续状态；咳痰无力，声低气短，动则尤甚，口唇爪甲发紫，舌质淡，苔薄白。常用手法加：

1）揉脾俞、肾俞各2分钟。

2）按揉关元、三阴交穴各1分钟。

3）补脾经、肺经、肾经各200次。

温馨小贴士

◎按摩治疗每天2次，缓解期每天1次。

◎小儿哮喘发作期间，以药物治疗为主，并配合按摩，以加强疗效。

十、小儿疳积（营养不良）

病因

营养不良主要由于喂养不当或能量摄入不足所致，也可继发于某些疾病。它是一种慢性营养缺乏症，多见于3岁以内的小儿。本病属中医“疳积”范畴。疳积，民间俗称“奶痨”，是“疳症”和“积滞”的合称，二者是同一病症的两种不同病理阶段。积滞轻，疳症重。积滞是小儿伤于乳食、损伤脾胃而致脾胃运化失调，积聚留滞于中焦，积而不消、气滞不行所形成的一种胃肠疾患。疳证是指小儿脾胃虚损、运化失职、吸收功能长期障碍、脏腑失养、津液干涸、形体羸瘦，饮食不为肌肤影响生长发育、病程较长的一种慢性疾患。疳症多是积滞的进一步发展，所以古人说“无积不成疳”。小儿积滞者较多，疳症者较少。

症状分析

1. 气血两亏（“疳证”）：面色萎黄或面色白；毛发稀疏、枯黄；骨瘦如柴；精神萎靡或烦躁、睡不宁；哭声低微、四肢不温、腹部凹陷、大便溏薄；

舌淡、舌苔薄、指纹淡而不显、脉细弱。

2. 乳食伤脾（“积滞”）：形体消瘦、体重不增；腹部胀满、纳食不香；精神不振、睡眠不佳；大便不调、常有恶臭、尿如米泔；苔厚腻、指纹色紫。

穴位选择

四横纹、板门、足三里等。

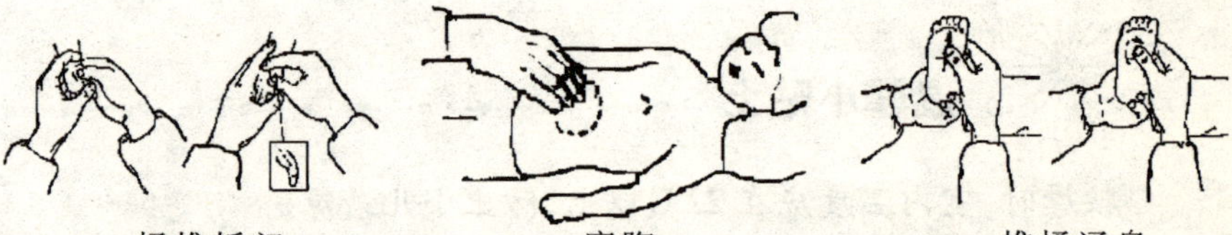

图 2－5－19

按摩方法

1. 按、揉、推板门穴：板门穴位于小儿手掌大鱼际处。操作时，家人左手握住小儿的手指，用右手拇指蘸滑石粉，按揉板门穴。按揉时顺、逆时针皆可；也可使用推法，由拇指指根推向腕横纹可止泻，由腕横纹推向拇指指根能止呕，来回推可调整脾胃功能。按揉 2～3 分钟，推 50～100 次。

2. 按、揉、推四横纹：四横纹穴位于手掌面食、中、无名、小指的第一指间关节横纹处。操作时，操作者左手握住小儿的手指，用右手食指或中指指端分别按揉四横纹穴，约 2～3 分钟；也可推四横纹穴，将小儿四指并拢，家人用右手拇指自小儿的食指横纹处推向小指横纹，推 50～100 次。具有调中行气，和气血，除胀满的作用。

3. 推脾经穴：脾经穴在小儿拇指桡侧面。操作时，家人左手中指或无名指夹住小儿左手四指，再以拇指与中指捏住小儿拇指，家人用右手拇指蘸滑石粉后，直推小儿脾经穴，从拇指指尖推向拇指根，推 50～100 次，应单方向直推，不宜来回推。具有健脾和胃的作用。

4. 足底按摩（揉涌泉穴）：涌泉穴在脚心，屈趾时在足掌心前正中凹陷中。家人用中指、食指或拇指指端揉该穴，按揉时顺、逆时针皆可，按揉 2～3 分钟。具有止吐泻，调脾胃的作用。

5. 腹部按摩：小儿采取平卧位，家人用右手四指或手掌在小儿腹部以脐为中心做圆周运动。顺大肠方向为泻，适宜大便偏干者；逆大肠方向为补,适宜大便偏稀者。一般多选择顺、逆各半,约按摩 50~100 次。操作时,手法不宜过重,应轻重适宜;家人的手不宜过凉,应温暖。具有调脾和胃的作用。

6. 按摩掌心:操作时,家人左手握住小儿的手指,用右手拇指蘸滑石粉,按摩小儿掌心 50~100 次,按揉时顺、逆时针皆可。

温馨小贴士

◎按摩时,室内温度应在 22℃以上,防止小儿着凉。

◎按摩的手法应轻重适宜,不要让小儿觉得不舒服。

◎本手法不宜在饭前空腹或饭后立即进行。

◎随着小儿年龄的增长尤其是在添加辅食后,要注意晚餐不能过饱,1 岁左右的小儿更不要临睡前饱饮饱餐。

十一、小儿夜啼

病因

夜啼是指 1 岁以内的哺乳小儿入夜啼哭,或间歇发作或持续不已,有时甚至通宵达旦,民间俗称“夜啼郎”。本病常见于 6 个月以内的小儿。如因初断乳食、饥饿、尿布潮湿、室温过高或过低、被子过厚等引起的夜啼,则不属于本症范畴。小儿夜啼多因脾脏虚寒、心经积热、突受惊吓、乳食积滞所致。按摩是治疗小儿夜啼行之有效的方法,几百年来一直在民间广为流传,并积累了丰富的经验。按摩以安神宁志为主,可适当配合一些理气消导的操作方法。

症状分析

1. 脾寒型:面色白或青、神怯困倦、四肢欠温;睡觉时喜欢屈曲、趴卧,哭时喜欢弯腰。在下半夜哭得更厉害,啼声低微,腹部发热或抚摩则缓之;吃的较少、大便稀溏;舌淡苔薄白、指纹淡红。

2. 食积型：厌食吐乳，嗳气泛酸，脘腹胀满，睡卧不安，舌苔厚腻，指纹色紫。

3. 惊吓型：面色乍青乍白，惊惕不安，梦中啼哭，声惨而紧，呈恐惧状，喜抚抱而卧。

4. 心经积热：面红目赤、烦躁不安；睡喜仰卧、恶见灯光、吵声响亮；手腹较热、小便短赤或大便秘结；舌尖红、苔黄、指纹青紫。

穴位选择

脾经、心经、肝经、足三里、小天心、百会、内八卦等。

按摩方法

1. 常用手法

(1) 按揉足三里穴1分钟。

(2) 小儿仰卧位，家人用掌心顺时针摩腹、揉脐各3分钟。

(3) 补脾经（循拇指桡侧边缘向掌根方向直推）、清心经（中指末节罗纹面向指根方向直推）、清肝经（食指末节罗纹面向指根方向直推）各200次。

2. 随症加减

(1) 脾虚型：夜间啼哭，啼哭声弱，腹痛喜按，四肢欠温，食少便溏，面色青白，唇舌淡白，舌苔薄白。常用手法加：

1）摩中脘穴（脐上4寸）3分钟。

2）掐揉四横纹（掌面食、中、无名、小指第一指间关节横纹处）10次。

3）揉板门（指端揉手掌大鱼际平面）300次，推三关（用拇指桡侧面或食、中指面自小儿前臂桡侧腕推向肘）50次。

(2) 心热型：夜间啼哭，哭声响亮，面红目赤，烦躁不安，怕见灯光，大便干，小便黄，舌尖红，苔白。常用手法加：

1）水底捞月法30次。

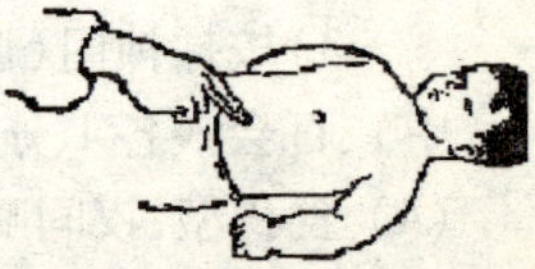

揉脐

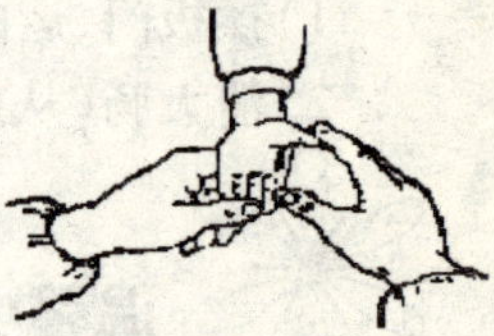

推(清)大肠

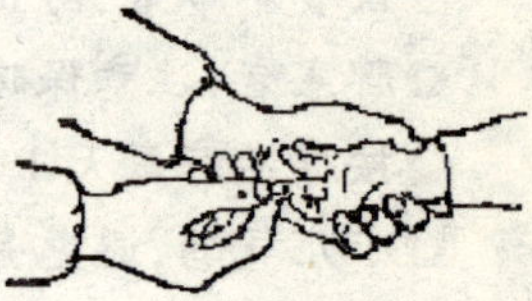

掐心经

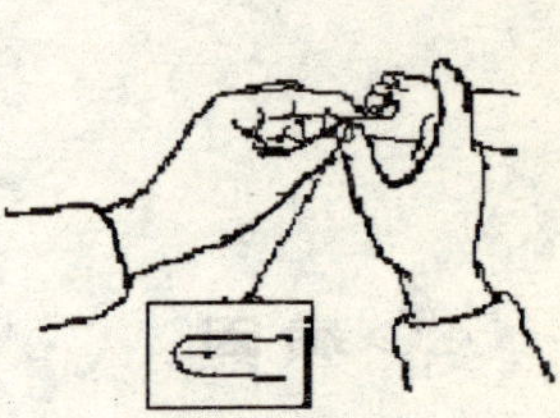

推(清)肝经

图2－5－20

2）清小肠（从小指尺侧指根推向指尖）300次。

3）清天河水（用食、中二指面自小儿前臂正中腕处推向肘）、退六腑（用拇指面或食、中指面自小儿前臂尺侧肘推向腕）各200次。

（3）惊恐型：夜间啼哭，声惨而紧，面色泛青，心神不安，时睡时醒，舌苔多无变化。常用手法加：

1）掐心经（中指末节罗纹面）、肝经（食指末节罗纹面）各50次。

2）揉小天心（中指端揉大小鱼际交接处凹陷中）100次，掐威灵（手背二、三掌骨歧缝间）5次。

3）按揉神门（腕横纹尺侧端、尺侧腕屈肌肌腱的桡侧凹陷中）、百会穴各1分钟。

（4）食积型：夜间啼哭，睡眠不安，厌食吐乳，嗳腐泛酸，腹胀拒按，大便酸臭，舌苔厚腻。常用手法加：

1）揉板门、运内八卦各100次。

2）清大肠（从虎口直推向食指尖）300次。

温馨小贴士

◎饮食不节者，防止过饱伤脾。

◎脾寒者，注意保暖；心热者，切忌捂盖过暖。

◎按摩治疗每天1次，5次为1个疗程。

◎小儿气弱，避免异声异物，以防惊恐。

十二、小儿呃逆

病因

呃逆，医学上称为“膈肌痉挛”，俗称“打嗝”，是较为常见的一种病症。小儿在进食过程中食用过冷或过热的食物，或过度紧张兴奋，或突然受凉，或吸入冷空气，都会发生呃逆现象。这种呃逆无迁延性，可自愈，不用特殊治疗。呃逆也可由多种疾病如脑炎、中暑、肺部或胸膜或膈肌病变、病后体虚、劳累过度、药物过敏等因素都引起。按摩可以和胃降逆、宁心安神，能有效地调节迷走神经和膈神经功能，松弛膈肌痉挛，止呃降逆。用按摩可以治疗一般的呃逆，但对于由疾病引起的呃逆应积极治疗原发病。

症状分析

呃逆发作时，往往表现为喉间呃呃连声，声短而频繁，不能自制。可能持续数分钟、数小时，甚至数天。

穴位选择

天突、膻中、膈俞、胃俞、大肠俞、内关、胃经、膻中等。

按摩方法一

1. 常用手法

(1) 用全掌横擦背部，以透热为度。

(2) 小儿仰卧，家人用掌心对准中脘穴，顺时针方向揉摩5分钟。

(3) 小儿俯卧，家人用大拇指按揉膈俞、胃俞、大肠俞穴各1分钟。

(4) 小儿仰卧位，家人用大拇指点揉天突、膻中穴各1分钟。

2. 随症加减

(1) 胃寒型：呃声沉缓而长，呃声有力，胃脘部不舒，得热则减，得寒则重，饮食减少，口不渴，舌质淡，苔薄白。常用手法加：

1) 推三关300次。

2) 按揉气海、足三里各1分钟。

(2) 胃热型：呃声洪亮，冲逆而出，口臭烦渴，多喜冷饮，小便短赤，大便秘结，舌质红，苔黄。常用手法加：

1) 按揉足三里穴2分钟。

2) 清胃经、推六腑各300次。

(3) 食滞型：顺声短频有力，厌食，脘腹胀满，嗳腐吞酸，舌苔厚腻。常用手法加：

1) 掐四缝10次，按揉足三里穴1分钟。

2) 清补脾经各200次，清大肠200次，揉板门50次。

(4) 气郁型：呃逆连声，脘腹胀满，情志不畅则发作，情志转舒则缓解，或有恶心，口苦食少，舌苔薄白。常用手法加：

1)按揉内关、足三里穴各1分钟。

2)直推膻中100次,分推腹阴阳20次。

(5) 正气亏虚型:呃声低沉无力,气短,面色苍白,手足不温,食少困倦,舌质淡,苔薄白。常用手法加:

1)按揉脾俞、胃俞、肾俞穴各1分钟。

2)摩脐5分钟,点揉气海穴1分钟。

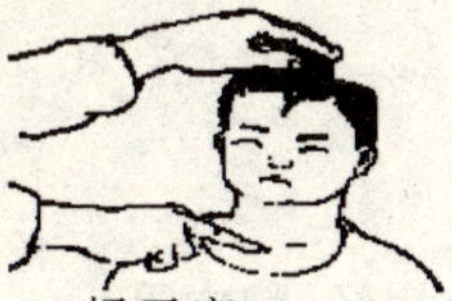
揉天突

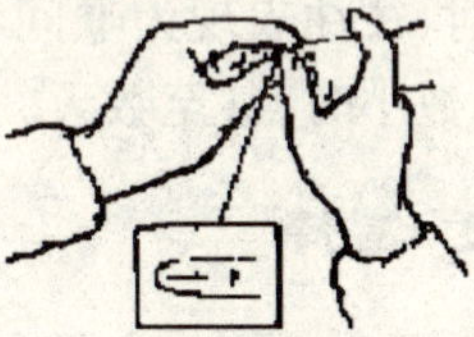
清(推)胃经

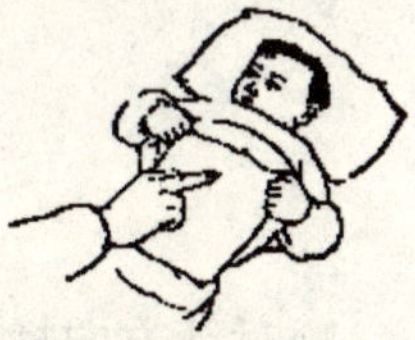
揉膻中

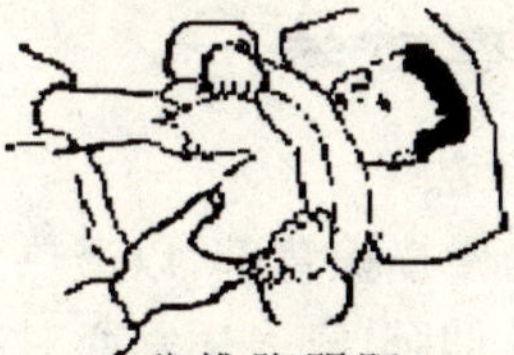
分推腹阴阳

图2－5－21

按摩方法二

1. 点揉双侧内关穴各1分钟。
2. 小儿仰卧,家人用两手拇指由轻到重持续按压攒竹穴5~8分钟。
3. 小儿仰卧,家人用掌心对准脐顺时针摩动5~10分钟。

按摩方法三

1. 小儿仰卧,家人用大拇指点揉膻中、足三里穴各2分钟。
2. 小儿仰卧,家人用双手中指指腹点按双侧天鼎穴2分钟。

温馨小贴士

◎小儿发生呃逆时,可引逗以分散其注意力。

◎对于一般性呃逆应用上述按摩方法即可止呃。个别呃逆小儿,经按摩仍未完全停止,可增加按揉内关次数,至呃逆停止。对于由其他疾病引起的呃逆，按摩时应增加一些相关穴位。

◎在按摩的同时，要注意避免当风喂奶和进食，并要避免进食过急。

十三、小儿口疮

病因

此症是由于口舌及颊黏膜溃疡点的持续疼痛，或吮乳、饮食吞咽时舌及口腔黏膜的牵动刺激溃烂处而引起了剧痛，造成小儿哭闹拒食，甚至夜啼不眠，长时间将影响小儿健康发育。小儿口疮为一种常见疾病，在治疗上多以药物内服和外治为主。推拿治疗小儿口疮手法简单易行，容易为小儿接受，疗效较好。

症状分析

中医根据口疮的形状和发生部位的不同，将口疮分为“鹅口疮”（状如鹅口）、“口疮”和“口靡”。发生于两口角的，又被称为“燕口疮”。口腔或舌面上发生小面积的溃疡，嘴里会疼痛、流涎，导致小儿不想吃东西，烦躁不安。

穴位选择

板门、肾经、足三里、合谷、涌泉、大小肠经、肾俞、命门、三阴交、三阴交、总筋等。

按摩方法一

1. 常用手法

（1）摩擦涌泉穴 30 ~50 次。

（2）按揉双侧足三里各 1 分钟。

（3）以指按揉合谷穴 1 ~3 分钟。

（4）清小肠经 300 次，推六腑 100 次。

（5）补肾经 300 次，清天河水 200 次。

2. 随症加减

(1) 虚火上炎型：口疮周围颜色淡红，精神疲倦，身体消瘦，两颧发红，口干口渴，口臭不显，舌质红，苔少。常用手法加：

1) 掐三阴交 10 次。

2) 横擦肾俞、命门穴处，以透热为度。

3) 指揉双侧三阴交穴各 1 分钟。

4) 推揉涌泉穴加至 100 次。

(2) 心脾积热型：口疮边缘鲜红、灼热疼痛，烦躁不安，口臭流涎，食欲不振，大便秘结，小便短赤，舌质红、苔黄。常用手法加：

1) 推下七节骨 300 次。

2) 直擦腰背至骶部，往返 5 ~ 10 次。

3) 清心经 300 次，清大肠 200 次。

4) 水底捞月法：水底穴在小指旁，明月穴在握拳时中指端。按摩时用冷水滴入患儿掌心，用右食指从小儿小指尖旁推至明月穴，在穴位上旋推，边推边吹凉气约 20 次。

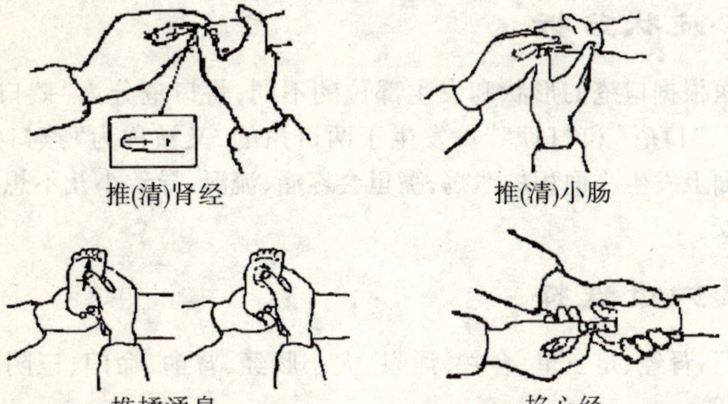

图 2-5-22

按摩方法二

1. 推小横纹 50 ~ 100 次。
2. 推揉涌泉穴 3 ~ 5 分钟。
3. 清小肠 100 次，揉小天心 50 次。
4. 清推心经 300 次，清天河水 200 次，揉总筋 30 次。
5. 小儿俯卧，家人以掌根直擦腰背至骶部的肌肉，以透热为度。

6. 以指按揉双侧足三里穴各1分钟。

温馨小贴士

◎每日推拿1~2次。

◎注意纠正小儿张口睡眠的不良习惯，避免因张口呼吸使口腔黏膜干燥而引起损伤。

◎注意孩子口腔卫生，保证足够营养，补充含维生素B、C的食物，如多吃新鲜蔬菜水果。

◎不要让小儿吃过烫、过咸、过硬的食物，以免损伤口腔黏膜。

◎勤喂水，进流食，饮料宜温凉。多饮水，可保持口腔湿润，防止口腔内细菌感染。

十四、小儿贫血

病因

这里所说的贫血是指小儿体内贮存的铁缺乏，从而影响到血红蛋白的合成，主要指营养性缺铁性贫血。本病发生率较高，是贫血中最常见的一种。

症状分析

主要表现为肤色苍白，以皮肤黏膜、口唇、口腔黏膜、甲床和手掌为最明显。当贫血加重，血红蛋白下降到60克/升以下时，小儿会出现烦躁不安、食欲不振、消化不良、呼吸和心跳加快、体重增长减慢、舌乳头萎缩、精神疲软等症状。学龄期小儿患贫血时，常表现为注意力不集中、反应迟钝、理解力下降、课堂上爱做小动作、吵闹不安，少数还有异食癖。血常规检查可发现红细胞和血红蛋白减低。

穴位选择

神门、大陵、手心、膈腧、脾腧、阳谷、足三里等。

按摩方法

1. 用手指掐揉神门、大陵、手心、肾经，反复操作5分钟。
2. 用手指点揉手背腕横纹外侧端凹陷处阳谷和足三里，反复点揉3分钟。
3. 用单手四指罗纹面绕肚脐周围做顺时针摩腹5分钟。
4. 用两手沿脊柱两旁由下而上连续地捏拿小儿肌肤，两手交替边捏拿边向上推进，自尾骶部开始捏拿至枕颈部，反复操作3~5遍。

上述方法每次反复操作两遍，每日两次。

温馨小贴士

◎为防止小儿贫血的发生，对于哺乳小儿应尽早逐渐增加辅食，注意进食瘦肉、鸡蛋等含铁质丰富的食物。

◎由于各种食物所含铁的吸收利用率不同，同时进食的各种食物也会互相影响铁的吸收，所以合理地搭配食物，设法提高食物中铁的利用率，也是预防贫血的一个重要途径。一般而言，动物性食物比植物性食物铁的吸收率高，同时还能促进其他食物中铁的吸收。

十五、小儿疝气

病因

本症主要指小儿常见的“腹股沟斜疝”。凡是腹部脏器经腹壁薄弱或缺损处向体表突出者，统称为“疝”。多因先天不足、中气下陷、久坐湿地、寒凝汗脉所致。小儿腹股沟斜疝一般应去外科治疗，按摩主要目的在于增强体质。

症状分析

当发生疝气时，在腹股沟一侧或两侧会有光滑、整齐、稍带弹性的肿物突出或进入阴囊。站立咳嗽时，肿块处可触及有膨胀性冲击感。小儿安静平卧时即逐渐缩小至完全消失；也可用手指由下而上轻压肿物，还纳入腹腔;复位时或许可听到水泡声。当突出的内容物过大并且时间过久没有复位时,则局部会有明显肿胀疼痛,还纳很困难,可出现腹痛、呕吐、腹胀等肠梗阻症状。当晚期因血行障碍肠管坏死时,则出现发热等全身中毒症状,疝部亦红、肿、热、痛。

穴位选择

劳宫、海底、独阴、天枢、足三里等。

按摩方法

1. 用拇指、食指捏独阴穴(脚二指第三节)10~20次。

2. 按摩海底穴(肛门与阴部中间处),手指向内压揉2分钟。

3. 推按大腿内侧肌群。从膝关节内侧处向上推到肚脐,动作要慢、稳,推按2分钟,可见小儿睾丸自动向上提。

4. 按摩外劳宫穴(手屈指时,中指和无名指间终点处为内劳宫穴,与内劳宫穴相对的掌背处为外劳宫穴)2分钟。最好在指骨缝处按摩,使小儿有酸胀感最好。

5. 三角灸:以肚脐为顶点,以小儿之口长度为边长划一个等腰三角形,下面两个点即是灸点,用艾条灸两三分钟(注意别烫伤)。左疝灸右,右疝灸左,亦可同时灸两侧。

温馨小贴士

◎本病一般应到外科治疗,手法治疗在于在于增强体质。

◎注意局部保暖,避免坐卧湿地。

◎按摩治疗每日1次,1个月为1个疗程;一个疗程结束后,间隔3日再进行下一个疗程,治愈为止。

十六、小儿鼻出血

病因

小儿流鼻血要注意寻找出血的原因。由于小儿正处在生长发育阶段，鼻腔及整个呼吸道的黏膜都很娇嫩，黏膜下的血管也比成人丰富，如遇到外界刺激很容易充血、发炎乃至破裂出血。一种可能是局部问题，由于小儿鼻腔容易发炎，如果治疗不及时可能会转为慢性鼻炎，使发炎的鼻黏膜更加脆弱，非常容易出血，经常出血还会引起鼻中隔糜烂。另外一种可能是全身性疾病的表现，主要是血液系统的疾病，如血小板减少性紫癜等。所以，小儿鼻出血一定要明确病因。如果是由全身性疾病引起的，一定要及时去医院诊治，以免贻误病情。除外伤致病外，按摩治疗应考虑清热凉血，泻肝止血。

症状分析

多数单侧鼻腔出血，轻的仅鼻涕内带有血丝，重的涌流而出并可倒流入咽部由口内吐出。

穴位选择

迎香、人中、上星、合谷、天河水、大椎、曲池、三阴交、太冲穴、肾经等。

按摩方法一

1. 常用手法

（1）以食指掐上星穴1分钟。

（2）以拇指指峰用力掐人中穴1~3分钟。

（3）以拇指按揉双侧合谷穴各1~3分钟。

（4）小儿仰卧或坐位，家人以拇指指腹按压双侧迎香穴各1~3分钟。

2. 随症加减

（1）风热犯沛型：鼻出血或涕中带血，口干咽痛，咳嗽少痰，发热恶风，头身疼痛，舌质红，苔薄黄。常用手法加：

1）掌擦背、腰、骶部1~3分钟。

2）按揉大椎、曲池穴各1分钟。

3）清肺经300次，清天河水300次。

（2）胃热炽盛型：鼻孔出血，色红量多，伴牙龈出血，口渴引饮，烦躁不安，口臭，大便秘结，小便黄赤，舌质红，苔黄。常用手法加：

1）推下七节骨300次。

2）按揉双侧足三里穴各1~3分钟。

3）清大肠100次，清胃经300次，退六腑200次。

（3）肝火上炎型：鼻孔出血，时发时止，伴头晕目眩，心烦易怒，面红目赤，舌质红，苔黄。常用手法加：

1）以指搓擦涌泉穴1～3分钟。

2）按揉三阴交、太冲穴各1分钟。

3）清心经100次，清肝经200次。

（4）气血不足型：鼻孔出血，血色淡红，伴身疲乏力，头昏目眩，腰酸腿软，精神不振，纳差，舌质淡，苔薄白。常用手法加：

1）捏脊5～7遍。

2）摩中脘2～5分钟。

3）按揉脾俞、胃俞各1分钟。

4）补脾经300次，揉板门300次。

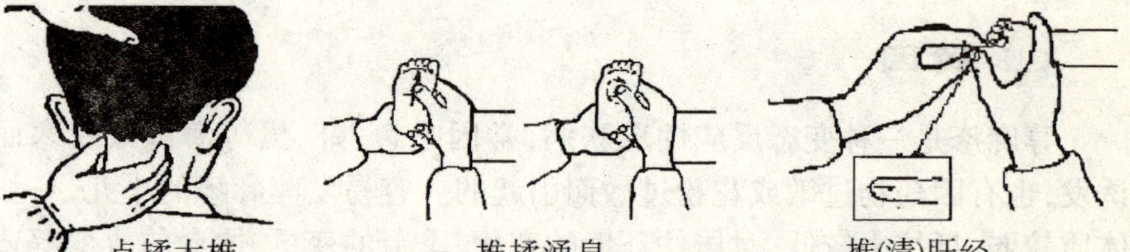

图2－5－23

按摩方法二

1. 以两拇指按压在风池穴上，用力按1分钟，揉15～20次。

2. 以拇指、食指指峰按压在鼻孔两边的迎香穴上，先按后揉1～2分钟，以局部有酸胀感为度。

3. 小儿半卧位或坐位，家人以拇指和食指捏住双侧鼻孔，让小儿暂时以口呼吸，时间为1～3分钟。

温馨小贴士

◎按摩治疗每天1次，5次为1个疗程。

◎严禁挖鼻，避免鼻黏膜损伤。

◎止小儿鼻出血最好的方法是压迫止血。鼻出血的部位大多数是在鼻中隔前下方，用手指将鼻翼向中隔处挤压，可以使出血部位受压迫，正常小儿很快就会凝血,2~3分钟后如不再流血,血就止住了。千万不要用纸卷、棉花乱塞,这不但起不到止血的作用,而且不干净的棉花、纸卷还会引起炎症。

◎如果出血量多,用上面介绍的压迫止血法无效,应及时到医院就诊。

◎北方的气候干燥,特别是在冬春季风多的天气,小儿娇嫩的黏膜很容易破裂出血。经常鼻出血的小儿,应治疗相关疾病。在干燥的季节还可以用涂油的办法预防鼻出血,即经常用石蜡油、甘油棉棒涂鼻腔,尤其是鼻中隔部位,这是一种预防鼻出血的好方法。

十七、小儿荨麻疹

病因

荨麻疹是一种变态反应性皮肤病,常因吃鱼、虾、蟹等海鲜或受寒而诱发,也有因药物过敏或花粉过敏而引起的。容易发荨麻疹的小儿,一般体质较弱、抵抗力较低,对居住环境的变化、季节的变更、饮食的改变等适应性较差。按摩对荨麻疹有一定的疗效,可以增强小儿体质,调节其免疫系统的功能,从而提高抗病能力。

症状分析

本病分为急性、慢性两种。急性荨麻疹发病急骤,初起局部发生瘙痒,抓后皮肤潮红,迅速出现扁平局限性疹块,大小不等,呈圆形或不规则形,颜色鲜红或中央呈白色,边缘呈红色,有明显瘙痒及轻度灼热感。一般1~2小时逐渐消退,消退后不留痕迹。昼夜可发作数次,严重者疹块泛发全身,可伴有发热、胸闷、恶心、呕吐及腹泻等症状。慢性荨麻疹多由急性荨麻疹迁延而来,少则数月,长则1~2年,一般抗过敏治疗无效。

穴位选择

百虫、足三里、曲池、脾经、大椎、三关、天河水等。

按摩方法一

1. 常用手法

(1) 按揉双侧曲池穴各1分钟。

(2) 用拇指按揉足三里穴,左右各操作50~100次。

(3) 患者俯卧位,家人以单掌横擦膈俞穴处的肌肉,然后以拇指及食、中二指捏挤该处,反复操作5~10次。

(4) 小儿仰卧位,家人用拇指和食、中二指对称地捏拿位于小儿膝上内侧肌肉丰厚处的百虫穴,左右各5次。

2. 随症加减

(1) 风热型:发病急骤,皮疹色红,皮肤灼热,瘙痒剧烈,得热加重,遇冷减轻,伴咽喉红肿,口渴心烦,舌质红,苔薄黄。常用手法加:

1)按揉大椎穴1分钟。

2)清肺经300次,退六腑200次。

(2) 风寒型:疹色淡红或苍白,遇冷或受风后加剧,遇热则缓,以暴露部位为重,可伴恶风寒,头身痛,舌质淡,苔薄白。常用手法加:

1)推三关300次。

2)按揉风池20次,揉合谷10次,拿肩井5次。

(3)风湿型:全身散在小风团,风团上有丘疱疹或大疱出现,瘙痒较剧,舌质红,苔薄黄或白腻。常用手法加:

1)按揉风门、肺俞、脾俞穴各1分钟。

2)补脾经200次,揉外劳宫30次。

(4) 脾胃不和型:风团或红或自,伴纳呆,恶心呕吐,腹痛腹账,大便稀薄,舌质淡,苔白腻。常用手法加:

1)摩中脘5分钟。

2)补脾经300次,揉板门50次。

3)按揉脾俞、胃俞、大肠俞,每穴操作1分钟。

(5) 血热内盛型:皮肤灼热刺痒,瘙抓皮肤后随即出现红紫条块,可融合成片,舌质红,苔黄。常用手法加:

1)推涌泉50次。

2)按揉三阴交穴1分钟。

3)清大肠200次,退六腑100次,清脾经50次。

(6) 气滞血瘀型:病程较长,疹色暗红或淡红,面色晦暗,口唇色紫,眼眶发黑,舌质紫暗。常见手法加:

1)双掌从腋下向下推擦至腰髂部15~20次。

2)按揉膻中穴1~3分钟,并配合掌摩法。

按摩方法二

1. 按揉曲池、风池、足三里、血海穴,每穴操作1分钟。

2. 小儿仰卧,家人用大拇指点揉膻中穴1~5分钟。

3. 小儿俯卧,家人用单掌横擦肾俞至大肠俞的部位,以局部透热为度。

按摩方法三

1. 小儿仰卧,家人以掌心对准肚脐,顺时针摩动5分钟。

2. 小儿坐位或俯卧,家人以一手扶住小儿前额,用另一手的大拇指及中指点揉双侧风池穴,使穴位局部和头侧部有酸胀感为度。

3. 掐揉血海、三阴交穴各2分钟,使酸胀感向上下扩散为最佳。

4. 小儿坐位,家人以掌按揉并推擦小儿颈项部,以透热为度。

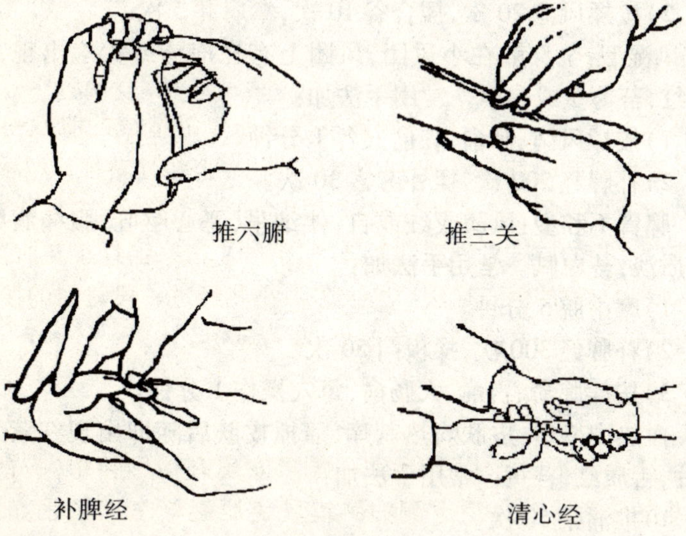

图2-5-24

附推拿治疗小儿湿疹的方法:

1. 用拇指点压曲池、合谷各2分钟。

2. 用拇指点揉足三里、丰隆穴各2分钟。

3. 用拇指点揉血海、阴陵泉、三阴交各2分钟。

4. 用拇指推脾经、肺经、心经、肾经、天河水各100次。

温馨小贴士

◎按摩治疗主要针对慢性患者，上述方法每次反复操作2遍，每日2次。

◎急性患者应以药物治疗为主。

◎慢性患者可随症状的减轻逐渐减少药物用量，直至完全停止用药。症状完全消失后，按摩可逐步改为隔天1次。坚持按摩，不要间断。

十八、小儿肌性斜颈

病因

在临床上，斜颈一般是指一侧胸锁乳突肌挛缩造成的肌性斜颈，极个别为脊柱畸形引起的骨性斜颈、视力障碍的代偿姿势性斜颈，以及颈部肌麻痹导致的神经性斜颈。小儿肌性斜颈病因尚未完全确定，多数认为与分娩有关。按摩治疗的原则是舒筋活血、软坚消肿。按摩治疗小儿肌性斜颈是目前临床最为有效的保守疗法。绝大多数小儿经过一段时间的按摩，都有不同程度的改善。按摩越早，效果越好，疗程越短。

症状分析

肌性斜颈小儿在出生后，颈部一侧可发现有梭形肿物（有的经半年后肿物可自行消退），以后患侧的胸锁乳突肌逐渐挛缩紧张如条索状。小儿肌性斜颈以头向患侧（患病的一侧）歪斜、前倾，颜面旋向健侧为特点。少数小儿仅见患侧胸锁乳突肌在锁骨的附着点周围有骨疣样改变的硬块物。颈项活动有障碍，向患侧旋转和向健侧侧弯均有困难。如果不及时治疗，患侧的颜面部发育会受影响，健侧一半的颜面部也会发生适应性的改变，使颜面部不对称。在晚期病例中，一般伴有代偿性的胸椎侧凸。

穴位选择

乳突肌、桥弓、颈项等。

按摩方法

1. 推捋胸锁乳突肌：医生在小儿局部涂少量滑石粉，用拇指沿胸锁乳突肌的走行方向推捋。

2. 揉捻胸锁乳突肌：小儿仰卧，医生以拇、食两指揉捻胸锁乳突肌，力量适中即可。

3. 纠正斜颈：医生一手托住小儿后枕部，另一手扶住小儿下颌，稍用力牵引小儿颈部使其颈部逐渐向健侧侧屈，面部向患侧旋转，以纠正斜颈。

温馨小贴士

◎按摩治疗斜颈，轻者只需1～2个疗程，重者则长达一年半载，家人应有长期治疗的思想准备。

◎平时要注意矫正小儿头位。家人在日常喂奶、怀抱、睡眠垫枕时，应采用与斜颈相反的方向，以矫正斜颈。小儿不宜过早直抱，防止发生姿势性斜颈。

十九、小儿慢性支气管炎

病因

慢性支气管炎是一种反复发作的慢性咳嗽、咳痰或伴气喘的疾病，与反复感染及寒冷、烟雾、灰尘等因素长期刺激有关，以咳嗽反复发作为主症。按摩疗法治疗慢性气管炎有较为显著的疗效，不仅能化痰止咳，而且可以宣肺平喘。

症状分析

患病轻者仅有轻微咳嗽或咳少量黏痰，较重者咳嗽频繁，咳痰增多，甚至常年不断。发作期有咳、喘、炎、痰四大症状。咳嗽以清晨或夜间为甚，痰液一般为黏液或泡沫状，若有感染时则可为黏液脓性痰，痰量也随之增多，可伴有不规则的发热。小儿较同龄儿瘦，体质也差。肺部听诊一般正常，也可闻及湿性粗啰音。哮喘性支气管炎，虽也会经常反复发作，但发作时两肺有明显哮鸣音。

穴位选择

天突、膻中、肺腧、脾经、肺经、大椎、肺俞、开天门等。

按摩方法

1. 两手拇指开天门 20 次。
2. 用拇指推脾经、肺经各 100 次。
3. 用拇指点压大椎、肺俞穴各 2 分钟。
4. 用中指在天突和膻中穴上，做顺时针方向旋转揉动各 1 分钟。
5. 用拇指罗纹面在小儿掌心内八卦处做旋转运摩，左右手各 1 分钟。

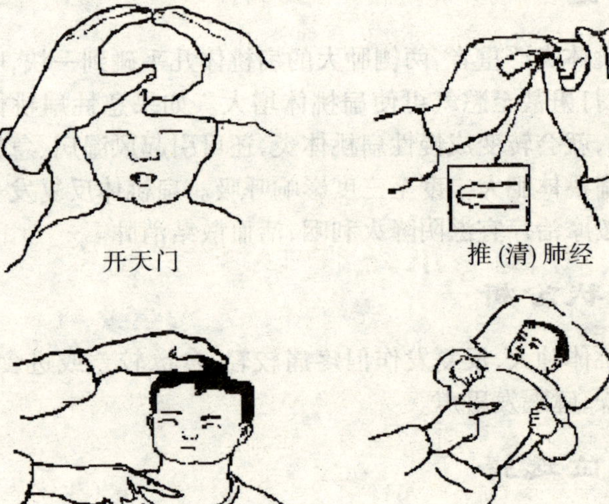

图 2－5－25

温馨小贴士

◎按摩治疗每天1次,10次为1个疗程。

◎多数人需治疗3~4疗程以上,每个疗程之间间隔1~2天。

◎对感冒的小儿,治疗要彻底,不能遗留病灶。

◎冬春季流感流行季节,不要带小儿去公共场所,家里若有感冒患者要进行隔离。

◎适当增强小儿对寒冷的适应能力,如坚持一年四季用冷水洗脸。较大小儿应积极锻炼身体。

◎平时要注意居室的空气流通,少吃油腻食物。

二十、小儿慢性扁桃体炎

病因

慢性扁桃体炎严重者,两侧肿大的扁桃体几乎碰到一块,呼吸会受到影响,睡觉时打鼾甚至憋气可使扁桃体增大。如果急性扁桃体炎治疗不及时、不彻底,就会转变成慢性扁桃体炎,还可引起风湿病、急性肾炎等全身性疾病。扁桃体肥大二度至三度影响呼吸。扁桃体反复发炎会影响小儿的体质。按摩治疗宜滋阴降火利咽,活血散结消肿。

症状分析

咽部扁桃体肿大,反复发作但疼痛较轻,食欲较差或进食有呕恶感;夜间有时烦躁,睡眠发鼾声。

穴位选择

合谷、曲池、肩井穴、合谷、曲池、肺经、胃经、内劳宫、天河水等。

按摩方法

1. 用拇指推肺经、胃经、内劳宫、天河水各100次。

2. 用拇指点揉合谷、曲池、肩井穴，每穴点揉3分钟。

3. 用手指快速掐少商、大陵，反复操作5次。

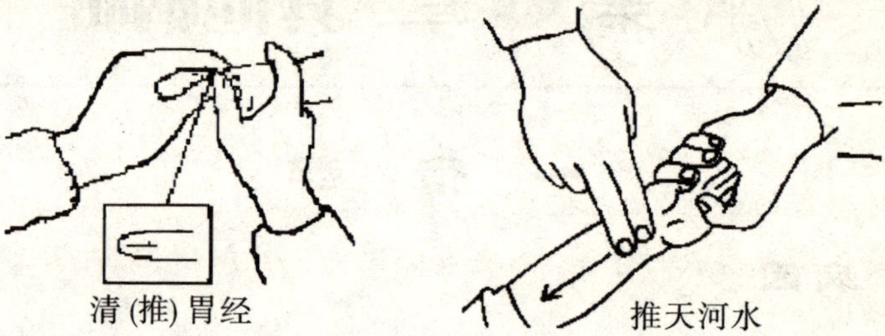

图2-5-26

温馨小贴士

◎按摩治疗每天1次，10次为1个疗程。

◎注意口腔卫生，忌食辛辣食物；同时积极锻炼身体，增强体质。

第6章 其他病症

一、宿 醉

病因

如果因饮酒过量而手指浮肿，甚至神志不清的话，可能是酒精中毒，不可等闲视之。正常情况下酒精在体内会被乙醛分解，氧化变成醋酸，醋酸在体内循环分解为水和酸瓦斯。而饮酒过度则会破坏这种平衡，使乙醛积累而引起头痛。但恶心和呕吐却是因吸取过量的酒精所引起急性胃炎所致。呕吐时将胃中之物全部吐出，会有舒服感。

症状分析

宿醉的症状可分为两种：一种是头痛、眼睛肿胀、一说话就满脑子回响，这种类型是以头痛为主；另一种是情绪不佳、呕吐等。如果宿醉严重的话，可能会同时发生上述两种症状，但一般只要好好休息一天即可以恢复。嗜酒者必须有独特的应付方法，例如去洗桑拿浴将汗排除，或饮用大量水分以便排泄酒精等等。但是，如果严重的话，这些方法也未必见效。

穴位选择

若酒后感到头痛，则打击头顶“百会”穴和后颈“天柱”穴都会有明显的效果。或者是指压第九、十根胸椎之间左右 2 厘米处的“肝俞”穴，也能使胃功能恢复正常，对于治疗宿醉也有明显的功效。

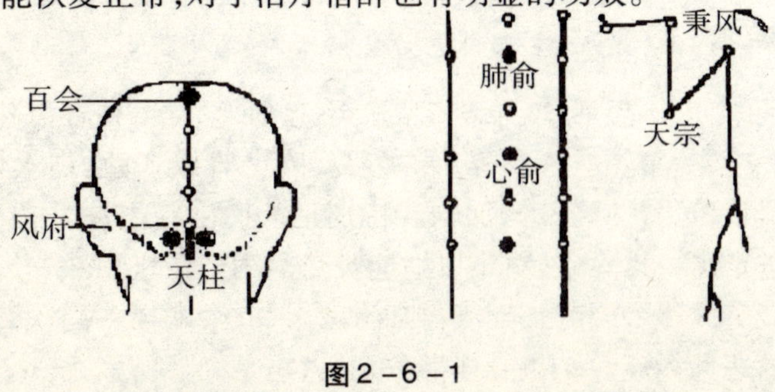

图2-6-1

按摩方法

在指压“肝俞”穴时,要握拳猛打。如果感到胃闷、情绪不佳时,可以用力压肚脐上下左右3厘米之处6秒钟,如此重复10次即可见效。

温馨小贴士

◎宿醉后多喝点水再上床睡觉。
◎喝酒时多吃高蛋白质食物,肉汁清汤会让肠胃舒服点。
◎醉酒后不要吃咸的点心或饼干。
◎喝醉酒后可以吃根香蕉或吃些水果,或喝一点运动饮料。
◎宿醉后第二天早上喝点小米粥,可以养胃并及早恢复胃功能。
◎如果有酒局,可以事先喝点浓的蜂蜜水、酸奶,在胃部形成保护层。

二、夏天懒散

病因

随着社会的发展,连空调机也改变了人类的体质。尤其是对已经习惯了有空调生活的年轻人而言,更是无法忍受夏季的热浪。6月份气温升高,加上梅雨的绵绵,到处湿漉漉的,于是交感神经的作用变得迟钝,心脏衰弱、血压下降,血液的循环也会随之恶化。

症状分析

在夏天时,人不想活动,干什么都提不起劲,只觉得昏昏欲睡,胃也变得不舒服,心情变得焦躁。到酷热的盛夏,晚上难以入睡,白天体力无法恢复则更显疲劳,身体的慵懒加剧。特别是人们已经习惯了在有空调的房间里走进走出,身体当然更难以适应炎热。为了防止怕热,必须养成习惯不要使疲劳成积。因为热天气再加上疲劳,就会喝很多冷饮,冷饮喝后又会反复的恶性循环。结果身体懒散不堪,总是为热所困扰。

穴位选择

防止怕热的穴位在腿的后侧，从弯曲膝盖时的皱纹5厘米左右下中央称为“百里”与“肚脐”的周围2～3厘米描成圆形之处。

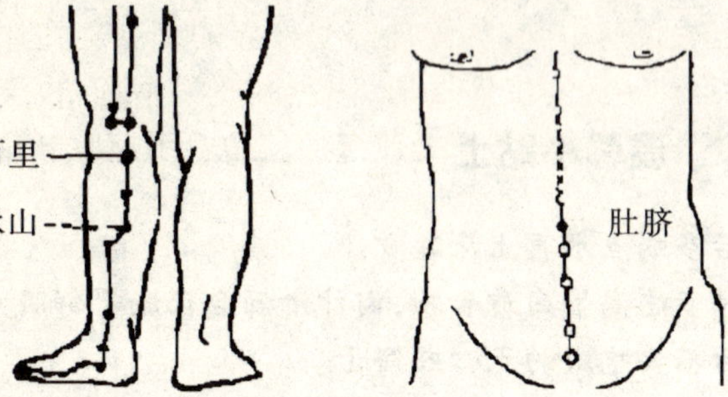

图2－6－2

按摩方法

一面慢慢地吐气，一面按压此穴位各6秒钟。百里做5次，肚脐周围沿着圆形反复做10次。使肚脐与胃肠的作用恢复，身体变得舒适，而且体内的细胞还会有复生的感觉。

温馨小贴士

世界上所有的东西都有阴与阳的关系，阴性物能使身体凉快，阳性物能暖和身体。因此在夏天时可多食用些阴性的食物，使体温下降，当然，吃得太多也会使身体变冷，必须加以注意。阴性食物的特征是水分多，生长快，如蔬菜类，有茄子、蕃茄、瓜类、萝卜、豆类、卷心菜、菠菜等。每年为热浪所困扰的人，不妨尝试一下食物疗法和按摩法。

三、晕车、晕船

病因

晕车、晕船的原因有三方面：一是内耳的平衡器官产生反射作用所致,防止方法是只要塞上耳栓就可以了。二是胃肠虚弱所致:由于睡眠不足或疲劳过度而引起胃弱,再加上交通工具的震动使消化能力减低,增加胃的负担。总之,这种情况是因胃的运动受到抑制,胃的出口紧闭,胃和胃壁的入口变松弛,使胃内之物无法送抵肠部反而倒反口腔产生呕吐。三是自律神经失调所引起:自律神经受外界的刺激会在体内产生固定的功效,如果在自律神经不安定场所,因刺激丧失平衡,也会引起呕吐。有时交通工具的马达声或波浪以及汽车废气也会引起呕吐现象。

症状分析

在搭乘车船时常会出现气烦、气躁、呕吐等症状。如果在旅行时碰到这种情况,不但自己无法拥有一次快乐的旅行,而且也会使同行的人感到厌烦。

穴位选择

“鸠尾”穴是对治疗晕车、晕船能产生速效的穴位,位于身体前中心线之上,在最底下肋骨稍下之处。“第二厉兑”穴位于脚的第二趾趾根外侧2厘米处。

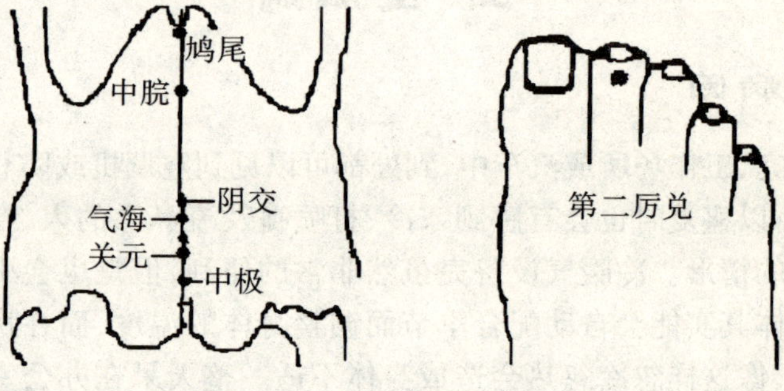

图2-6-3

按摩方法

只要一边吐气,一边按压鸠尾穴处6秒钟,如此重复10次,便能调整胃的功能,不再有欲吐的感觉。如果每日用拇指和食指,一边吐气一边揉约第二厉兑穴6秒钟,如此重复10次,连续20天不间断,就可以根治此症。

温馨小贴士

◎乘车船前喝一杯加醋的温开水。

◎乘车船前取伤湿止痛膏贴于肚脐眼处。

◎将鲜姜片随时放在鼻孔下面闻，或将姜片贴在肚脐上，用伤湿止痛膏固定最好。

◎乘车船前1小时左右，将新鲜桔皮对准两鼻孔挤压，吸入喷射出的带芳香味的油雾。

◎将风油精搽于太阳穴，亦可滴两滴风油精于肚脐眼处，并用伤湿止痛膏敷盖。

◎尽量坐在车船的前部中央，可因受震荡较少而减轻发病症状。

◎饮食不宜过饱，束紧腰带，减少腹中脏器的震动，亦有助于减轻症状。

四、空调病

病因

在家庭、工作场所或汽车中，到处都可以见到空调机或防止外气侵入的设备，所以盛夏时也会有感到寒冷、打喷嚏及流鼻涕的人，在冬天也可看到流汗的情形。冷暖气设备完虽然非常的便利，但是也会引起种种的病症。人体其实能会自动配合季节而调整身体的温度，而在房间装上冷暖气设备，像这样忽冷忽热会造成身体不适。整天呆在办公室或整天开记程车、货车的人，都特别容易患上空调病。

症状分析

空调病的症状是头痛、容易疲劳、手脚冰冷等。还有一些人在突然进到冷气效果很好的地方时，会出现贫血及脑充血。尤其是女性，夏天衣着都很单薄，更容易患生理不顺及女性病。避免患空调病的方法是多接触自然，每天至少要到户外一小时，做一次深呼吸。另外还要尽可能在太阳下让汗有流出来的机会。只有在平常的生活中多加锻炼，才不致患上空调病。

穴位选择

治疗冷气病、暖气病最有效的穴位是从颈部凹洼下4厘米处，左右相距2~3厘米处“眼点”与第九、十、十一胸椎左右各1厘米处。第九至第十一胸椎上的三个穴位。

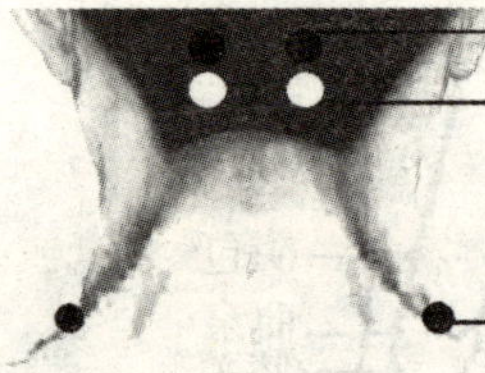

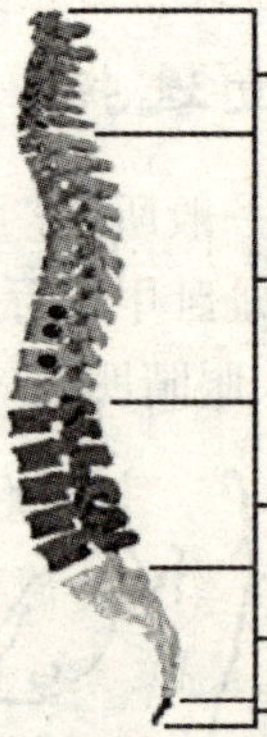

图2-6-4

按摩方法

在按压时，要一面缓缓吐气，一面按压眼点穴6秒钟。在第九、十、十一胸椎上的三个穴位，请由上而下按顺序按压，反复做3次，一般坚持做就会见效。

温馨小贴士

一般人使用冷气经常会嫌换气很麻烦，但是换气却是十分必要的。因为常在空气不好的地方待着会引起头痛。另外，每天生活得有规律，是祛除空调病的最佳之策。

五、焦躁情绪

症状分析

整天工作繁忙，身体疲倦，但是躺在床上却无法入睡，早上醒来神不清、气不爽，身体倦怠，一点精神也没有，这种症状在 30 ~ 40 岁的人中非常普遍。许多人无法早睡，而且在长期的神经焦躁累积下，身体虽然疲劳，但一点也不敢放松，始终放不下工作和家庭。如果长期如此，则生活步调会趋于混乱，身体症状会一反平常，烦恼之事会越来越多，最终导致歇斯底里或神经衰弱。

穴位选择

在脚拇趾一般所说“肝经”的起始处，肝经由此到生殖器、肝脏、脑、眼等。在脚拇趾趾甲边际最靠第二趾之外有“大敦”穴。如果指压此处，能使头脑清晰、眼睛明亮。

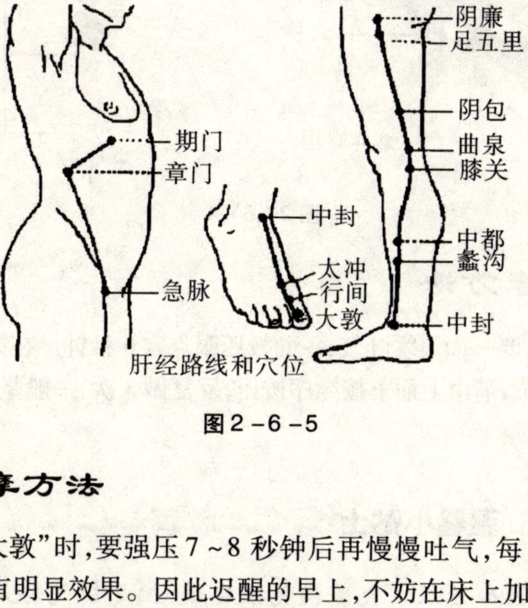

图 2 -6 -5

按摩方法

在指压“大敦”时，要强压 7 ~ 8 秒钟后再慢慢吐气，每日就寝前重复 10 次左右，即有明显效果。因此迟醒的早上，不妨在床上加以指压。

六、怯弱性格

症状分析

气度狭小的人要委托重任时，会感到不安，命令下属时也会胆怯，因此处理任何事情便不会受到下属的信赖。所谓气度小，换句话说就是胆怯，是由于对自己没有信心，无法显示出自己的实力所致。

穴位选择

“厥阴俞”位于第四胸椎下方向外3厘米处。“关元”穴位于肚脐下方6厘米处。

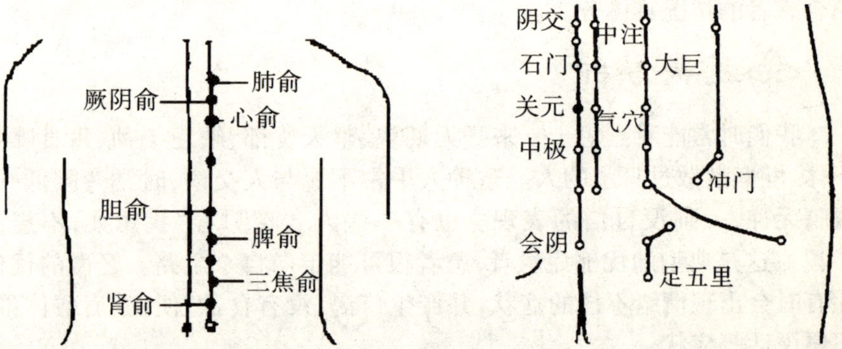

图2-6-6

按摩方法

指压“厥阴俞”能使胸部伸张。指压时缓缓吐气，指压6秒钟，如此重复10次，指压时挺起胸部，效果会更佳。其次以同样的要领指压“关元”6次。指压时姿势端正、丹田用力则效果更佳。气度小的人由于产生了自我防卫的意识，会产生胸部收缩症。因此要矫正这种人，必须使收缩的胸部扩张，腹部使劲，以克服其怯弱的性格。

七、忧郁症

病因

1. 生物化学因素：证据表明，脑内生化物质的紊乱是抑郁症发病的重要因素。也有特定的药物能导致或加重抑郁症，有些激素具有改变情绪的作用。

2. 遗传因素：如果家庭中有抑郁症的患者，那么家庭成员患此病的危险性较高，这可能是遗传导致了抑郁症易感性升高，但遗传也并非是唯一决定性的患病因素。

3. 性格因素：存在遇事悲观、自信心差、对生活事件把握性差、过分担心等性格特征的人很容易患上抑郁症。

4. 环境因素和应激：严重丧失交往能力、人际关系紧张、经济困难或生活方式的巨大变化，这些都会促发抑郁症。有时抑郁症的发生与躯体疾病有关。另外，抑郁症患者中有 1/3 的人有物质滥用的问题。

总之，抑郁症是遗传、心理和社会环境这些因素综合作用导致的，应结合患者的情况具体分析。

症状分析

我们时常能看到对于未来毫无期望、整天忧郁、缺乏干劲、每日喋喋不休、懒懒散散过日子的人。这种人平常不愿与人交谈，时常弯腰低头，眼睛无神，一副没自信的表现。也有一些人会唠叨着“我想死，不想活了！”。这是典型的忧郁症患者，患者很可能走向自杀之路。轻微的忧郁症有时会出现情绪不佳的症状，并产生口渴、没有食欲、便秘、肩酸体倦、不愿说话等症状。

穴位选择

治疗忧郁症最有效的是指压颈部左右 2 厘米处的“天柱”穴和腿部“足三里”。

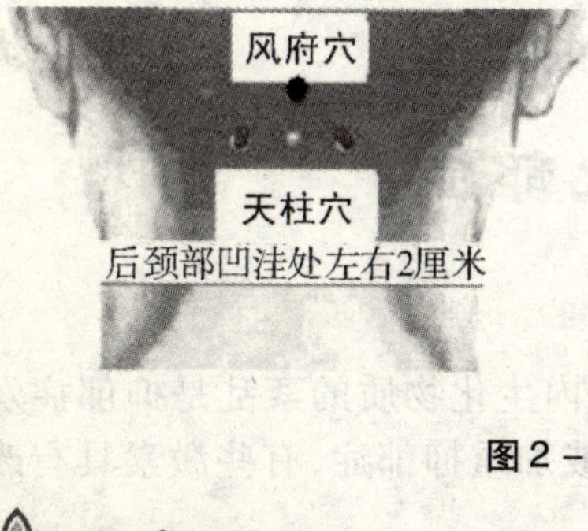

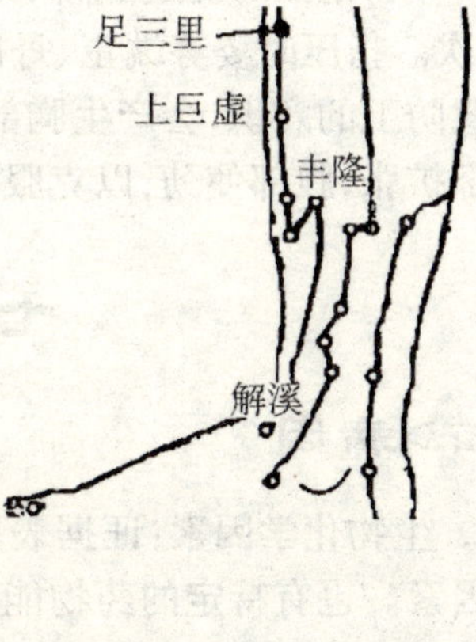

图 2-6-7

按摩方法

在指压“天柱”穴时先放松身体，用手刀在左右“天柱”穴交换强劈 10 下，每天重复 5～10 次。另外，指压“足三里”对治疗忧郁症也很有效。在指压时，一面缓缓吐气，一面强压 6 秒钟，如此重复数次。在采用上述指压按摩法时，如果家人给予温柔的关怀，2～3 天就能使患者心情开朗。

温馨小贴士

神经衰弱和忧郁症有着明显的不同，神经衰弱决不会“想寻死”，只有等到自己无法从现实中逃避时才会形成“自杀”等想法。忧郁症患者，有讨厌与别人接触的倾向，这种倾向强烈的话就缺乏自觉症状，因此想恢复是相当困难的。所以，忧郁症患者应该趁病不严重时加以治疗。忧郁症患者虽无爱好和兴趣，但是他们有执着的心，这点可以加以利用。经由执着的心使他产生自信，对其他事物产生欲望，如此便会渐渐有干劲。这种患者需要家人的温暖和关怀，不能用警告来刺激他。

八、慵懒感

病因

每天都并非因自己的意志来行动。为了提高效率，工作内容必须合理化、简单化，也就是所谓的单纯作业。不仅是工作，连日常生活也完全没有变化，早上定时起床，在高峰时间搭车上班，下班后回家、用餐、沐浴、看电视、就寝。即使有运动，也是和小孩玩投球，或在单位消遣，这些运动也过于强迫性，并非自己想玩而玩。在星期天依照自己的兴趣或意志去玩，否则便会陷于无法满足欲望的地步，因此便会显出身体倦怠，没有生气。

症状分析

很多人会感到没精神、疲倦，不只是中年以上的人，连二三十岁的年轻人也有这种感觉，而且情况越来越严重。身体倦怠原因大都不明，并非因为工作困难，或是过分操劳，或是睡眠不足所致，只感觉全身慵懒，提不起劲。这是忧郁文明不断发达，人类无法追随社会的缘故。

穴位选择

指压“翳风”穴对去除慵懒感非常有效。“翳风”穴位于耳朵正下方，耳朵遮住之处。

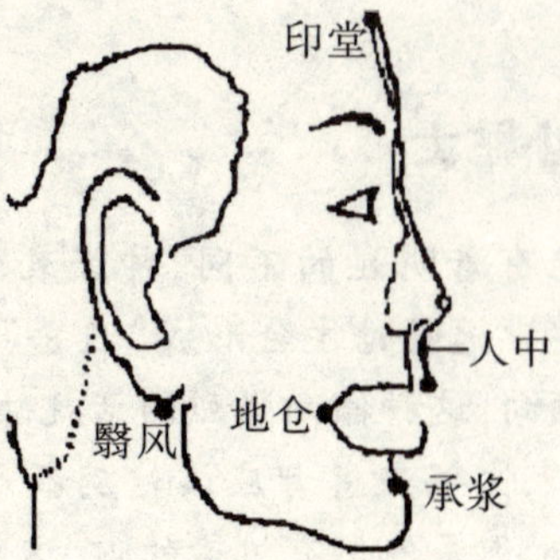

图2-6-8

按摩方法

用双手拇指按压“翳风”，在按压的同时鼻、口吐气，每次压36次，每日重复3次。按时会微微作痛，但是它能治好焦躁，使精神爽朗。除了采用上述指压按摩法之外，同时要在精神上使自己每日保持快乐。

温馨小贴士

每天给自己制定一个小目标，如“每天早起，外出散步”，或“早点完成工作喝咖啡去”，或“今天决定少抽香烟”等等，“强迫”自己朝着目标前进，使每天生活富有变化。如此便能使生活有乐趣，慢慢地养成好习惯后就不会再有慵懒感。

九、精力减退

病因

精力减退不仅对工作或生活等会失去信心，还会产生重大危机。相反的，精力充沛者对于任何事情都会产生信心。如果是因精神上压力使得精力减退的话，因此必须寻找开发它的穴位。首先是指压“气海”穴。气海位于肚脐下四指宽处，又称“丹田”。古书记载此处为男性“生气之海”，也就是说它是精力的源泉。因此“气海”如果充实，则百病可治，永葆强壮。充实性“能源”，过上愉快的生活。

穴位选择

位于肚脐下四指宽处是“气海”穴，又称“丹田”。另一处穴位是“会阴”，男性的会阴穴位于肛门和精囊之间，女性会阴位于大阴唇后连接肛门之间。

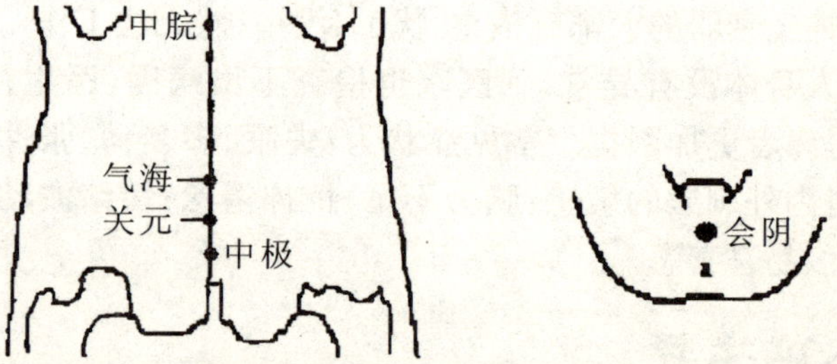

图2－6－9

按摩方法

首先要放松腹部，用手抵住“气海”，徐徐用力压下。压时应先深吸一口气，再缓缓吐出，缓缓用力压下，6 秒钟后提起恢复自然呼吸。如此不断重复，则精力必然日增。其次按摩“会阴”会使男性增强勃起力，精力充沛；会使女性分泌旺盛，能充分地享受性爱。指压“会阴”时要一面吸气一面按下，停止吸气时手指停止不动，大约 3 秒钟后缓缓吐气，手指也缓缓卸劲。如此不断重复，精力之强盛会使你自己也感到吃惊。

十、神经衰弱

病因

神经衰弱多是由于精神因素造成。凡是能引起持续的紧张心情和长期的内心矛盾的一些因素，会使神经活动过程强烈而持久的处于紧张状态，从而超过神经系统张力的耐受限度发生神经衰弱。如过度疲劳而又得不到休息，是兴奋过程过度紧张；对现在状况不满意，则是抑制过程过度紧张；经常改变生活环境而又不适应，是灵活性的过度紧张。

人类中枢神经系统的活动，在机体各项活动中起主导作用。而大脑皮质的神经细胞具有相当高的耐受性，一般情况下并不容易引起神经衰弱或衰竭。但强烈紧张状态的神经活动,一旦超越耐受极限,就可能产生神经衰弱。中医认为最主要的原因是"七情致病",即喜、怒、忧、思、悲、恐、惊。这是人们在日常生活中经常遇到的,所以要遇事不狂喜,不大怒,不思虑过度,不过分的悲伤。

症状分析

许多患神经衰弱的人都有头重、忧郁、没精神、无法工作、无故焦躁等情况。这些人身体没有异常,到医院也检查不出病因,医生往往爱莫能助,这就使得患者更加困扰。常见症状为:失眠、多梦;紧张性疼痛;心理生理障碍;对内外刺激的敏感;脑力不足、精神倦怠;情绪波动、缺乏忍耐性、易烦多忧、易喜善怒。

穴位选择

腿部的"足三里"穴是治疗神经衰弱的穴位。

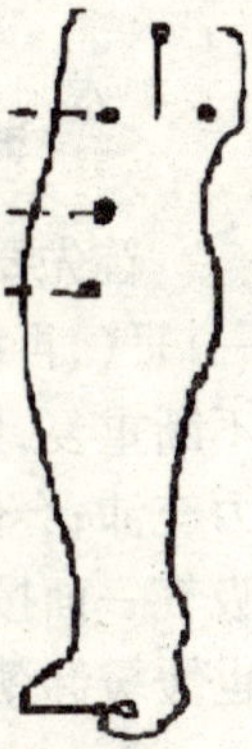

图 2-6-10

按摩方法

指压此处能使自身血液顺畅、情绪稳定、消除疲劳,对治疗神经衰弱的效果是非常显著。在指压时,要先放松脚部肌肉,用两手手刀水平强劈"足三里"及其相对之处。在操作时,一面由口、鼻吐气,一面劈,左右各打 36 次,每天重复 3 次,2~3 日后就能使情绪稳定。

十一、去除睡意

症状分析

你或许有过在会议上或上课时突然睡意来袭,对于领导或老师的询问答非所问的经历;或者因为加班回家时已经超过深夜 12 点,但次日又必须按时上班;又或者和同事饮酒、打麻将,引起慢性睡眠不足,导致思考力迟钝。这种生活如果长久持续下去,会使身体倦怠,导致生病。

穴位选择

去除睡意的穴位位于太阳穴发际的前额"发际点",也就是用手按发角会感到疼痛之处。

按摩方法

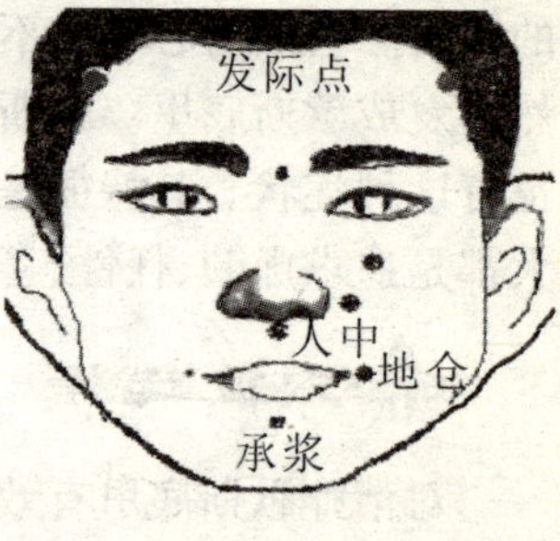

图2-6-11

在前额“发际点”一面缓缓吐气，一面用手掌左右强劈，每次劈10下，每天连续做3次。其次是以同样的方法劈后颈中心，连劈10下，每天3次。采用上述的方法就能去除睡意，神轻气爽。

温馨小贴士

为了避免睡眠来袭，前一天的晚餐必须加以注意。平常尽量吃糙米或胚芽米，吃量少、营养成分高的食物，最好能将含少量维生素B的食物和大蒜同时吃。尽量避免食用油腻的东西或难以消化之物，以内脏负担重。要使睡眠不足的头脑清醒，思考力集中，也可以饮用红茶或绿茶，或者尝试按摩方法。

十二、歇斯底里

病因

有歇斯底里性格的患者，感情丰富、多变，而且情感反应强烈、夸张，对事物的认识容易从一个极端跳到另一个极端。这种性格容易受暗示，对己对人好猜疑、多心。歇斯底里性格的人还有过多的幻想，自己往往分不清所讲的哪些话是真的，哪些话是假的。此症的基础是特定的气质与性格，而发作的客观原因是环境的刺激。歇斯底里症实际上是一种精神情绪的发泄，是一种社会逃避行为。患者一旦觉得承受不住社会的种种压力，就“逃进病中去”，从而得到别人的同情、关心、谅解。

症状分析

歇斯底里是基于精神性原因产生的，是一种对自己撒娇无法自觉者的疾病。会因为心中的不安或纠葛、焦躁、欲求不满足等等不断积累、突然爆发成歇斯底里。歇斯底里是女性特有的症状，但实际上有许多男性也有这种症状。其特征是大肆骚乱、乱嚷，仿佛小孩一般。患者在性格上大都是追求虚荣、任性、喜爱花俏者，稍不如意就生气、悲伤、焦躁。

穴位选择

对治疗歇斯底里有效的穴位是颈脖子和颈脖子下方左右的“眼点”，以及肩膀中央的“肩井”、“第八、第九胸椎”和“足三里”。

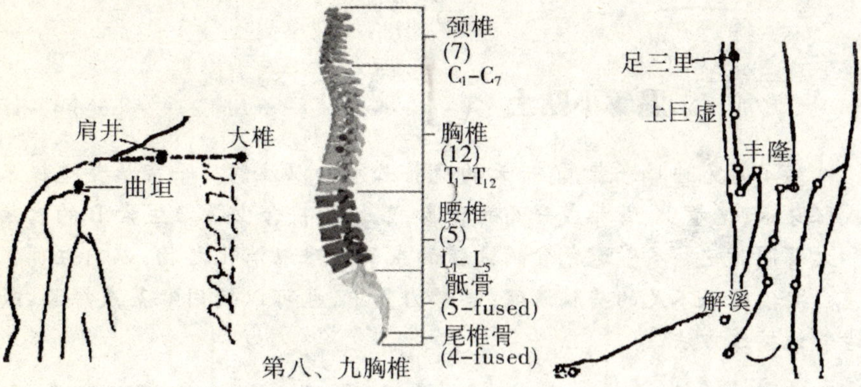

图2-6-12

按摩方法

缓慢指压上述穴位就能调节身体状况，指压时应该一边缓缓吐气一边强压6秒钟，如此重复数次。

温馨小贴士

歇斯底里严重的患者，会头痛、耳鸣、痉挛、目不能视、声不能出，连身体也会异常。但是，歇斯底里症只要无他人在常不会发生。也就说只有当存在心里感到不安或不满的对象时，这种症状才会出现。歇斯底里大都出现于女性，但男性如果工作上无法称心或无法如愿时也会发生。治疗这种症必须和颜悦色以对。

十三、增进耐性

病因

生活中经常会碰到有人说:“我没那个耐性……”因为没有耐性,导致在工作上半途而废,一事无成,这时的耐性将成为成功与否的关键所在。

穴位选择

“百会”位于头顶之上,“申脉”位于脚外踝中央下端1厘米凹处。指压“百会”穴和“申脉”穴能使人增加稳定感,集中精力做事。

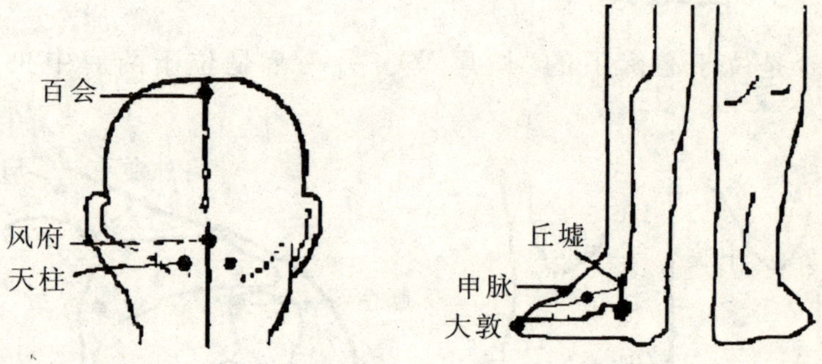

图2-6-13

按摩方法

在指压时,要一面缓缓吐气,一面用手掌慢慢劈打,每次打10下,每天打3次。在指压“申脉”穴时,尽可能地将一次所吸之气缓缓长吐,要重复2次,指压数日即可使容易厌倦的性格改变。

温馨小贴士

只要有耐性,工作当然就会顺利,对自己的兴趣和运动也会持之以恒,这似乎有点不可思议。人们只要能把握住一点,增进耐性,就能起到连锁反应,一顺百顺,做事情就能如愿以偿了。

十四、消除疲劳

症状分析

身体倦怠、腰酸痛、想睡、头昏、肩酸等等大都是通宵没睡所引起的典型症状,这些症状也因年龄而有所差别。通宵不眠则工作不顺、全身倦怠、情绪焦躁,这是由于一时性神经衰弱,导致体力消耗殆尽的缘故,只要稍加补眠就可以恢复。如果因而不能去上班,就要采用能使人忘却疲劳和睡意的穴位指压按摩法。

穴位选择

一个是位于心窝下的"鸠尾"穴,另一个是位于两肩中央的"肩井"穴。

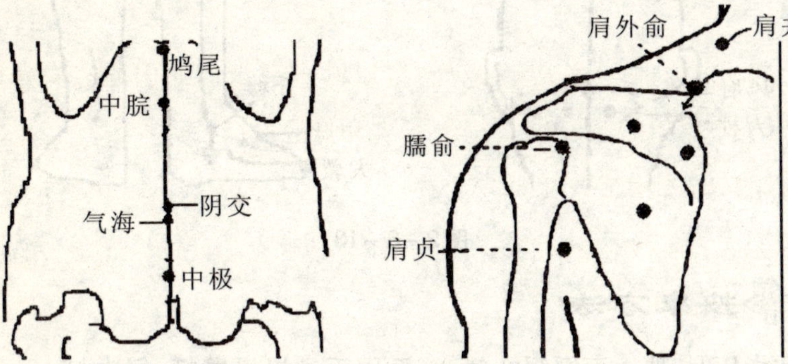

图2-6-14

按摩方法

一是指压"鸠尾"穴:在指压时要采用手刀劈击法,先深吸一口气,用手刀轻劈之时,一口气将气吐出,如此重复20次,便能恢复短暂性体力消耗。

二是指压"肩井"穴:在指压时缓缓吐气,用力强压6秒钟,能治疗因疲劳而产生的肩部酸痛。

温馨小贴士

人之所以会疲劳主要是由于左右手神经回路相反、左大脑和右大脑在延髓部相交叉、反射神经被交换、头脑功能变新所致。还有的人头脑之所以昏沉欲睡，是由于香烟使空气污浊，或姿势不正确使得体内需要氧气不足。因此，只要使室内空气流畅，端正自己的姿势，偶尔做个深呼吸，就能使头脑清晰。

十五、使头脑清晰

病因

脑部功能迟钝，工作效率降低，可以因脚部淤血而引起。换句话来说，是由于脚部活动不足而产生血液循环停滞。

穴位选择

使头脑清晰有两个穴位，一是在外踝下端前洼处的“丘墟”穴，一是脚踝正后方的“昆仑”穴。

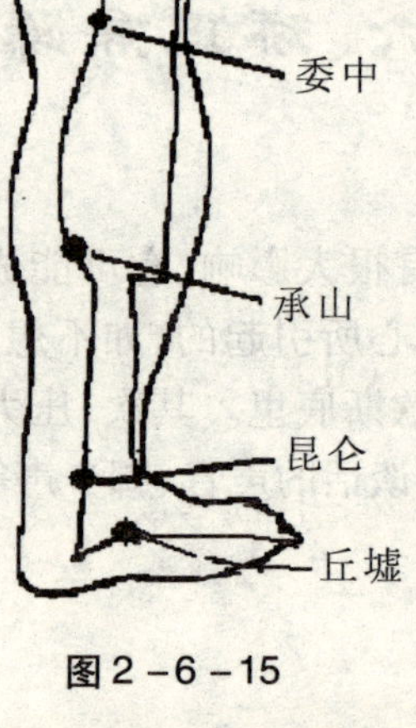

图2－6－15

按摩方法

治疗脚部淤血有效的方法是指压“丘墟”和“昆仑”。先将肌肉放松，一边缓缓吐气，一边强压6秒钟，如此重复10次。另外采用“足三里”打击法也很有效。先深吸一口气，在用手刀击打的同时将气吐尽，如此重复10次，头脑便能清晰。

温馨小贴士

我们在考虑问题时，会不知不觉地在屋中踱来踱去，所以头和脚有着密切的关系。自古就有各种锻炼脚部的健康法，指压脚心不着地处的“踏青竹”便是其中一种。由于脚部运动，脚部肌肉通过筋纺锤将刺激送抵脑干部的网样体，使新皮质的脑细胞活泼，因此便能除去脑内淤血，促进新陈代谢和血液循环。例如右脚与静脉有关，它使由胸部上行的血液顺畅；左脚和动脉有关，它使由头部到脚尖等全身血液顺畅；如果脚冷或因运动不足而使脚部肌肉硬化，则会头晕眼花。要锻炼头部首先要锻炼脚部，这的确有其道理。

十六、矫正焦躁性格

病因

焦躁对高血压患者有很大影响，它可能成为猝死的原因。焦躁的原因是由身体的不适、怯弱心所引起的，如不想触及之事急于出口，或是为了消除自卑感导致陷于歇斯底里。其次，压力也会导致精神焦躁或是神经过敏，使人们对于别人谈话的声音、脚步声等都很在意。因此必须尽快加以治疗。

症状分析

在现代繁忙的生活中，人们面临着各种各样的压力，因此稍有不如意就可能变得焦躁不安。常言道:“急躁则吃亏。”所以我们不能被焦躁的性格影响了自己的生活。因此,如果你也是焦躁性格的话,请尽快加以治疗。

穴位选择

“肝俞”穴位于背部第九胸椎左右2厘米处。“鸠尾”穴位于心窝正下方。

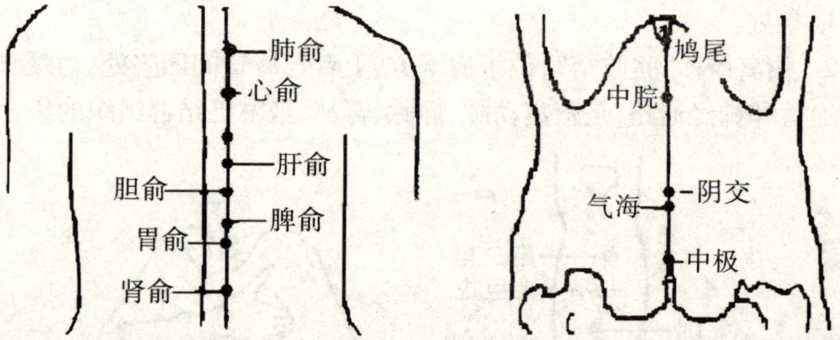

图2-6-16

按摩方法

焦躁是一种精神异常的症状,治疗时尤其要使散在体内中枢部的迷走神经、上颈交感神经、中枢交感神经、三叉神经、脸部神经、腕神经、太阳神经等安定。

1. 用双手拇指强压“肝俞”,能除去全身倦怠感。在指压时,先挺胸,一面缓缓吐气,一面强压,如此重复20次。

2. 以同样的要领指压“鸠尾”,连续指压20次,能养成冷静的判断力并去除自卑感和焦躁之情。其他焦躁者大都因消化不良而消瘦,这种人最好多做深呼吸,症状即会逐步改善。

十七、延缓衰老

病因

人的衰老是不可避免的,引发衰老的学说归纳起来有以下几种:

① 自由基说;② 神经内分泌说;③ 错误成灾说;④ 程序衰老说;⑤ 交联学说;⑥ 体细胞突变说;⑦ 免疫衰老说;⑧ 细胞之学说。

青春长驻,延缓衰老是人们普遍追求的愿望。现代人如何提高自己生命的质量才能使“老而不衰”？按摩保养是抗衰老助延年的有效方法之一。通过按摩，可以疏通经络，调和营卫，运行气血，促进机体的新陈代谢，协调脏腑功能，增强机体的抗病力，延年益寿。

穴位选择

1. 足三里，在由外膝眼向下量 4 横指，在腓骨与胫骨之间由胫骨旁开 1 横指处。

2. 腋窝俗称“胳肢窝”，位于肩下方，上臂与胸臂间凹陷处，为颈部与上肢间血管和神经通路，是腋窝动脉、静脉、臂丛、腋淋巴结群组织的集合处。

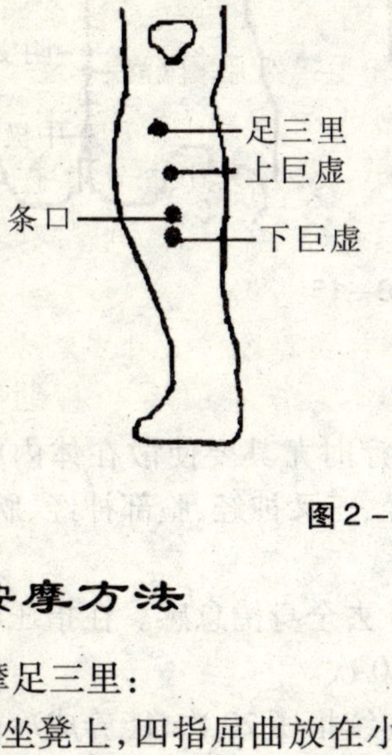

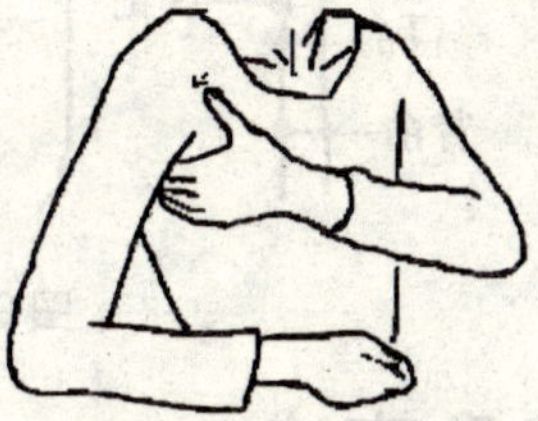

图 2－6－17

按摩方法

1. 按摩足三里：

（1）端坐凳上，四指屈曲放在小腿外侧，将拇指指端放在足三里穴处，做点按活动，一按一松，连做 36 次，两侧交替进行。

（2）端坐凳上，四指并拢放在小腿外侧，将拇指指端放在足三里穴处，做按掐活动，一掐一松，连做 36 次，两侧交替进行。

（3）正身端坐，小腿略向前伸，使腿与凳保持约 120 度，食指放在足三里穴上，移放中指在上面加压，两指一并用力，按揉足三里穴，连做 1 分钟，两侧交替进行。

（4）正身端坐，小腿略向前伸，使腿与凳保持约 120 度，将拇指指端放足三里穴处，力集中于指端，尽力按压，然后推拨该处筋肉，连做 7 次，两侧交替进行。

（5）正身端坐，一腿前伸，两手张掌，搓擦腿部，自上而下，搓擦 2 遍，两腿各搓擦1遍。

足三里是抗衰老的有效穴位，按摩该穴处有调节胃肠功能、补肾强筋、防病健身抗衰延年的作用，对各种常见的老年病有很好的防治效果，对于抗衰老大有裨益。

注意：按摩要有一定的力度，以局部有酸胀感为佳；按摩的同时可以配合艾灸，点燃艾条熏灼足三里穴，每日1次。

2. 按捏腋窝：可使人舒筋活络，调和气血，延缓衰老。

（1）可大大增加心肺活量，使全身血液回流畅通，高效促使呼吸系统进行气体交换。

（2）可使体内代谢物中的尿酸、尿素、无机盐及多余水分能顺利排出，增强泌尿功能，并能使生殖器官和生殖细胞更健康。

（3）按捏腋窝简单易行。自我按捏时，左右臂交叉于胸前，左手按右腋窝，右手按左腋窝，运用腕力带动中、食、无名指有节律地轻轻捏拿腋下肌肉3～5分钟，早晚各1次，切忌用力过分。夫妻间可同时按捏对方腋窝，任由一方按捏，3分钟对换角色。

（4）可使眼、耳、鼻、舌和皮肤感官装置在接受外界刺激时更加灵敏。夫妻间每日早晚各按摩1次，每次1～3分钟，不仅可帮助消化、健脾开胃、增加食欲，还能防治阳痿阴冷。

温馨小贴士

◎ 怎样才能延缓衰老？

人到中老年时期，由于肾气衰退，精气内虚，出现了无法抗拒的生理性衰老过程。许多老年病在此基础上发生、发展，进而促进人体的衰老过程。要想延缓衰老的过早到来，平时就必须多注重养生健身。应当注意：适度饮食、动静结合、调摄机体、慎应寒暑、补摄营养。

◎ 吃什么食物能延缓衰老？

可多吃菠菜、花椰菜、坚果、燕麦、西红柿、鲑鱼、大蒜、绿茶、蔓越橘、胡萝卜、矿泉水、贝类、小鸡、橙子、麦芽、金枪鱼、海带。

十八、穿高跟鞋的倦累感

病因

鞋子追随流行已是根深蒂固的观念。本来鞋子选用的目的是为了保护脚部,但现在很多人为了美观导致了脚痛、脚累、骨骼变形等。能支撑体重、能稳健的行走才是健康的要枢,而穿高跟鞋则会让人感觉很累。

症状分析

女性时常诉苦穿高跟鞋不自然,走路倦累异常,产生倦累感。人们为了追求奇装异服不分老幼都有用鞋子来配合服装的倾向;还有些人穿高跟鞋时想使自己变“高”,有的鞋跟竟有 12 ~ 13 厘米。而且男性中间也正流行穿高跟鞋。

穴位选择

治疗穿高跟鞋倦累感,只要指压“临泣”即会有效。“临泣”穴位于脚小趾和第四趾根中间向上 4 厘米左右之处。

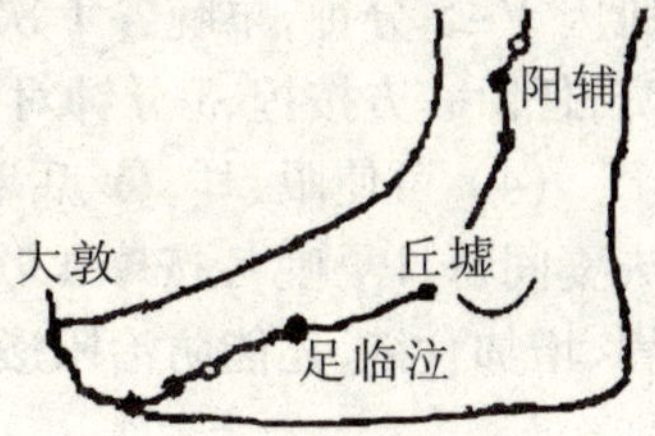

图 2 -6 -18

按摩方法

在按摩时,要一边吐气,一边强压 6 秒钟,重复 20 次即可。还有一种方法,是用两手拇指按压脚掌心不着地处,要领同上。不论你穿高跟鞋是否感到倦累都可以采用这种方法,如果不加按摩,倦累感由小积大,到时候就很难恢复了。

温馨小贴士

想借助高跟鞋来增高时,实际上并非用脚站立,而是用脚尖站立,脚尖使劲久了,关节就会变弯曲。由于趾节骨、中足骨、脚腕关节等受到不良姿势的压力,所以会感到疲倦。“人类是鞋子的奴隶”,现在的确有这种倾向。生活中我们应该懂得点儿去除穿高跟鞋的倦累感的常识。

十九、治疗白发

病因

拥有满头乌黑的头发会使人显得有“年轻感”。现代男女为了保护头发，都会细心挑选洗发水、润发精、摩丝、发胶等。但事实上，染发、烫发以及各种发料都会不同程度地损害发质。

穴位选择

“涌泉”是治疗白发的穴位，它代表肾经，位于脚底中央洼处，将脚趾用力向内弯曲时产生洼槽，然后用指压感到会痛之处即是。

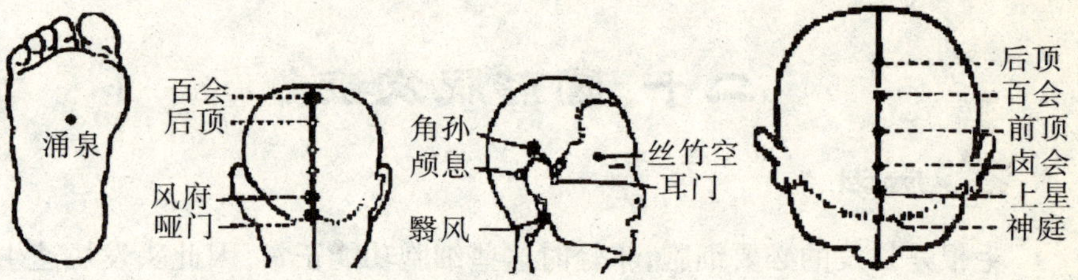

图 2-6-19

按摩方法

在按摩“涌泉”时，双脚每 15 次为一个疗程，每天做 2 个疗程。这种指压按摩法治疗白发不能立即见效，必须坚持练习。

按摩头皮法也可以治疗白发，按摩可随时进行，不受时间地点限制。按摩方法是每日睡觉前和次日起床后，从前额经头顶到后脑，用双手十指揉搓头皮，每次 2～4 分钟，每分钟来回揉搓 30～40 次，以后逐步延长到每次 5～10 分钟，只要持之以恒 2～3 年后会收到一定效果。按摩头皮法，既可促进头皮的血液循环，又可加速新陈代谢，同时对老年人的保健也大有裨益。

1. 要勤于用梳子梳头。

2. 拿、擦头部有白发地方，每处各 5 次。

3. 用单手中指摩叩上星、百会、角孙、瘈风、风府、哑门、风池等穴各 10 次。

以上手法，每天至少按摩 3 次。用力要轻而柔，精神上要保持乐观、少烦恼、少忧虑。

温馨小贴士

乌黑的头发除了美观之外，还能显得有朝气，对工作也会有所帮助。如果满头白发，外表会显得忧郁，也会丧失工作欲望，影响自己的心情。毛发是受肾经支配，因此想使毛发有光泽，就要有正常的肾经，并要提高它的机能。

二十、圆形脱发症

病因

毛根是长发的必要细胞，年轻时这些细胞功能正常，因此头发快速生活。随着年龄的增加，细胞机能也慢慢老化，黑发变成白发，甚至脱落。圆形脱发症主要是精神性反应力失调，是一种突发性病症。当你用梳子整理头发时，在头皮铜板大小处一次掉下数十根头发，而且面积和数量有增加的可能，这是由于自律神经失调造成的。考试日期渐近的考生，担任管理职责的人，或是婚期将近的女性比较容易脱发，因为他们有极度性精神紧张和深度的烦恼，这些原因都会影响自律神经的平衡。

症状分析

脱发以中年人较多，性别差异不明显。也可发生在从小儿到老人的任何年龄，本病常于无意中发现或被他人发现，无自觉症状。少数病例在发病初期患处可有轻度异常感觉。初起为一个或数个边界清楚的圆形或椭圆形脱发区，直径约 1 ~ 2 厘米或更大。脱发区的边缘处常有一些松而易脱的头发，有的已经折断，近侧端的毛往往萎缩。如将该毛发拔出，可以看到该毛发上粗下细像惊叹号（!），且下部的毛发色素也脱失。这种现象是进展期的征象。脱发现象继续增多，每片亦扩展，可互相融合形成不规则形。如继续进展可以全秃。严重者眉毛、睫毛、腋毛、阴毛和全身毳毛也都脱落，即为普秃。

也有的患者先长出白色茸毛，以后逐渐变粗变黑，长成为正常头发。脱发也可停止，此时脱发区范围不再扩大。经过若干天，边缘毛发也较牢固，不易拔出；经过若干月，毛发可逐渐或迅速长出。脱发的头皮正常，光滑，无炎症现象，有时看上去较薄稍凹，这是由于头发和发根消失之故，而非真正头皮变薄。

穴位选择

治疗脱发的穴位在头顶“百会”和后颈两侧2厘米处的“天柱”，以及耻骨和肚脐连线五等分由下向上1/5处的“中极”。

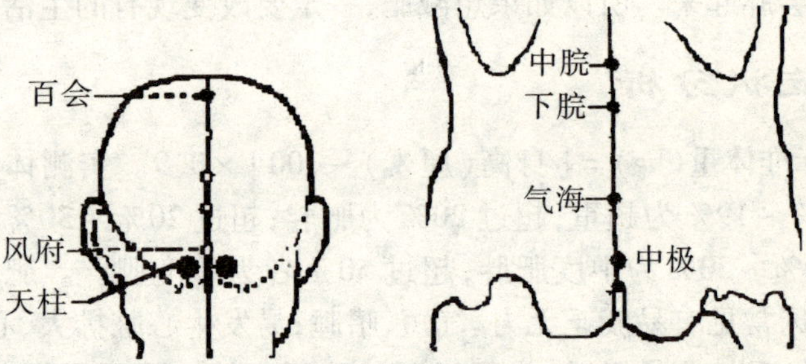

图2－6－20

按摩方法

脱发是不可能立即恢复的，可采用穴位指压按摩法进行治疗。方法是按摩全身，使皮肤血液流畅促进新陈代谢，保持皮肤清新。操作时在“百会”、“天柱”、“中极”处按摩10次，每次6秒钟，每天3疗程，按中极时用双手的拇指，其他两处用双手的食指。如此连续2～3个月，就可以使头发再生。

温馨小贴士

在日常生活中，应该心情愉快，精神放松，心胸放宽，始终相信没有过不去的坎，没有解决不了的事。在使用穴位指压按摩法治疗之前，也应使身心松弛，精神愉快，二者结合就会见效。

二十一、肥　胖

病因

很多人因过于肥胖而烦恼，他们采用减食疗法、低卡路里法、美容体操等法企图减肥。这是因为肥胖不仅使外貌不美，还会使行动不便，稍稍一动就出汗、气喘、身体容易疲劳。但有些用尽各种方法，就是不会瘦，他们最大的问题是短暂性减肥，在不知不觉间又胖起来。这种现象非常普遍，减少食量会使身体变瘦，但是体重减轻后如果进餐量和以前一样的话，自然又会胖起来。所以如果想减肥，一定要改变现有的生活方式。

症状分析

成人标准体重(kg)＝[身高(厘米)－100]×0.9。实测体重超过标准体重10%～19%为超重；超过20%为肥胖；超过20%～30%为轻度肥胖，超过30%～50%为中度肥胖，超过50%者为重度肥胖。肥胖病又称肥胖症，临床常见有易疲乏无力、气短、嗜睡；易发生心脏扩大、心力衰竭；或出现食欲亢进、容易饥饿；或闭经、阳痿、不育等。还可见腰背痛、关节痛、怕热、多汗等症。

穴位选择

第3、4腰椎是降低食欲的穴位，在此处用力捶打，会使食欲减至最低程度。

按摩方法

捶打要领是将气由口、鼻急吐，在吐气的同时捶打穴位。捶打过后立即吸气，捶打速度每0.5秒一下，重复20次。

1. 脚底按摩治疗肥胖的穴位选择：

(1) 足外侧反射区：生殖腺。

(2) 足背部反射区：上身淋巴结、下身淋巴结、胸部淋巴腺(胸腺)。

(3) 足内侧反射区：颈椎、胸椎、腰椎、骶

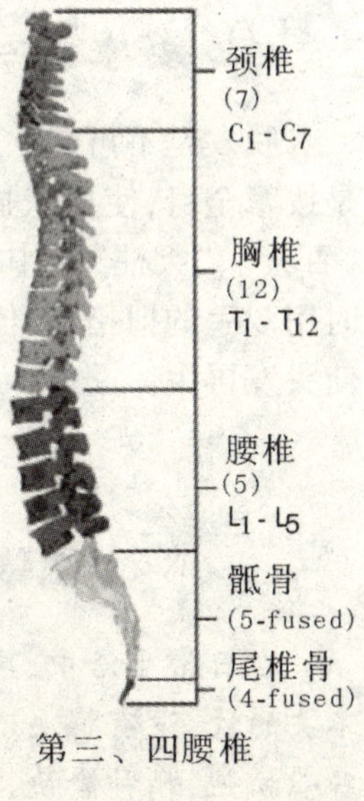

第三、四腰椎

图2－6－21

骨、尿道及阴道、前列腺或子宫。

(4) 足底部反射区：脑垂体、心、脾、甲状腺、甲状旁腺、肾上腺、肾、输尿管、膀胱、胃、胰、升结肠、横结肠、降结肠、乙状结肠及直肠、小肠。

2. 常用手法：

(1) 足外侧反射区：食指外侧缘刮法、拇指推法、叩击法等。

(2) 足背部反射区：拇指指端点法、食指指间关节点法、食指推法、拇指推法等。

(3) 足内侧反射区：拇指推法、食指外侧缘刮法、叩击法。

(4) 足底部反射区：拇指指端点法、食指指间关节点法、拇指关节刮法、食指关节刮法、双指关节刮法、拳刮法、拇指推法、擦法、拍法、拳面叩击法等。

温馨小贴士

想减肥，首先要改变现有的生活方式，不暴饮暴食、不吃零食。女性最喜欢吃零食，即使腹中不饥饿仍然照吃，所以无论如何节食仍然会肥胖起来。其次应该使身体“常动”，如果不动，尽管体重减轻，但体内脂肪会堆积不散，如果身体常动则热量会消耗，才有治疗肥胖的可能。

◎软毛牙刷刷舌头可以降低食欲。

◎吃松子可以降低食欲。

◎用中医法按摩食欲的穴位，可降低食欲。

◎饭前喝一杯咖啡可以降低食欲。

二十二、偏瘦/过分苗条

病因

偏瘦、过分苗条与饮食单一（偏食）有关。比如，有人只喜欢吃米饭，不爱吃面食和杂粮；有人只爱吃蔬菜，不喜欢吃荤腥等等。苗条的身材为肥胖者所羡慕，但是对过于苗条者来说也可能是一种烦恼。“瘦”的原因在于：

1. 心——精神恍惚，只会自寻烦恼的人，由于交感神经紧张，使得胃液分泌不良。

2. 胃——胃弱、消化机能差，每逢用餐时间都无法入咽。

3. 骨——锁骨、肋骨、肠骨向内侧封闭，骨盆紧闭。

穴位选择

治疗过分苗条首先要促进内脏功能，尤其要使胃健全，营养能送抵全身。指压第十一胸椎往左右各3指的“脾俞”和第十二胸椎往左右各3指的“胃俞”就可以使胃液分泌旺盛，提高消化能力。

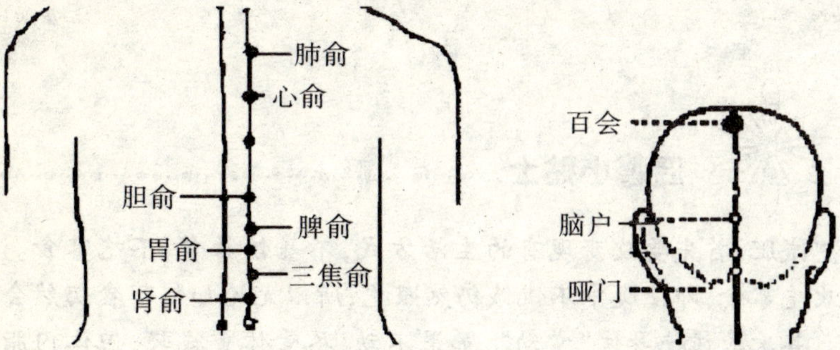

图2－6－22

按摩方法

指压要领：先一面缓缓吐气，一面强压6秒钟，如此重复30次。注意必须在用餐30分钟之后指压。

其次为了消除精神压力，可以指压头顶的“百会”，按摩方法同上。为了扩大胸部，也可以采用同上的方法指压第三胸椎的“身柱”，连续指压10次。

温馨小贴士

有偏食习惯者一定要注意增加食物品种，鱼、肉、蛋、奶、蔬菜、水果要精心搭配，这样才能保证营养充足。只有每天摄入食物的热量超过身体消耗的热量，做到供大于求，才有可能增胖。还要特别注意增加富含蛋白质的食物，如肉、蛋、鱼、豆制品等，因为蛋白质是构成肌肉的主要成分，欲长肌肉就得提供原料。其次，身体偏瘦的人往往食量较小或不思饮食，若强行多吃，则易导致消化不良，引起肠胃疾病。因此，平时可增加一些开胃、刺激食欲的食品，如茶、水果、果脯等。做菜时，适当加些葱、蒜、胡椒、辣椒、味精等调味品，以增进食欲。也可以在正餐之间增加1杯牛奶、1个鸡蛋或一些点心。但应注意增食要定时，否则会适得其反。比如，有人为了增胖，不时吃糖果、点心等零食，一旦坐到餐桌上，就什么也吃不下去了。

有人以为每天少运动，能养胖。其实不然，这样既不能增胖，更不能使体型健美。实践证明，只有经常进行游泳、划船、滑冰、骑自行车、做操、跑步等等运动，才能提高内脏器官的功能，增强食欲，促进营养吸收，使体格逐步健壮起来。

二十三、腹部赘肉

病因

体内脂肪会存积在身体的各个部位，如脸、颈、胸、背、臂、臀、腿等部位，而最容易堆积脂肪的部位是腹部。这是因为相对于其他部位的脂肪，腹部脂肪还有一个特殊作用——保护脏腑器官的安全。女人的皮下脂肪比男人厚，这是因为女人的肌肉少，产生的热量也就少。皮下脂肪可以有效阻挡热量散发，起到保持体温的作用。怀孕期间女性腹部皮下脂肪增厚，不仅可以为胎儿保温，还可缓冲外界力量的冲击。

不论是女性或是男性，随着年龄增长，体内储存的脂肪都会越来越多，这是人体正常的生理变化，也与遗传和适应有关。因为随着年龄变老，人们获取食物的能力逐渐减弱，不得不储备更多的脂肪以防不测。不过由于女性特殊的生理状况，体内脂肪堆积会比男性更多一些。

症状分析

运动量不足、腰部不动，尤其是腹部不活动的人，腰部很容易肥胖。有一些人忽视了腹式呼吸的重要性，因此腹肌肉在不知不觉之间变得松弛。换句话说，由于没有采用腹式呼吸，所以脂肪容易集结于腰部。

穴位选择

“志室”位于第二腰椎向外 5 厘米处，在第一、二、三、四腰椎处也有穴位。

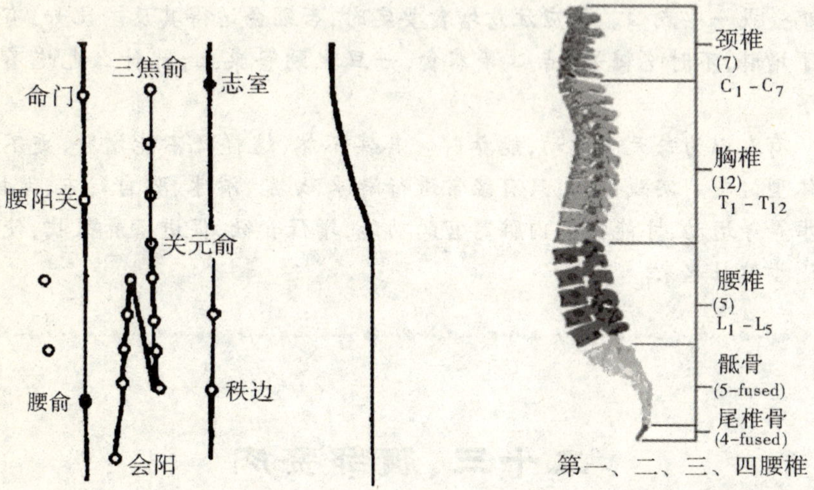

图 2-6-23

按摩方法

指压第一、二、三、四腰椎，可以防止腰部脂肪的产生。首先将脚横跨与肩同宽，用拇指指压第一腰椎到第四腰椎。其次是指压“志室”，可以影响副肾分泌的与脂肪代谢有关的荷尔蒙，起到除去现有的脂肪的目的。为保持美好身材，除了采用这种去除腹部赘肉指压法之外，还应配合适度的运动。

温馨小贴士

如果时常运动但腰部仍然粗壮的话，则大都是因为大肠、小肠不正常，应该从根本上改善体质。脂肪过多会压迫心脏，缩短寿命。为保持美好身材，除了采用去除腹部赘肉指压按摩法之外，应配合适度的运动，加强锻炼，合理搭配饮食。

二十四、臀部下垂

病因

造成女性臀部扁平下垂的原因有：

1. 日常生活中不合理的饮食是造成臀部扁平下垂的最重要诱因。因为如果动物性脂肪摄取过多，就很容易在下半身囤积，进一步造成臀部扁平下垂。

2. 朝九晚五的上班族，因久坐办公室不常运动，脂肪渐渐累积在下半身，这样容易造成臀部扁平下垂。

3. 过度减肥臀部下坠更严重：女性们上身偏瘦，下身显得胖大一般认为这是由发胖引起，但过度减肥节食会使身体素质下降，下坠反而越严重，从而形成不良循环。

穴位选择

要拥有丰满健美的臀部，必须指压左右臀下臀沟中心的“承扶”穴。

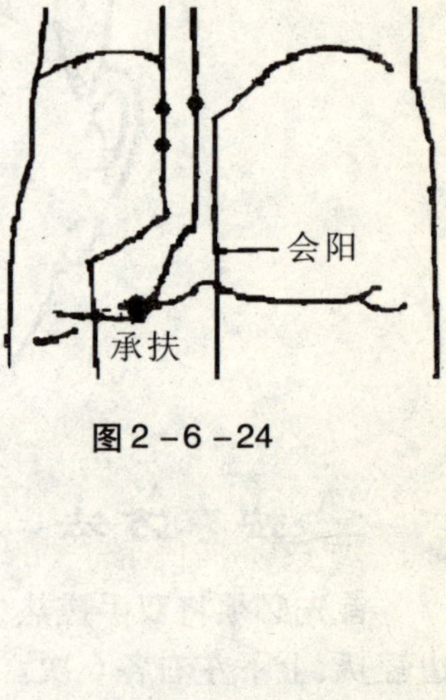

图2－6－24

按摩方法

首先将背挺直，肛门夹紧，慢慢吸气，用拇指以外的四根指按压承扶穴，往上按压6 秒钟后将气吐出，每天早晚各做 10 次，一个月即可见到明显效果。

温馨小贴士

穿高跟鞋走路也可达到提臀的效果。事实上穿高跟鞋时，腰腹到下肢的肌肉都会紧缩，因此腹部不外突，腰部会稍挺，使得臀部能看见。但是，如果经常穿着高跟鞋，因趾尖用力，重心不稳，患肾脏病或肝病概率较多。所以最好是高跟、平底交替使用。

二十五、去除眼角皱纹

病因

人的性格或思想都可以用眼神来表达出来。常言说:“眼可以传神”。和蔼的眼光、恐怖的眼光、暗淡的眼光,它都是在告诉别人自己的心意。谈到没有自信之事,眼神会暗淡无光;谈到有信心的事时,眼内精光逼人。如果在美丽眼睛附近产生许多小皱纹,那么会使魅力减半。尤其是黄色人种眼窝浅、脂肪后、眼皮容易肿胀,在眼睛附近会产生小皱纹。

穴位选择

“瞳子髎”位于眼睛外侧1厘米处。

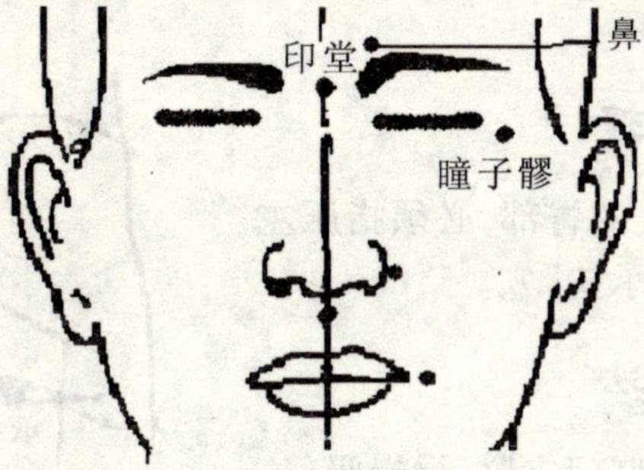

图2-6-25

按摩方法

首先必须将双手搓热,然后用搓热的手掌放在眼皮上,一边吐气,一边轻抚,上下左右各6次。其次,以同样的要领将眼球向左右各转6次,再指压除去眼角皱纹的“瞳子髎”。一面吐气,一面按压6秒钟,如此重复6次。此外,除去眼角皱纹还可以做全脸按摩;除去眼肿可以用冷水在眼睛附近轻轻拍打。如果这些方法和指压按摩法配合运用,效果会更好。

二十六、使水蛇腰变直

病因

脊椎是身体健康的中心,它是脑髓神经和自律神经等神经的出入口,这些神经都与身体各部有关。因此，脊柱的松弛、压迫、歪斜、弯曲等会引起各种神经异常，各个器官也会受到影响。

症状分析

水蛇腰患者由于腹部受到压迫，不仅身材难看，还容易患子宫下垂、胃下垂甚至导致流产。这类患者由于腹筋、背筋无力，会失去身体柔软性和弹性，动作会变得很迟钝。加之运动不足，营养过剩，皮下脂肪积累，身体很快就变得圆肥。治疗这种症状要使身体脊柱伸直，如此才能使血液循环畅通，加大呼吸深度，情绪才会爽朗。

穴位选择

要选择在第四、五、六、七、八胸椎，“曲垣”位于颈椎左右肩胛骨内上侧，“大椎”位于第一胸椎的上方。

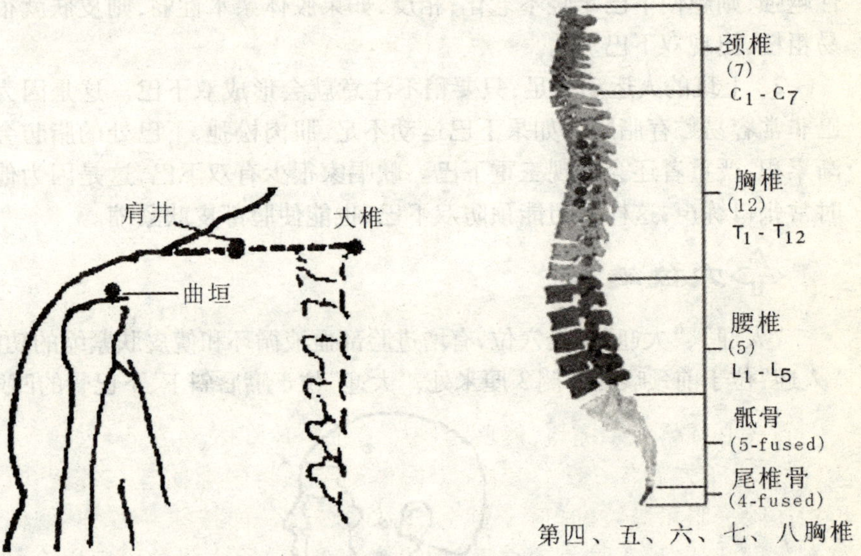

图2－6－26

按摩方法

1. 指压“曲垣”，能使上半身放松，保持自然姿势。“曲垣”位于颈椎左右肩胛骨内上侧，要边缓缓吐气，边压6秒钟，如此重复20次。

2. 首先趴着，将全身放松，用双手重重、缓缓地压第4、5、6、7、8胸椎，压者和被压者都应边缓缓吐气，边缓压6秒钟，由上至下重复10次，对扩胸、直背有效。

3. 指压在第一胸椎上方的“大椎”穴。指压此处可使颈部血液循环畅通，能矫正下巴向上和颈部向前突出。指压要领和“曲垣”穴的要领相同，重复20次。

二十七、消除双下巴

病因

1. 在饮食方面如果时常吃零食，很容易形成双下巴。所以用餐时要尽量快嚼，使下巴有足够的运动量。下巴之所以会松弛，最主要的是因为水分减少。细胞附近的胶体会吸收水分，使肌肤美丽、娇嫩。胶体的亲水性越强，则越使下巴年轻不老化；相反，如果胶体亲水性弱，则皮肤就很容易粗糙，出现双下巴。

2. 上班的人运动不足，只要稍不注意就会形成双下巴。这是因为下巴非常容易贮存脂肪。如果下巴运动不足、肌肉松弛，下巴处的脂肪会渐渐累积，严重者还会出现三重下巴。歌唱家很少有双下巴，这是因为他们时常张口练声，这样不但能预防双下巴，也能使脸部皮肤紧缩。

穴位选择

“人迎”、“大迎”两处穴位，有增进脸部血液循环和使皮肤紧缩的功能。“人迎”位于前颈喉结外侧3厘米处，“大迎”位于嘴唇斜下、下巴骨的凹处。

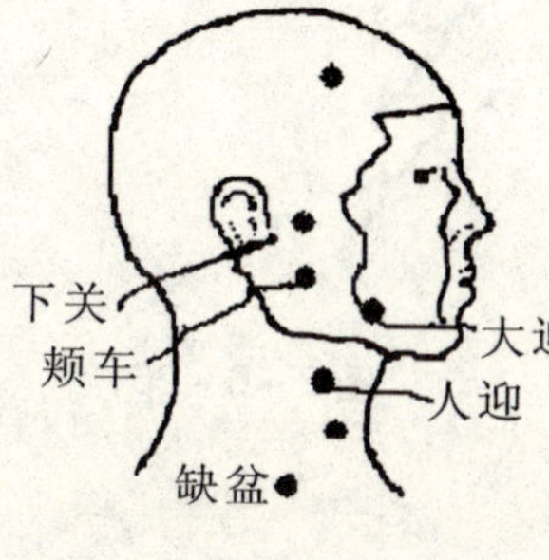

按摩方法

指压要领是：一边吐气，一边压6秒钟，“人迎”重复10次，“大迎”重复30次。采用上述方法，可以逐渐除去脂肪。

温馨小贴士

双下巴可用按摩、运动来治疗，在洗脸时用冷水拍下巴，也有助于肌肉收缩。这些方法不妨配合穴位指压按摩法同时采用，而且经常活动下巴，效果会更好。

二十八、腿部减肥

病因

女性对于细腿永远具有憧憬之心，“使大腿变细”是所有女性的心愿。有人说时常走路或运动腿会变粗，这是不正确的观念。如果腿筋肉时常运动，然后再长时间不运动，那样腿才容易变粗。大腿是皮下脂肪容易聚集之处，如果不加以运动就会丧失协调性。

穴位选择

首先要除去腿部浮肿，以便必须寻找脚根相近的隆起骨头，在这隆起骨头之前即是除去浮肿的穴位。它能使血液流畅，提高肾脏功能，改善体质。另一处穴位是肚脐背后“第三腰椎”。

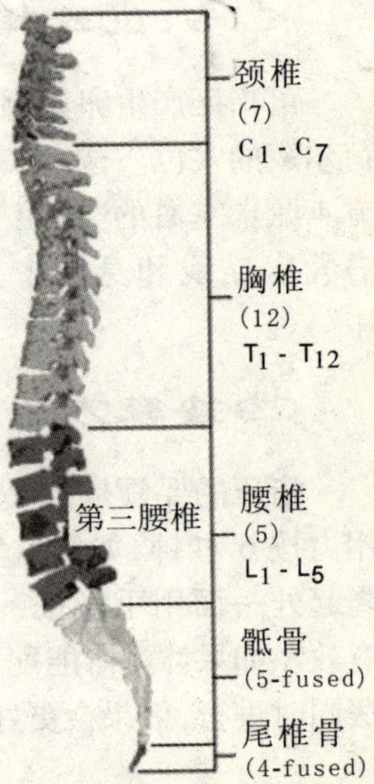

按摩方法

1. 指压除去浮肿的穴位时先一面缓缓吐气，一面强压6秒钟，如此左右交换10次。

2. 指压肚脐背后“第三腰椎”（用手掌按压），因为它能使大腿肌肉直接产生收缩运动。一面缓缓吐气，一面按压第三腰椎6秒钟，如此重复10次。如果将手摩擦过再按，会有更好的效果。

温馨小贴士

为了拥有美丽的大腿，除了运用穴位指压按摩法之外，每天走路的方法也应该多加注意。大腿是皮下脂肪容易聚集之处，如果不加以运动就会丧失协调性。例如：不可以一边走一边晃身体，应该挺胸，臀夹紧，内侧大腿用力，快步直走。如果你能注意这些，那么你的走姿一定非常漂亮。

二十九、胸部健美

病因

女性最特殊象征之一可以说是胸部了。有丰满、弹性的胸部是女性美的基础。但是，并非每一位女性都有迷人的胸部。尤其是生育后，胸部就会变得松弛，不再丰满、坚挺。那么，如何才能更坚挺更健美呢？不妨尝试着去做按摩。

穴位选择

可指压产生卵巢荷尔蒙和乳腺发育荷尔蒙的穴位。这个穴位是位于肚脐下方4厘米左右的"大巨"，还有一处是左右乳房连线和身体中央线交点的"膻中"穴。

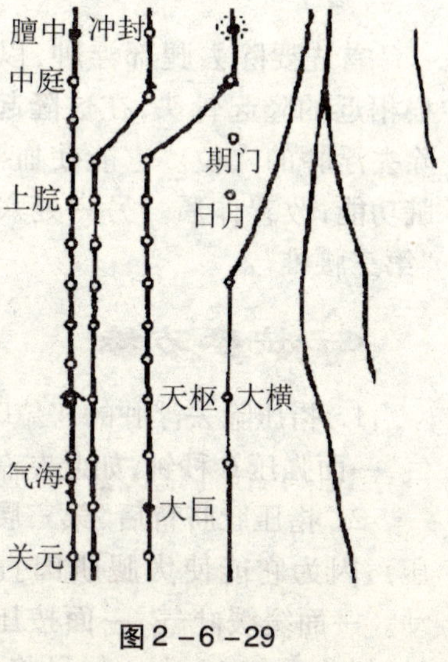

图2－6－29

按摩方法

指压的要领是：一边缓缓吐气，一面用力按6秒钟，如此重复6次。在胸部隆起处一面用手轻按，一面画圆形也很有效。如果沐浴时能配合穴位指压按摩法同时进行，效果会更好。

三十、消除雀斑、荞麦皮

病因

雀斑以中年女性多见，常出现在眉毛之上、上唇、鼻上、眼下等容易晒光之处。产生雀斑的原因，一般认为与妊娠、肝病、操劳过度、卵巢或子宫异常等有关，但还有许多原因至今不明。有的男性也患雀斑，大都是使用化妆水或乳液的人，因此有人认为女性雀斑可能是出自化妆品。荞麦皮和雀斑形成原因不太相同，也有的是因遗传性日光过敏症所致。患这种症状者以白人居多，尤其是在夏季，更是到处可见。一般雀斑、荞麦皮在睡眠不足、疲劳过度、月经之前比较明显。

穴位选择

在第三、四胸椎之间左右 4 厘米处的是“肺俞”穴，在第二腰椎、第三腰椎之间左右 1 厘米的处是“肾俞”穴，这两个穴位与皮肤有关。

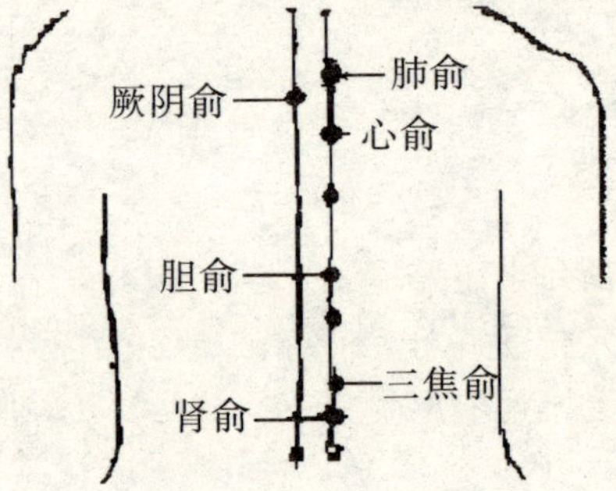

图 2-6-30

按摩方法

1. 指压“肺俞”：它是与皮肤有密切关系的穴位。要领是一面吐气，一面用指头（任何指头皆可）强压 6 秒钟，如果不方便的话，也可以请家人帮忙。

2. 指压“肾俞”：要领是一面吐气，一面强压 6 秒钟。

上述两步骤每 20 次为一疗程，每日应做 5 疗程。如此不间断，肌肤就会变得光滑美丽，雀斑、荞麦皮自然就会去除。

温馨小贴士

消除雀斑、荞麦皮最好的方法是养成有规律的生活习惯，并克服睡眠不足、疲劳过度和月经之前的紧张烦躁情绪。雀斑还会因化妆水等基本化妆品遭到紫外线照射产生。已经长有雀斑的人，也会有恶化的可能，所以应该多加注意，最好大量地摄取维生素C。